OSTÉOPATHIE DANS LE CHAMP CRÂNIEN

Édition originale

OSTÉOPATHIE DANS LE CHAMP CRÂNIEN

Édition originale

1951

Compilé par
The Osteopathic Cranial Association

Édité par
Harold Ives Magoun, A.B., D.O., M. Sc. (Hon.)

Approuvé par
William Garner Sutherland, D.O., D. Sc. (Hon.)

Traduit de l'américain par
Henri O. Louwette, D.O

SULLY

Titre original *OSTEOPATHY IN THE CRANIAL FIELD*

BP 171, 56005 Vannes Cédex
Tél. : 33 (0) 2 97 40 41 85, fax : 33 (0) 2 97 40 41 88, E-mail : editions.sully@wanadoo.fr
Site web : editions-sully.com
ISBN 2-911074-26-2

Avec le soutien de T.A.O. (Traditional & Alternative Osteopathy) asbl.

AVANT-PROPOS DU TRADUCTEUR

« A mesure que nous cherchons davantage à nous installer dans la pensée du philosophe, au lieu d'en faire le tour, nous voyons sa doctrine se transfigurer. D'abord la complication diminue. Puis les parties entrent les unes dans les autres. Enfin, tout se ramasse en un point unique, dont nous sentons qu'on pourrait se rapprocher de plus en plus quoiqu'il faille désespérer d'y atteindre. »

Henri Bergson (1)

En m'engageant sur la voie de l'ostéopathie, art, science et philosophie, je pressens que seule une immersion profonde peut mener aux sources de la connaissance ; sources à la fois constituées par la rencontre avec les anciens afin de recevoir l'enseignement « de ma main à ta main » et par l'étude des grands textes fondateurs.

La traduction s'est imposée à moi comme la forme d'étude la plus pertinente car depuis une quinzaine d'années, mon souci professionnel majeur va au respect de l'histoire et à la rigueur épistémologique. La transmission de la tradition ne tolère aucune déformation ni omission des intuitions premières des Pères fondateurs.

L'approche du champ crânien en médecine ostéopathique dépasse le niveau conceptuel et son étude ne peut s'entreprendre sans l'intégration de son aspect perceptuel. Il est inimaginable de s'y essayer avec la théorie pour seule base, « l'ostéopathie ne peut être appréhendée par l'intellectualisation pure et sa compréhension nécessite l'expérience » (2).

L'histoire de l'ostéopathie appliquée au champ crânien débute avec A. T. Still. C'est l'énoncé de la philosophie ostéopathique et la fondation de l'American School of Osteopathy qui fournissent l'environnement et la base intellectuelle du travail d'un brillant étudiant en ostéopathie, William Garner Sutherland. Il fait preuve d'un vif intérêt pour l'étude et l'élargissement de la philosophie ostéopathique telle que l'a conçue A. T. Still, il commence bientôt à développer ses propres contributions qui vont finalement mener au concept ostéopathique crânien (2). Chercheur solitaire, il s'immerge, durant de nombreuses années, dans l'étude de l'anatomie et de la physiologie du crâne. Ensuite, il réalise des expériences pour confirmer ce qu'il observe chez ses patients et donner corps à ses hypothèses diagnostiques et thérapeutiques. La plupart de ses expériences consistent en d'ingénieuses manipulations qu'il pratique sur son propre crâne. Dans l'étape suivante, il applique son nouveau concept à la clinique. Lorsqu'il commence à obtenir des résultats, il les publie, les diffuse et, enfin, pour répondre à la demande grandissante, il met en place un enseignement qui se structure peu à peu grâce aux collaborateurs de la première heure (3).

Le texte d'*Osteopathy in the Cranial Field, Original Edition* (4) est le résultat d'une compilation, édité par Harold I. Magoun Sr. à partir d'un manuel écrit par Howard et Rebecca Lippincott (5), d'un essai de Paul Kimberly (6), des entretiens avec W. G. Sutherland concernant son concept enseigné entre 1939 et 1950, ainsi que de l'expérience propre de H. I. Magoun combinée à celle de ses collègues de l'Osteopathic Cranial Association.

Cet ouvrage de référence est réédité en avril 1997 par la Sutherland Cranial Teaching Foundation. L'ouvrage ne m'était pas inconnu, car j'en avais fait une copie lors de ma première visite au musée de Kirksville en juillet 1988 ; puis je l'ai perdue, prêtée sans retour. Quelques années plus tard, je me procure une autre copie à la bibliothèque du New England College of Osteopathic Medicine et sa relecture me convainc des similitudes mais aussi des différences avec la deuxième édition de 1966 (7).

Au printemps 1998, lors d'un séjour à Biddefort, je réalise une lecture « en parallèle » des deux éditions qui me permet de vérifier ce que ma mémoire et mon intuition avaient pressenti quelques années plus tôt. Sous l'éclairage des lectures comparées je vais d'étonnement en surprise. Je me rends enfin à l'évidence. La deuxième édition est un autre livre, une version expurgée, censurée, vidée de son essentiel. Complètement réorganisée, elle est augmentée de nombreuses références bibliographiques et restructurée afin d'atténuer l'aspect énergétique et spirituel de l'édition originale. Si elle n'est pas remise fondamentalement en cause, la dimension fluidique est néanmoins minimisée par l'organisation même du texte. H. I. Magoun propose un abord plus mécaniste et plus scientifique, notamment par l'introduction de la notion d'impulsion rythmique crânienne. Or, jamais n'apparaît dans l'œuvre de W. G. Sutherland une quelconque notion de comptage de la fluctuation du liquide céphalo-rachidien (8, 9).

Quinze années séparent les deux éditions, pendant lesquelles deux événements majeurs surviennent : la création de la Sutherland Cranial Teaching Foundation le 25 septembre 1953 et la disparition de W. G. Sutherland le 23 septembre 1954.

Il convient également de considérer la mise à distance par certains praticiens du « concept bioénergétique » (10). Celui-ci est développé au cours des années cinquante par quelques enseignants qui insistent sur le fait qu'ils peuvent palper le mécanisme crânien par l'intermédiaire du champ énergétique entourant le corps et ce, sans toucher le crâne (11). D'autres enseignants, membres de la SCTF, se voient reprocher l'usage d'un langage trop métaphysique eu égard aux fondements anatomo-physiologiques de la médecine ostéopathique. Le courant de pensée de l'époque ne semble guère favorable à une telle approche diagnostique et thérapeutique. Il s'ensuit un déclin de l'ostéopathie dans le champ crânien et des collèges se ferment complètement à son enseignement pour de nombreuses années.

Au sein même de la petite communauté « crânienne », différentes interprétations de l'enseignement de W. G. Sutherland se développent. L'« approche membranaire » s'oppose à l'« approche fluidique », opposition d'autant plus dérisoire que W. G. Sutherland n'a jamais enseigné ni l'opposition ni la séparation de ces deux approches, usant de l'une comme de l'autre, les combinant le plus souvent (3). Cette divergence et cette dichotomie vont totalement à l'encontre de l'évolution de la philosophie ostéopathique.

Il me semble raisonnable de penser que l'ensemble de ces faits, allié à d'autres événements politiques, comme l'interdiction de la pratique et de l'enseignement de l'ostéopathie dans certains États (11), va contribuer à la réécriture de la deuxième édition d'*Osteopathy in the Cranial Field*.

Il convient de se méfier des lectures rétrospectives, mais ici, j'ai le sentiment que l'auteur a tenté de remplacer l'idée d'un principe organisateur interne ou transcendant qui échappe à la connaissance de l'homme par un mécanisme d'explication rationnelle.

Dans cette perspective dualiste, la vision mécaniste se substitue à la vision systémique. Or, Freud considère que l'activité mentale se répartit dans deux grands ordres de processus mentaux, le primaire et le secondaire. Le processus secondaire correspond aux facultés de jugement, à l'analyse et au discernement ; il s'épanouit dans la pensée rationnelle. Le processus primaire correspond à l'imagination et à la pensée associative ; il est à l'œuvre dans la créativité et l'art. Vouloir séparer le conceptuel du perceptuel, le physique du métaphysique, le biologique du spirituel va à l'encontre de l'évolution de la conscience humaine. La synergie des perspectives intuitive et analytique semble absolument nécessaire au développement scientifique.

« La base de la science est l'observation et le vrai chercheur ne limite pas son champ d'investigation à la seule matérialité du corps, il investit aussi la recherche de l'être essentiel. » (12) Je n'ai aucune intention de réaliser une étude comparée des deux versions de l'ouvrage de H. I. Magoun ; je propose néanmoins une réflexion sur l'évolution de la philosophie ostéopathique dans sa dimension vitaliste ou énergétique et plus particulièrement dans son application au champ crânien. Par énergétique, j'entends l'étude de ce qui paraît avoir une énergie innée, la Vie, mais aussi son principe organisateur et ses dysfonctions, l'apparition des maladies ou la genèse de celles-ci. C'est la voie qu'a tracée A. T. Still et dans laquelle W. G. Sutherland s'est engagé avant nous.

Il y a peu, au début du XIXe siècle, qui vit la naissance de l'« ère matérialiste », Auguste Comte tente d'organiser les bases scientifiques de la société moderne. Son concept influence considérablement l'évolution du corps social. L'application de ces idées aux sciences médicales limite la compréhension de l'homme malade à son seul corps et à ses dysfonctions car elle est toujours fondée, ainsi que l'écrit Engel, sur « la notion du corps considéré comme une machine, de la maladie envisagée comme une conséquence d'un mauvais fonctionnement de la machine et du médecin ayant pour rôle de réparer la machine » (13). Réduit à sa seule matérialité, séparé de son esprit et de son âme, l'être humain perd ainsi sa place dans l'univers « entre ciel et terre » (14) ; et aucune durée n'est laissée à sa dimension énergétique, au « Souffle de Vie ».

Devons-nous renoncer à la dimension métaphysique en ignorant et refusant la démarche de l'homme qui s'élève et qui transcende la matière pour s'interroger sur le Mystère de la Vie. Considérer le « Souffle de Vie » comme principe téléologique n'exclue aucunement l'organisation biologique de l'être. L'existence ne suffit pas à rejeter l'essence. « L'homme moderne peut difficilement avoir une vision exhaustive de son univers sans résorber les dualités corps-esprit, âme-matière, visible-invisible, ou même animé-inanimé. » (15)

Pour bien comprendre le contenu d'*Ostéopathie dans le champ crânien, Édition originale* et pour aborder sa lecture avec un regard phénoménologique, il est nécessaire de revenir à la genèse de la pensée de W. G. Sutherland. La meilleure façon de procéder est assurément une étude approfondie de ses œuvres : *Contributions of Thought* (8, 9) et *Teachings in the Science of Osteopathy* (16). Elles nous révèlent le long chemin emprunté par le maître, Chemin d'une vie consacrée à la Vie.

Henri O. Louwette
Dion, le 21 août 2000

Références bibliographiques

1. BERGSON, H., *La Pensée et le Mouvement, Essais et conférences*, PUF, Quadrige, 1934.
2. KAPPLER, R. E., *Osteopathy in the Cranial Field, Its History, Scientific Bases, and Current Status, in Clinical Cranial Osteopathy*, extraits choisis, Feely, R. A., publication de la Cranial Academy, 1988.
3. MITCHELL, F. L., Jr. et SEFFINGER, M. A., « The future of cranial related research », *in The Cranium and Its Sutures*, Springer Verlag, 1987.
4. MAGOUN, H. I., *Osteopathy in the Cranial Field*, compilation de l'Osteopathic Cranial Association, approuvé par W. G. Sutherland, D.O., D.Sc. (Hon.), Kirksville, Missouri, The Journal Printing Company, 1951 ; First Edition, Second Printing, 1997, SCTF.
5. LIPPINCOTT, R. C., LIPPINCOTT H. A., *A Manual of Cranial Technique*, Academy of Applied Osteopathy, 1943-1946-1948.
6. KIMBERLY, P. E., *Outline of the Cranial Concept*, © 1950 by Paul E. Kimberly, 2e édition, juillet 1997.
7. MAGOUN, H. I., *Osteopathy in the Cranial Field*, Produced under the auspices of the Sutherland Cranial Teaching Foundation, Teaching Unit of The Cranial Academy, Kirksville, The Journal Printing Company, 1966, 2e édition, 1976, 3e édition.
8. SUTHERLAND, W. G., *Contributions of Thought*, 1967, rassemblé et édité par A. S. Sutherland et A. L. Wales, Produced under the auspices of the SCTF.
9. SUTHERLAND, W. G., *Contributions of Thought*, édité par Adah S. Sutherland et Anne L. Wales, D.O., The Sutherland Cranial Teaching Fondation, 1998, 2e édition, Rudra Press.
10. BECKER, R. E., « Diagnostic touch: its principles and application », Part IV, AAO *Year Book*, 1965, vol. II.
11. KIMBERLY, P. E., « History of cranial osteopathy, A personal perspective », in *The Cranium and Its Sutures*, Springer Verlag, 1987.
12. SIMPSON, G. G., « Biology and the nature of science », p. 81, *Science*, 11 jan. 1963, vol. 139, n° 3 550.
13. CAPRA, F., *Le Temps du changement, Sciences, société et nouvelles cultures*, éditions du Rocher, 1983.
14. LAVIER, J. A., *Médecine chinoise, Médecine totale*, Grasset, 1973.
15. BOLEN, J. S., introduction à « science et conscience » *in Le Tao de la psychologie*, 1983, Mercure de France, Le Mail.
16. SUTHERLAND, W. G., *Teachings in the Science of Osteopathy*, Ed. Wales, A. L., S.C.T.F., Rudra Press, 1990.

DÉDIÉ AVEC GRATITUDE
A la mémoire d'un des rares penseurs originaux de la science médicale
et au créateur de l'art de l'Ostéopathie Crânienne
WILLIAM GARNER SUTHERLAND

« Une connaissance limitée est dangereuse ;
Immergez-vous profondément ou ne goûtez pas à la source du Savoir. »

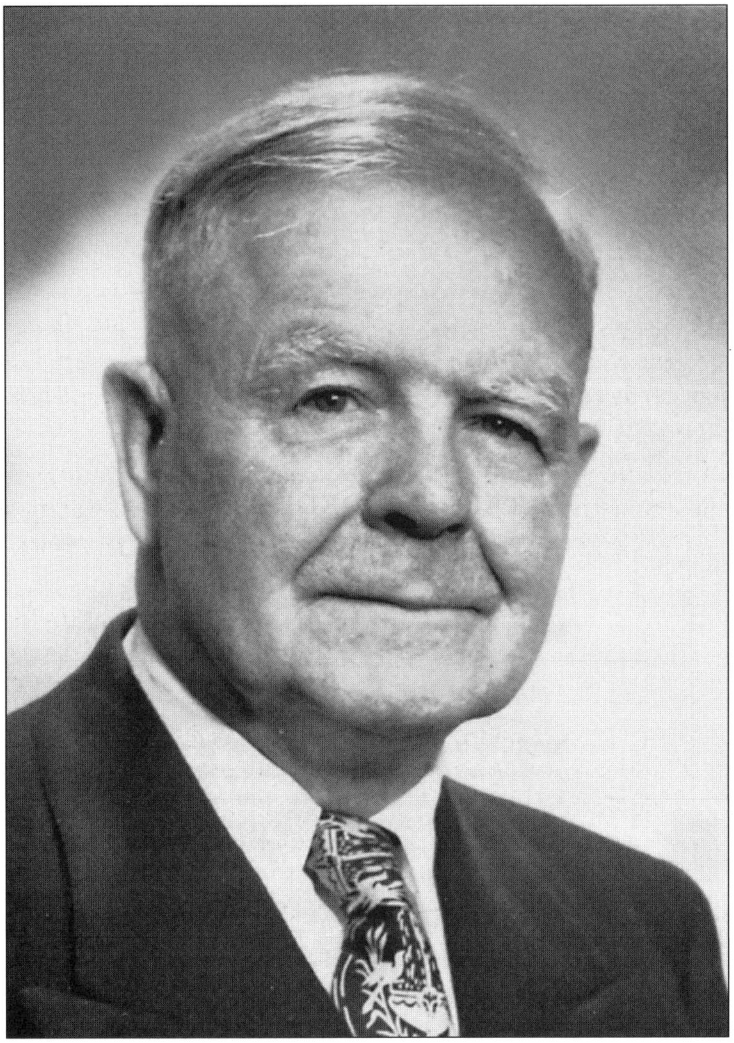

WILLIAM GARNER SUTHERLAND, D.O., D.Sc. (Hon.)

PROLOGUE

Les indications thérapeutiques pour le traitement du crâne sont semblables à celles que l'on trouve dans les concepts de base de la pratique ostéopathique : un mauvais alignement des structures associé à une mobilité articulaire restreinte et à une tension des tissus ligamentaires entravant la voie nutritionnelle du flux artériel responsable de l'irrigation. En plus de la « suprématie de l'artère » soulignée par le Dr Andrew Taylor Still, nous pouvons ajouter que l'ostéopathie crânienne fait simplement un pas de plus et considère la valeur nutritive du liquide céphalo-rachidien comme le moyen essentiel pour irriguer les « champs desséchés », comme envisagés par le Fondateur dans son livre *Philosophy of Osteopathy* (*Philosophie de l'ostéopathie*).

« Le liquide céphalo-rachidien est le plus grand élément connu du corps humain. [...] Celui qui raisonne comprendra que ce fleuve de vie doit être sollicité et que le champ desséché des tissus devra être irrigué tout de suite ou la récolte de santé sera perdue à jamais. »

Nous mettons également l'accent sur la restriction des voies veineuses dans les régions vertébrales et dans le champ crânien. Les lésions vertébrales se répercutent sur la région crânienne et vice versa. Ces deux zones peuvent être considérées comme étant liées et nous fournissent des indications sur le traitement à appliquer. Ces deux régions ne se limitent pas à nous donner des indications sur le mauvais alignement de structure ou la limitation du mouvement articulaire, mais tous les autres facteurs étiologiques connus sont également compris.

Si l'on envisage le liquide céphalo-rachidien théoriquement comme une « pile électrique » humaine, des changements anormaux du rythme habituel de sa fluctuation dérangeraient l'équilibre d'ampères de la « force nerveuse » ou du « jus électrique », lors de sa pénétration, de son écoulement ou de sa transmission le long des fibres nerveuses. L'électricien fait référence à la force électrique du fil comme du « jus » et le Dr Still a mentionné la « force nerveuse » pendant ses cours.

Ainsi, les tests utilisant le sens du toucher sont conseillés pour déterminer les changements de fluctuation du liquide céphalo-rachidien, palpables dans les régions crânienne et systémique. Les modifications de fluctuation liquidienne signalent souvent des désordres pathologiques du système et de la structure, qu'ils soient aigus ou chroniques. Le traitement crânien est précieux pour restaurer cet échange rythmique et équilibré. Ces tests et traitements sont indiqués dans le cas de désordres du système squelettique, des dysfonctions des sens spécialisés, des troubles respiratoires aigus et chroniques, des affections de l'œil, de l'oreille, du nez et de la gorge, des traumatismes, des lésions de naissance, des dérangements mentaux, etc.

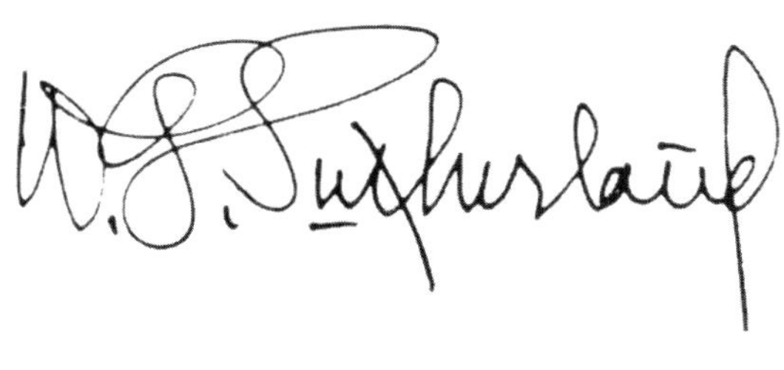

OSTÉOPATHIE DANS LE CHAMP CRÂNIEN

SOMMAIRE

LISTE DES ILLUSTRATIONS

Photos : Howard Lippincott, D.O.
Dessins : Reginald Platt, D.O.

PRÉFACE

En 1899, William Garner Sutherland était étudiant à l'American School of Osteopathy, à Kirksville dans le Missouri. Dans le hall nord du bâtiment d'infirmerie, son attention fut attirée par un crâne désarticulé appartenant au Dr A. T. Still. Les surfaces articulaires biseautées de la région sphéno-squameuse faisaient penser aux ouïes d'un poisson, suggérant ainsi l'existence d'une mobilité articulaire pour un mécanisme respiratoire.

Pendant dix ans, il tenta en vain de se débarrasser de cette idée. Au cours des vingt années qui suivirent, il étudia et fit des recherches, basant ses observations sur quelques os d'un crâne. Il tenta de nombreuses expériences sur lui-même, provoquant et corrigeant des lésions pour vérifier ses hypothèses. Au bout de trente années de recherches, il put appliquer avec succès ses théories de diagnostic et de traitement sur ses patients.

Au début, l'ostéopathie appliquée au champ crânien était considérée comme une utopie. Des manuscrits étaient rejetés et des conférences locales, régionales et même la convention nationale de l'American Osteopathic Association en 1932 n'eurent aucun écho. Toutefois, nul ne pouvait ignorer les résultats obtenus et les patients furent de plus en plus nombreux à demander des traitements, et les médecins des formations. Dès 1940, la reconnaissance de l'ostéopathie dans le champ crânien se généralisa. L'Academy of Applied Osteopathy soutint sa cause et publia un manuel d'enseignement élaboré par Howard et Rebecca Lippincott. En 1944, le Des Moines Still College of Osteopathy entama un programme de *postgraduate*, bien vite suivi par d'autres au Philadelphia College et par des cours régionaux sous la direction du Dr Sutherland.

La reconnaissance de l'ostéopathie dans le champ crânien et les recherches en la matière progressèrent continuellement. Une organisation officielle se forma : l'Osteopathic Cranial Association. Celle-ci déterminait des normes d'enseignement, établissait des projets d'éducation et de recherches et commença sérieusement la création d'une littérature spécialisée. Des articles consacrés à l'ostéopathie crânienne firent leur apparition dans le *Journal of the American Osteopathic Association* et dans d'autres publications. Des textes traitant de certaines phases de cette science étaient de plus en plus souvent présentés lors de conventions. Un nombre grandissant de médecins s'intéressèrent à l'étude de cette nouvelle discipline et devinrent des adeptes de l'ostéopathie appliquée au champ crânien.

Au vu d'un tel enthousiasme, la compilation d'un manuel nouveau et plus complet s'imposait. D'où cet ouvrage, dont le fondement est formé par deux assertions.

Comme le disait le Dr A. T. Still au sujet de l'ostéopathie : *« Il a fallu de nombreuses années pour préparer la terre à recevoir la semence de cette science, comme cela a été le cas pour d'autres vérités qui sont venues rendre service à l'humanité. »*

Sans l'esprit et le travail de pionnier de personnes telles que Howard et Rebecca Lippincott, le matériel n'aurait pas été disponible et le travail aurait été insurmontable.

On peut alors se poser la question : quelle est l'importance de cet ouvrage ? De quoi traite l'ostéopathie dans le champ crânien ? Quelle est son influence sur les maladies humaines ?

Le Dr Sutherland a partiellement répondu à cette question dans son introduction. L'application apparaît au fur et à mesure que le texte se dévoile. Nous nous limiterons ici à indiquer brièvement les quelques approches thérapeutiques possibles. Toute mention d'une maladie ou d'un syndrome spécifique suggère simplement que cette maladie ou ce syndrome, ou une autre maladie d'une base étiologique similaire, peut être solutionné par un traitement de cette nature.

L'approche la plus fondamentale de la pathologie réside probablement dans le fait que l'ostéopathie crânienne peut être un facteur essentiel dans le mouvement et donc dans la chimie des liquides en relation directe avec le système nerveux central. La physiologie décrit une méthode par laquelle tout organe du corps déplace ses propres liquides, sauf la région du crâne, en énumérant la contraction musculaire, le pompage du diaphragme, la pulsation des organes, etc. La conception du mécanisme respiratoire primaire et de ses lésions possibles, présentée par le Dr Sutherland, donne une réponse plus que satisfaisante aux problèmes de stase du liquide céphalo-rachidien, de l'œdème cérébral, du drainage veineux retardé, des états congestifs, de la chimie altérée, de l'accumulation des métabolites, des « champs desséchés » le long des canaux périvasculaires et périneuraux et de la pathologie cellulaire menant à des maladies locales ou situées ailleurs dans le corps.

La liste de ces effets est infinie. Considérons quelques possibilités. Un traitement adéquat réduira la congestion, l'ischémie ou l'œdème. Il pourra supprimer les métabolites et les dépôts fibreux ou calcaires, localement ou dans d'autres parties du corps. Il relâchera les tensions nerveuses, musculaires ou ligamentaires et réduira ainsi la tension artérielle, etc. En augmentant le mécanisme d'autoprotection du corps, il permettra d'améliorer son immunité. Par l'altération des relations psychosomatiques, il améliorera grandement le bien-être chez beaucoup d'adultes et la condition métabolique chez l'enfant, en mettant l'accent sur la fonction naturelle de chaque région du corps.

Sous son emprise, on peut retrouver toutes les fonctions motrices ou sensorielles du cortex cérébral comme la fonction thermique, tactile, proprioceptive, visuelle, auditive, olfactive et gustative ; toutes les manifestations hypothalamiques y compris l'émotion, le sommeil, la température, le métabolisme des graisses et le rôle majeur joué par l'hypophyse dans ses phases de sécrétion d'ocytocine, de régulation de la tension artérielle ou de « glande maîtresse » ; des syndromes liés au tronc cérébral où se trouvent presque tous les noyaux des nerfs crâniens de même que le centre cardiaque et respiratoire, donnant lieu à des symptômes tels que les nausées, les vomissements, la diarrhée, la constipation, les irrégularités cardiaques, l'asthme, les déséquilibres oculaires, les vertiges, les acouphènes, l'ataxie, etc. ; les pathologies cérébelleuses de la coordination motrice qui se manifestent par l'ataxie, les tremblements, la faiblesse musculaire, le retard du contrôle physique chez l'enfant en développement, etc. ; les dystrophies nerveuses crâniennes qui expliquent la perte du goût, les désordres visuels, les névralgies du trijumeau, la surdité, les vertiges, les syndromes vagaux comprenant la distribution parasympathique gastro-intestinale, respiratoire et cardiaque ; les maladies dégénératives d'« étiologie inconnue » comme la sclérose en plaques, la sclérose latérale amyotrophique, l'atrophie musculaire progressive, la syringomyélie, les dystrophies musculaires, etc.

Les lésions crâniennes de naissance méritent une mention spéciale. Elles sont souvent accompagnées de tremblements musculaires, de difficultés à avaler, de vomissements, de pleurs anormaux, de difficultés respiratoires et de distorsions crâniennes évidentes ou de traumatismes crâniens se manifestant plus tard sous la forme de douleurs, de vertiges, de dysfonctionnements, etc.

Cet ouvrage devrait être particulièrement intéressant pour les médecins spécialisés dans les maladies nerveuses et mentales, en pédiatrie ou pour les spécialistes des yeux, des oreilles, du nez et de la gorge. Pour ces derniers, de nouvelles découvertes ont été faites sur la sinusite, le rhume, la myopie, l'hypermétropie, l'astigmatisme, le strabisme, le nystagmus, la conjonctivite, le rôle du ganglion ptérygo-palatin et sa distribution, le septum nasal dévié et d'autres conditions « chirurgicales », pathologies pharyngiennes et autres.

Le soulagement de la plupart des cas de tic douloureux et de migraine justifie à lui seul le concept du Dr Sutherland.

Cette analyse ne couvre en aucun cas le domaine complet de l'ostéopathie crânienne. On pourrait le résumer en disant que l'ostéopathie crânienne réduit sans aucun doute le champ idiopathique de l'étiologie des maladies et renforce considérablement l'approche thérapeutique des phénomènes nerveux, vasculaires et physiologiques provenant de pathologies locales englobant le système nerveux central.

L'OSTÉOPATHIE DANS LE CHAMP CRÂNIEN N'EST PAS UN REMÈDE MIRACLE mais son champ d'application est « aussi vaste que les besoins de l'humanité ». Ses résultats se basent sur les lois naturelles et elle utilise les agents internes pour traiter des pathologies internes.

Le praticien qui désire maîtriser l'anatomie, la technique et les autres connaissances et compétences nécessaires, UNE ENTREPRISE ÉPROUVANTE À NE PAS PRENDRE À LA LÉGÈRE, trouvera dans l'ostéopathie crânienne une flèche thérapeutique très efficace à ajouter à son arc, qu'il pourra utiliser à de nombreuses occasions au fur et à mesure que s'élargira devant lui l'horizon de l'application clinique.

Harold I. Magoun
Denver, Colorado
Juin 1950

NOTA BENE

Il serait inimaginable de s'essayer à la chirurgie ou à tout autre art de la médecine après la seule lecture d'un texte et sans une période d'entraînement adéquate.
De même, l'ostéopathie dans le champ crânien demande un degré de compétence et d'expérience impossible à acquérir sans apprentissage.
A bon entendeur, salut !

REMERCIEMENTS

L'Osteopathic Cranial Association tient à remercier avec la plus sincère gratitude la collaboration de ceux parmi ses membres qui non seulement ont généreusement consacré du temps à l'enseignement de l'ostéopathie crânienne pendant les divers *postgraduates* mais ont également permis d'utiliser leurs notes et autre matériel qui apparaissent dans cet ouvrage.

Une mention spéciale revient au Dr Paul E. Kimberly pour ses considérations anatomiques et l'aperçu du mécanisme respiratoire primaire, si essentiels à la compréhension du sujet ; aux Dr Howard et Rebecca Lippincott qui par leurs efforts infatigables en vue de découvrir et de noter les détails de la mécanique, du diagnostic et de la correction des lésions au moyen de crayons et d'appareils photo ont mis leurs découvertes à la disposition de tous ; au Dr Reginald Platt pour ses diagrammes qui illustrent et clarifient le texte ; à bien d'autres pour leurs articles, critiques, suggestions, encouragements et démonstrations qui ont balisé notre parcours ; mais tout spécialement au Dr « Will » pour sa patience et sa tolérance infinie face à nos nombreuses imperfections.

Harold I. Magoun, *A.B., D.O., M. Sc (Hon.)*
Président de l'Osteopathic Cranial Association
1947-48-49

Toutes les démonstrations techniques
sont réalisées
par le Dr William Garner Sutherland.

INTRODUCTION

LE CONCEPT CRÂNIEN EST :

A. L'application au crâne des principes d'ostéopathie proclamés par le Fondateur de l'ostéopathie, le Dr Andrew Taylor Still.
B. Une explication physiologique, basée sur une étude ardue de la structure et une observation clinique détaillée, de nombreuses « inconnues » de l'anatomie, la physiologie et la pathologie.
C. La contribution du Dr William Garner Sutherland à la profession ostéopathique et sa recherche continue de la santé.

L'ÉTUDE DU CONCEPT CRÂNIEN COMPREND :

A. Une compréhension approfondie des principes de l'ostéopathie.
B. Une connaissance détaillée de :
   1. L'ostéologie et l'arthrologie du crâne.
   2. La morphologie générale du système nerveux central.
   3. La structure et la fonction des méninges.
   4. La physiologie du liquide céphalo-rachidien.
C. L'adoption du principe de mouvement entre les os du crâne. Ce principe doit comprendre une image mentale de l'unité physiologique globale : les os, l'axe neural, les méninges, le liquide céphalo-rachidien et la force d'impulsion.
D. L'application du concept de lésion ostéopathique aux articulations crâniennes, en particulier en relation avec :
   1. La production et la maintenance des lésions.
   2. L'effet physiologique des lésions.
   3. Le diagnostic des lésions.
   4. La correction des lésions.

SECTION I
Arthrologie

CLASSIFICATION STRUCTURELLE DES ARTICULATIONS

A. La synarthrose (articulation reliée par une substance continue)
   1. La suture (union membranaire)
      a. Dentelée (comme la suture sagittale)
      b. Squameuse (se chevauchant comme la suture pariéto-squameuse)
      c. Squameuse-dentelée (coronale ou lambdoïde)

d. Plane (lacrimo-ethmoïdale)
e. Gomphose (en tenon et mortaise, comme la grande aile du sphénoïde avec son corps)
f. Irrégulière (fronto-sphénoïdale ou pariéto-mastoïdienne)
g. Schindylèse (plate et fissurée comme la vomérienne)
2. La syndesmose (union ligamentaire comme la sphéno-pétreuse)
3. La synchondrose (union cartilagineuse comme la sphéno-basilaire)
B. L'amphiarthrose (de transition comme les os pubiens)
C. La diarthrose (qui contient une cavité articulaire comme l'articulation temporo-mandibulaire)

SECTION II
Ostéologie

REPÈRES EXTERNES DU CRÂNE ADULTE PAR RÉGION

A. Région supérieure
1. Structures bilatérales
a. Eminences frontales
b. Eminences pariétales
c. Lignes temporales
d. Suture coronale
e. Suture lambdoïde
2. Structures médianes
a. Suture sagittale
b. Vertex
c. Bregma
d. Lambda
B. Région antérieure
1. Structures bilatérales
a. Eminences frontales
b. Bord supra-orbitaire
c. Bord infra-orbitaire
d. Processus alvéolaires du maxillaire et de la mandibule
2. Structures médianes
a. Suture métopique
b. Glabelle
c. Epine nasale antérieure
d. Lignes interincisives
e. Protubérance mentonnière
C. Région postérieure
1. Structures bilatérales
a. Suture lambdoïde
b. Suture pariéto-mastoïdienne
c. Suture occipito-mastoïdienne
d. Astérion
2. Structures médianes
a. Lambda
b. Inion
c. Opisthion
D. Région latérale
1. Partie cérébrale

a. Fosse temporale
   1) Lignes temporales
   2) Arcade zygomatique
   3) Crête infra-temporale
   4) Ptérion
   5) Sutures : coronales
      fronto-sphénoïdale
      fronto-zygomatique
      pariéto-mastoïdienne
      pariéto-sphénoïdale
      pariéto-squameuse
      sphéno-squameuse
      sphéno-zygomatique
      temporo-zygomatique
b. Méat acoustique externe
c. Incisure pariétale
d. Partie mastoïdienne
e. Processus mastoïde

2. Partie viscérale (faciale)
   a. Fosse infratemporale
      1) Fissure orbitaire inférieure
      2) Fosse ptérygo-palatine
   b. Os zygoma et ses processus
   c. La mandibule et ses parties

E. Région inférieure (base externe du crâne)
1. Partie antérieure (viscérale)
   a. La mandibule et ses parties
   b. Le palais dur et la suture cruciforme
   c. L'épine nasale postérieure
2. Partie médiane (sous-cérébrale)
   a. Région centrale
      1) Processus basilaire et tubercule pharyngien
      2) Apex pétreux
      3) Processus ptérygoïdes
   b. Régions latérales
      1) Foramen ovale
      2) Foramen épineux
      3) Epine angulaire
      4) Canal carotidien
      5) Foramen jugulaire
      6) Processus styloïde
      7) Foramen stylo-mastoïdien
3. Partie postérieure (sous-occipitale)
   a. Foramen magnum
      1) Basion
      2) Ophistion
   b. Condyles occipitaux
      1) Canal du nerf hypoglosse
      2) Fosse condylaire
   c. Suture occipito-mastoïdienne

CLASSIFICATION DES 29 OS DU CRÂNE ADULTE

A. Groupe crânien (8)
   1. Pairs
      a. Temporaux
      b. Pariétaux
   2. Impairs
      a. Occiput
      b. Sphénoïde
      c. Frontal
      d. Ethmoïde
B. Groupe facial (14)
   1. Pairs
      a. Maxillaires
      b. Palatins
      c. Zygomas
      d. Lacrymaux
      e. Nasaux
      f. Cornets inférieurs
   2. Impairs
      a. Vomer
      b. Mandibule
C. Osselets (6)
   1. Pairs
      a. Malléus
      b. Incus
      c. Stapés
D. Cervicaux (1)
   1. Hyoïde

Remarque : les groupes C et D ne sont pas envisagés dans l'étude du mécanisme crânien.

ARTICULATIONS ENTRE LES 8 OS CRÂNIENS DU CRÂNE ADULTE

NOM	CLASSIFICATION	RELATION AVEC UN PLAN FONDAMENTAL
1. Sphéno-basilaire	Synchondrose (jusqu'à l'âge de 25 ans)	Coronale (extr. sup. inclinée post.d'env. 45 °)
2. Sphéno-ethmoïdale	Suture irrégulière	Coronale
3. Fronto-ethmoïdale	Suture irrégulière	Horizontale
4. Occipito-mastoïdienne	Suture irrégulière	Sagittale (extr. ant. inclinée méd. d'env. 15°)
5. Pétro-jugulaire	Synchondrose (jusqu'à l'âge de 25 ans)	Sagittale (extr. sup. inclinée méd.d'env. 30°)
6. Pétro-basilaire	Synchondrose	Sagittale (extr. ant. inclinée méd. d'env. 30°)

NOM	CLASSIFICATION	RELATION AVEC UN PLAN FONDAMENTAL
7. Pétro-sphénoïdale		
a. Au corps	Synchondrose	Sagittale (extr. sup. inclinée méd. d'env. 30°)
b. Avec la lame quadrilatère du sphénoïde	Syndesmose	Sagittale
c. Avec la grande aile	Synchondrose	Coronale (extr. lat. inclinée post. d'env. 30°)
8. Sphéno-squameuse		
a. Verticale	Suture squamo-dentelée	Coronale (biseautée)
b. Horizontale	Suture squamo-dentelée	Sagittale (biseautée, extr. post. inclinée méd. d'env. 30°)
9. Intefrontale (métopique)	Absente chez 90 % des cas	Sagittale si présente
10. Fronto-pariétale	Suture squamo-dentelée	Coronale (biseautée)
11. Fronto-sphénoïdale		
a. Petite aile	Suture squamo-dentelée	Coronale (biseautée)
b. Grande aile	Suture irrégulière	Horizontale (angle antéro-médian incliné de moins de 15°)
12. Interpariétale (sagittale)	Suture dentelée	Sagittale
13. Occipito-pariétale (lambdoïde)	Suture squamo-dentelée	Coronale (biseautée, extr. sup. inclinée post. 45°)
14. Pariéto-mastoïdienne	Suture dentelée (irrégulière)	Horizontale
15. Pariéto-squameuse	Suture squameuse	Horizontale (biseautée)
16. Pariéto-sphénoïdale	Suture squameuse	Horizontale (biseautée)

SECTION III
Morphologie simplifiée du système nerveux central
Le système nerveux – Parties principales

Le système nerveux central
Encéphale (cerveau)
- Prosencéphale (cerveau antérieur)
- Mésencéphale (cerveau moyen)
- Rhombencéphale (cerveau postérieur)

Moelle épinière

Le système nerveux périphérique
Nerfs cranio-spinaux (43 à 46 paires)
Système nerveux autonome
- Thoraco-lombaire (sympathique)
- Cranio-sacré (parasympathique)

Le système nerveux central – aperçu

I. L'ENCÉPHALE

A. Prosencéphale
- 1. Télencéphale
  - a. Cortex cérébral
    - 1) Lobe frontal
      - a) Gyrus précentral
      - b) Zone prémotrice
    - 2) Lobe pariétal
      - a) Gyrus postcentral
      - b) Circonvolutions pariétalesb.
    - 3) Lobe occipital
      - a) Scissure calcarine
      - b) Incisure préoccipitale
    - 4) Lobe temporal
      - a) Gyrus de l'hippocampe
  - b. Ganglions basaux
    - 1) Noyau caudé
    - 2) Noyau lenticulaire
    - 3) Corps amygdaloïde
    - 4) Claustrum
  - c. Rhinencéphale
    - 1) Bulbe olfactif
    - 2) Tractus
    - 3) Stries olfactives
- 2. Diencéphale
  - a. Thalamus
  - b. Epithalamus
    - 1) Corps pinéal
    - 2) Stries acoustiques
    - 3) Trigone de l'habénula
  - c. Métathalamus

1) Corps géniculés
d. Hypothalamus
1) Chiasma optique
2) Tubercule trigéminal
3) Hypophyse
4) Corps mamillaires

B. Mésencéphale
1. Tectum (lame tectale)
a. Colliculies
2. Pédoncules cérébraux
a. Pédoncule de base
b. Substantia nigra
c. Tegmentum
1) Noyau rouge
2) Noyau oculomoteur
3) Noyau trochléaire
4) Noyau mésencéphalique
5) Noyau oculomoteur accessoire

C. Rhombencéphale
1. Métencéphale
a. Pont
1) Noyau moteur du nerf trijumeau
2) Noyau sensoriel principal
3) Noyau du nerf oculomoteur externe
4) Noyau moteur du nerf facial
5) Noyaux cochléaires, dorsal et ventral
6) Noyaux vestibulaires, inférieur, latéral, ventral, supérieur
7) Noyaux olivaires supérieurs
b. Cervelet
1) Vermis
2) Hémisphères
a) Cortex
b) Corps médullaire
c) Noyau fastigial, etc.
2. Myélencéphale
a. Moelle allongée
1) Noyaux olivaires inférieurs
2) Noyau gracile
3) Noyau cunéiforme
4) Noyau spinal du nerf trijumeau
5) Noyau solitaire
6) Noyau gustatif
7) Noyau ambigu
8) Noyau du nerf grand hypoglosse
9) Noyau salivaire
10) Noyau dorsal

II. LA MOELLE ÉPINIÈRE

A. Matière grise
1. Corne antérieure (cellules motrices somatiques)
2. Corne latérale (cellules motrices viscérales)
3. Corne postérieure (cellules sensorielles de second ordre)

B. Matière blanche
  1. Cordon antérieur (contient les faisceaux suivants)
    a. Ventral spino-thalamique
    b. Ventral cortico-spinal
    c. Tecto-spinal
    d. Vestibulo-spinal
  2. Cordon latéral (contient les faisceaux suivants)
    a. Ventral spino-cérébelleux
    b. Dorsal spino-cérébelleux
    c. Latéral spino-thalamique
    d. Spino-tectal
    e. Latéral cortico-spinal
    f. Rubro-spinal
    g. Olivo-spinal
    h. Réticulo-spinal
  3. Cordon postérieur (contient les faisceaux suivants)
    a. Spino-médullaire médian
    b. Spino-médullaire latéral
    c. Septo-marginal
    d. Inter-fasciculaire

Développement du système nerveux central

I. CARACTÉRISTIQUES GÉNÉRALES

A. Origine ectodermale
B. Tube au cours de la vie – (tube neural)
  1. La moitié dorsale reçoit les neurones sensoriels (système afférent)
  2. La moitié ventrale envoie des neurones moteurs (système efférent)
C. Subdivision en bandes ou composants nerveux
  1. Moitié dorsale
    a. Somatique
      1) Spéciale (sens de la vision, de l'ouïe et de l'équilibre)
      2) Générale (sensation courante des tissus somatiques)
    b. Viscérale
      1) Spéciale (sens du goût et de l'odorat)
      2) Générale (sensations courantes des viscères)
  2. Moitié ventrale
    a. Somatique (neurones moteurs inférieurs)
      1) Médiane (fournit les tissus d'origine métamérique)
      2) Latérale (fournit les tissus issus des arcs branchiaux)
    b. Viscérale (système nerveux autonome)
D. Segmentation imposée par les métamères et les arcs branchiaux du développement du corps.

II. DÉVELOPPEMENT DU TUBE

A. La gouttière du disque embryonnaire s'approfondit au fur et à mesure que la plaque s'allonge.
B. Les plis s'élargissent, se touchent en leur partie médiane et fusionnent pour former le tube.
C. L'ectoderme adjacent se relâche et couvre le tube.

D. La fusion s'étend vers les deux extrémités jusqu'à la fermeture finale.

E. Les gouttières transversales divisent la surface en trois zones :

1. Le cerveau antérieur qui se compose du cerveau et du thalamus.
2. Le mésencéphale.
3. Le cerveau postérieur qui se compose du pont (et du cervelet) et de la moelle.

F. Croissance très rapide, plus rapide que celle du cerveau, entraînant une flexion.

1. Premièrement, convexité dorsale au niveau du mésencéphale
2. Deuxièmement, convexité ventrale à la jonction du pont et de la moelle.
3. Troisièmement, convexité dorsale au niveau de la moelle inférieure.

G. Les replis cessent progressivement de grandir sauf le premier qui est pratiquement à angle droit chez l'adulte.

H. Les cellules de la crête neurale entre le tube et l'ectoderme continuent de grandir et se répartissent en petits amas le long du tube en cours de développement. Ils deviendront les ganglions périphériques.

1. La division rostrale forme le ganglion trigéminé du Ve nerf crânien.
2. La division intermédiaire forme le ganglion géniculé du VIIe nerf et les ganglions vestibulaire et cochléaire du VIIIe nerf crânien.
3. La division caudale forme les ganglions inférieur et supérieur du IXe nerf, les ganglions inférieur et supérieur du Xe et la 31e paire des ganglions de la racine dorsale.

III. STRUCTURE DU TUBE (PREMIERS CHANGEMENTS)

A. C'est un simple épithélium en colonne entourant une cavité. Il se rejoint pour former :

1. Une membrane de limite interne (la future membrane épendymaire).
2. Une membrane de limite externe (probablement la future pie-mère).

B. Certaines cellules migrent pour former :

1. Des neuroblastes qui deviennent des cellules et processus nerveux.
2. Des névroglies qui deviennent les structures de support des cellules nerveuses.

C. Trois couches persisteront toute la vie :

1. Les cellules épendymaires.
2. Les neuroblastes comme cellules nerveuses ou matière grise.
3. Les fibres nerveuses ou matière blanche.

IV. STRUCTURE DU TUBE (PROLIFÉRATION QUI VA FORMER :)

A. La moelle épinière

1. Les neuroblastes se rassemblent en masses arrondies. Les fibres se répartissent tout autour.
2. Il n'y a pas de développement de la ligne médiane des surfaces, d'où l'apparition de scissures.
3. Le résultat final est la matière grise entourée de cordons antérieur, latéral et postérieur et avec un petit canal central.

B. La moelle et le pont

1. Ils se développent sur le côté latéral et ventral uniquement. Le toit est toujours constitué par l'épendyme. Les vaisseaux sanguins l'envahissent pour former les plexus choroïdes du quatrième ventricule.

Sections transversales (diagrammes)

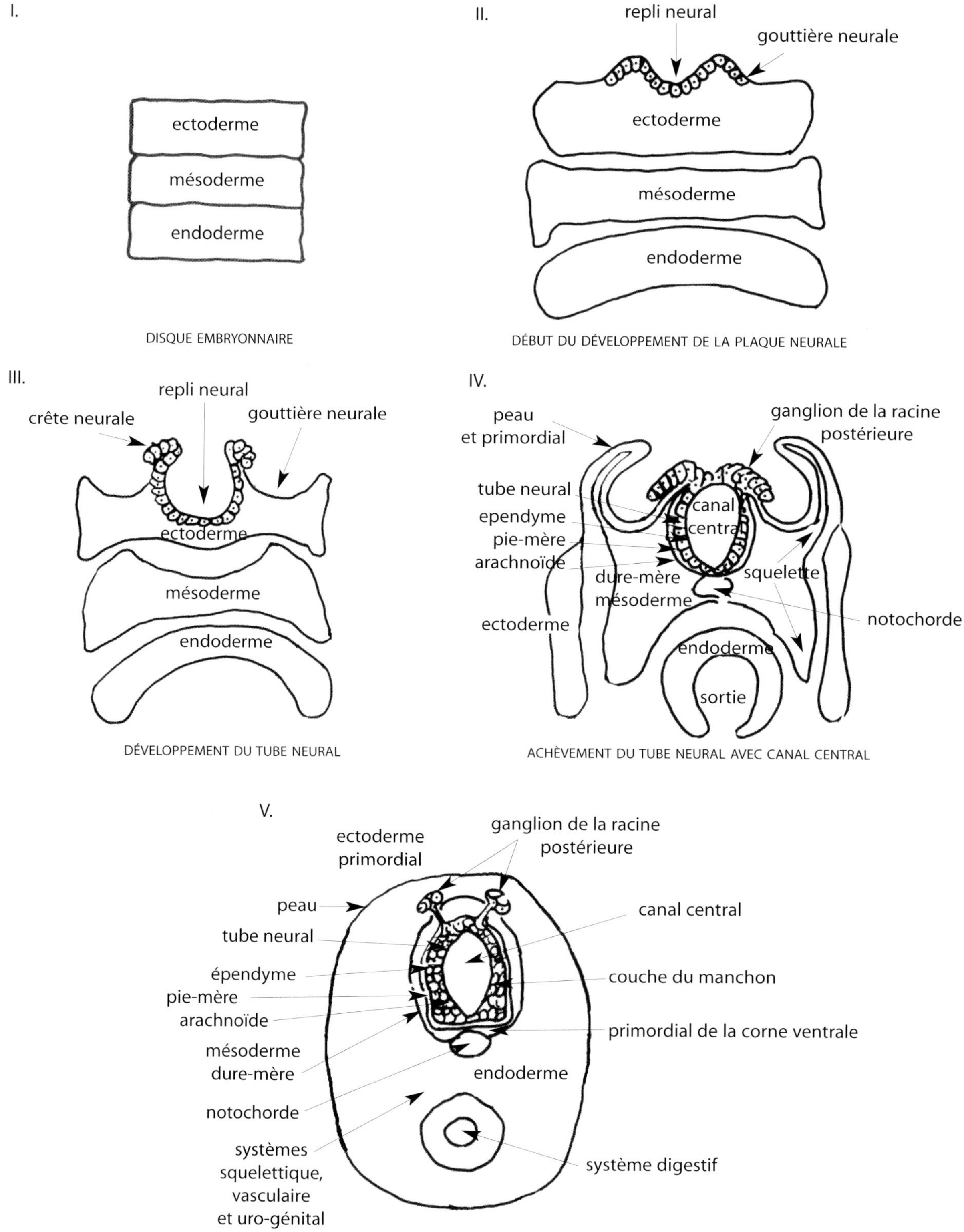

Fig. 1. Développement du tube neural.

Sections sagittales

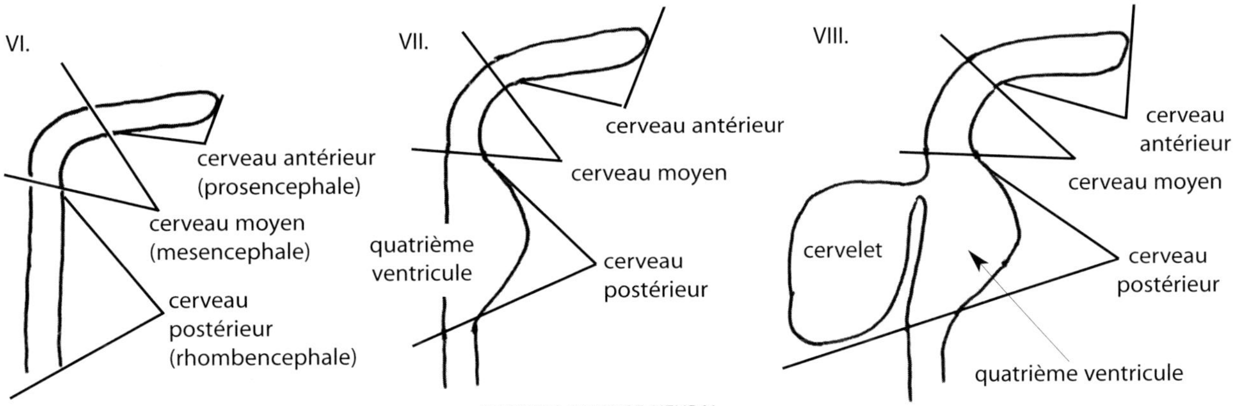

FLEXIONS DU TUBE NEURAL

Sections coronales du développement du tube neural

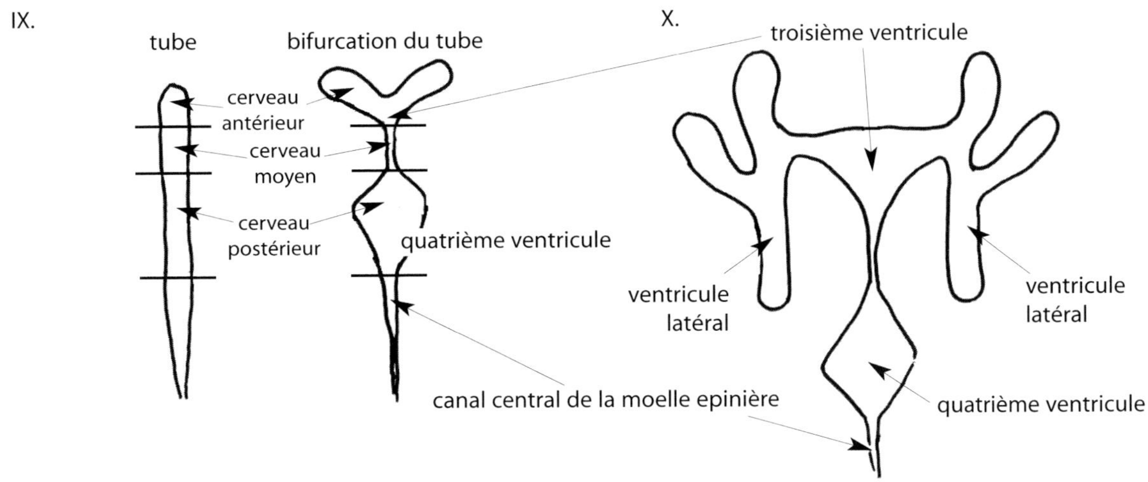

« Corne de bélier », l'action de déroulement dans la théorie de la motilité du système nerveux central

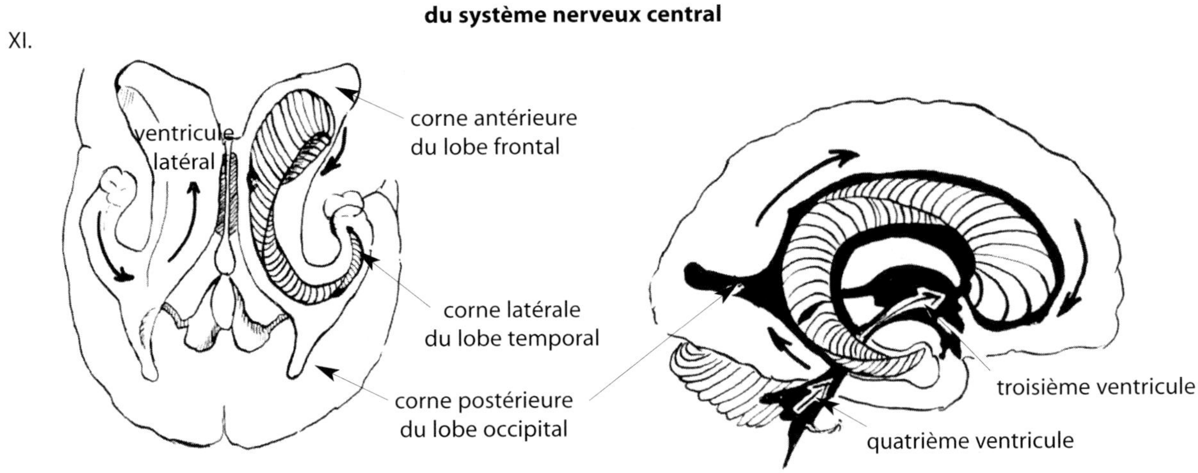

Fig. 1. Développement du tube neural.

2. Les structures dorsales de la moelle sont latérales dans le bulbe.
3. La courbure pontique du tube donne une forme en losange au quatrième ventricule.

C. Le mésencéphale

1. La croissance tissulaire est forte dans la direction ventrale et faible dans la direction dorsale.
2. La petite cavité centrale devient l'aqueduc cérébral.

D. Le segment thalamique

1. Les cellules en développement et les fibres se massent latéralement.
2. La cavité centrale qui semble fendue est appelée troisième ventricule.
3. Le faible développement dorsal quitte le toit épendymaire. Il est envahi par les vaisseaux sanguins pour former les plexus choroïdes du troisième ventricule.

E. Le cerveau

1. Il commence par une évagination de la zone rostrale du tube neural.
Chaque masse bombée forme un hémisphère.
2. Les hémisphères restent creux. Les ventricules latéraux apparaissent. La connexion est maintenue avec le tube original, au niveau du troisième ventricule, par les foramens interventriculaires.
3. La croissance, incapable de s'étendre antérieurement, se fait postérieurement entre le crâne en développement et le segment thalamique. L'espace entre l'hémisphère et le thalamus est le sillon transverse du cerveau. Les cloisons se développent de manière inégale et différente. Des bulbes striés se développent dans la cavité.
4. La prolifération du cortex dans toutes les directions produit une forme de haricot pour chaque hémisphère. La croissance finale se fait dans le lobe temporal. L'irrégularité du développement façonne les ventricules latéraux.
5. La capsule interne coupe les noyaux striés en noyaux caudés et lenticulaires.

F. Le cervelet

1. Il y a un épaississement de la moitié dorsale du tube neural au niveau du pont.
2. Un gonflement transversal marqué du toit du pont apparaît sur le quatrième ventricule.
3. La croissance des replis est plus forte aux extrémités (forme d'haltère).
4. Les éléments cellulaires externes forment le cortex.

SECTION IV
Les méninges du système nerveux central

I. LA PIE-MÈRE

A. La structure

1. Une fine membrane qui enveloppe et adhère au système nerveux central.
2. Forte vascularité due aux plexus.

B. Partie crânienne

1. Elle forme le feuillet le plus interne des racines nerveuses.
2. Les processus pénètrent dans la substance pour se mêler à la névroglie.
3. Duplications vasculaires transversales.
   a. Dans le sillon cérébelleux transversal : toile choroïdienne du quatrième ventricule contenant les plexus choroïdes. Les couches sont séparées par l'extension de la

citerne cérébello-médullaire et percées par les ouvertures latérale et médiane du IVe ventricule.

b. Dans le sillon cérébral transverse : toile choroïdienne du troisième ventricule contenant les plexus choroïdes. Les couches sont séparées par une partie de l'arachnoïde et contiennent des veines cérébrales internes qui s'unissent pour former la grande veine cérébrale.

C. Partie médullaire

1. Elle forme le feuillet le plus interne des nerfs rachidiens.
2. Elle forme des ligaments dentelés (21) attachés à la dure-mère.
3. Elle forme le filum terminale (au-delà du cône médullaire).

II. ARACHNOÏDE ET LIQUIDE CÉPHALO-RACHIDIEN

A. Structure

1. Un réticulum à la texture de gaze remplissant l'espace qu'il occupe.
2. Le mésothélium couvre la surface et tous les espaces intercommunicants de structure spongieuse. Tous contiennent du liquide céphalo-rachidien.

B. Partie crânienne

1. Elle remplit les irrégularités de l'encéphale.
2. Elle forme les espaces sous-arachnoïdiens ou « lits d'eau » du cerveau.
   a. Citerne basale (chiasmatique et interpédonculaire).
   b. Citerne pontique (lit d'eau de Hilton).
   c. Citerne cérébello-médullaire.
   d. D'autres plus petites citernes.
3. Granulations arachnoïdiennes

C. Partie médullaire

Structure similaire à la structure crânienne. Le ligament dentelé se divise partiellement.

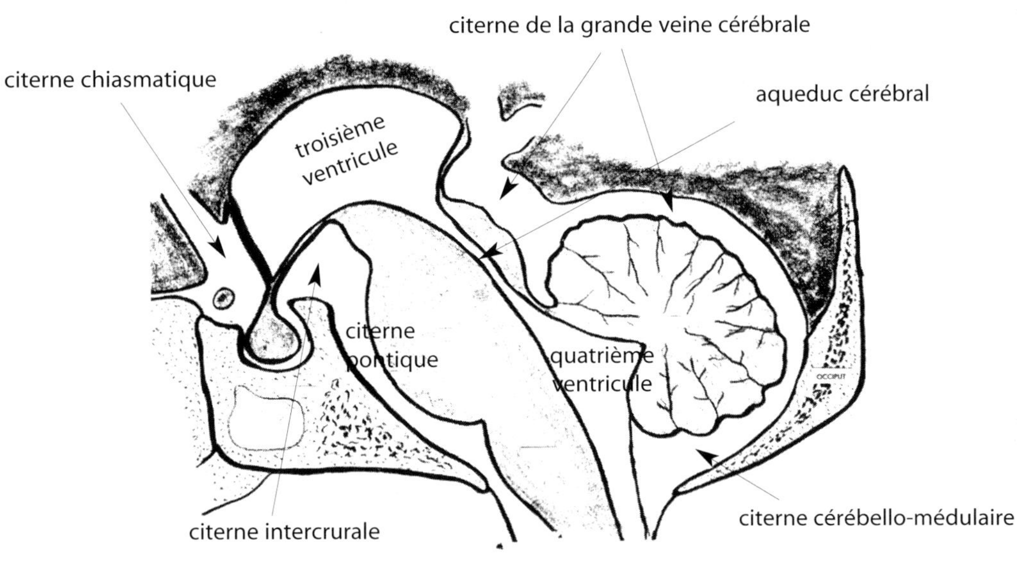

Fig. 2. Les lits d'eau du cerveau.

D. Liquide céphalo-rachidien
1. Un liquide transparent, jaunâtre.
2. Il entoure le système nerveux central comme tampon et support.
3. Il transporte les sécrétions du lobe postérieur de l'hypophyse.
4. Il est produit par les plexus choroïdes et les cellules épendymales ventriculaires.
5. Il s'écoule par les granulations arachnoïdiennes vers le sinus sagittal et par les voies périneurales et périvasculaires vers le système lymphatique.

III. LA DURE-MÈRE

A. Structure
1. Membrane résistante, blanche bleuâtre à la surface externe terne et régulière.
2. Surface interne mésothéliale lisse et luisante.

B. Partie crânienne
1. La couche externe sert de périoste aux os crâniens. ELLE EST EN CONTINUITÉ AVEC LE PÉRIOSTE EXTERNE AU NIVEAU DES SUTURES ET DES FORAMENS CRÂNIENS.
2. La couche interne forme l'espace sous-dural avec l'arachnoïde. Les duplications ou replis forment les éléments suivants :
  a. La faux du cerveau : repli en forme de faucille entre les hémisphères.
  b. La tente du cervelet : double repli transverse en forme de faucille entre le cerveau et le cervelet. La faux et la tente se rejoignent le long du sinus droit, DONT LA JONCTION EST APPELÉE « FULCRUM DE SUTHERLAND ».
  c. La faux du cervelet : repli en forme de faucille entre les hémisphères.
  d. Le diaphragme de la selle : repli horizontal circulaire recouvrant la fosse hypophysaire de la selle turcique.
3. Espaces entre les couches
  a. La cavité trigéminale dans laquelle se loge le ganglion du Ve nerf crânien.
  b. Le sac endolymphatique.
  c. Les sinus veineux de la dure-mère :
    1) Impairs
      a) Sagittal supérieur
      b) Sagittal inférieur
      c) Droit
      d) Plexus basilaire
      e) Occipital
      f) Circulaire
    2) Pairs
      a) Caverneux
      b) Latéral
      c) Pétreux supérieur
      d) Pétreux inférieur.
4. Les artères méningées qui distribuent le sang.
5. Les nerfs afférents somatiques.

C. Partie médullaire

1. Une seule couche, en continuité avec la couche interne de la dure-mère.
2. Elle forme un tube, du foramen magnum au second segment sacré.
3. Elle rejoint le périoste au niveau du foramen magnum et s'attache aux corps de la deuxième et de la troisième vertèbre cervicale. De là, elle est attachée moins fermement jusqu'à ce qu'elle se fonde à la surface postérieure du second segment sacré.

Chapitre I

LE MÉCANISME RESPIRATOIRE PRIMAIRE

« Les lymphatiques sont pourvus de nerfs encore plus fins que les nerfs oculaires [...] Les lymphatiques consomment davantage de fluide du cerveau que tous les viscères ensemble [...] Les lymphatiques sont universellement liés à la moelle épinière et à tous les autres nerfs [...] et tous boivent aux eaux du cerveau. »

Andrew Taylor Still, D.O.

Chapitre I

LE MÉCANISME RESPIRATOIRE PRIMAIRE

I. Introduction - Le Principe de Vie

A. TOUTE VIE SE MANIFESTE PAR L'ÉNERGIE OU LE MOUVEMENT

Sans mouvement, dans une certaine mesure, il ne peut y avoir que la mort. De plus, le mouvement est essentiel à la fonction.
Mais ce mouvement doit être intelligent et réfléchi pour permettre à l'organisme vivant de rivaliser avec son environnement.
Donc, ce mouvement DOIT ÊTRE GUIDÉ ET DIRIGÉ PAR UN ÊTRE SUPRÊME. L'Intelligence universelle doit être canalisée vers chaque organisme ou cellule individuelle. Sinon, tout serait chaos.
Quelle est cette Intelligence suprême ? Comment s'organise cette canalisation ? Personne ne le sait avec certitude. Il demeure que son existence est positive et irréfutable, comme le soulignent les plus grands scientifiques du monde.

B. LE DR A. T. STILL A RECONNU LA PRÉSENCE DE L'INTELLIGENCE SUPRÊME

Il écrit: « Le Dieu que j'adore démontre Son œuvre », puis il ajoute : « Dieu Se manifeste dans la matière, dans le mouvement et dans l'esprit. »
En philosophant pour savoir comment cette canalisation de l'Intelligence suprême peut atteindre les fondements de la physiologie humaine, le Dr Still faisait référence au liquide céphalo-rachidien comme étant « le plus grand élément connu dans le corps humain ». Sa référence constante à cet attribut laisse peu de doute sur le fait qu'IL CONSIDÉRAIT LE LIQUIDE CÉPHALO-RACHIDIEN COMME ÉTANT LE RÉCIPIENDAIRE.

C. LE DR W. G. SUTHERLAND CONVERGE DANS CE SENS[1]

Il perçoit que le liquide céphalo-rachidien reçoit et est habité par le « souffle de vie ». Aussi longtemps que la vie existe, ce plus grand élément connu est lieu constant de cette mystérieuse étincelle, que l'on ne peut expliquer mais qui est néanmoins présente.

1. Le Dr T. Lustig, autorité éminente en physique nucléaire, écrit : « Certaines découvertes récentes en médecine atomique font la lumière sur ce que Sutherland a déjà fait en pratique. Par la physique nucléaire, nous commençons à comprendre ce qu'est vraiment le liquide céphalo-rachidien [...] un mécanisme vital qui influence considérablement la physiologie humaine [...]. Une analyse des recherches dans des domaines apparentés [...] indique sans conteste le potentiel caché du liquide

Il fait référence à la manifestation de ce don lorsqu'il affirme : « Le liquide céphalo-rachidien est aux commandes. » Il le considère comme un fonctionnement physiologique intelligent qui transcende tous les autres dans le corps. Le Dr Sutherland exploite cette intelligence, cette « puissance infaillible » pour le diagnostic et la correction des lésions crâniennes articulo-membranaires.
L'expérience clinique de centaines de ses étudiants parmi la profession ostéopathique a prouvé que ce fondement du concept crânien constituait une vérité irréfutable.
Parce qu'il existe une relation dynamique entre le liquide céphalo-rachidien et la fonction physiologique de chaque cellule du corps, et particulièrement de celles du système nerveux central, le liquide céphalo-rachidien est le facteur d'initiation et de contrôle du mécanisme respiratoire primaire. Ici, comme partout ailleurs, le liquide céphalo-rachidien est aux commandes.
Qu'est donc le Mécanisme Respiratoire Primaire ?

II. Définitions (*Stedman's Medical Dictionnary*, 15e édition)

A. MÉCANISME : Un arrangement ou assemblage d'éléments de tout ce qui a une action déterminée.

B. RESPIRATOIRE : Qui concerne la respiration. La respiration physiologique est le métabolisme, le dégagement de déchets et la formation de nouvelle matière par le protoplasme cellulaire. Le métabolisme se définit également comme un changement des tissus, la somme des modifications chimiques par lesquelles la fonction d'alimentation s'effectue. Il consiste en l'anabolisme et le catabolisme.

C. PRIMAIRE : Premier ou principal

III. Composants et propriétés de chaque élément

A. LE LIQUIDE CÉPHALO-RACHIDIEN qui présente deux caracteristiques importantes pour l'étudiant en « crânien ».

1. C'est le PLUS GRAND ÉLEMENT CONNU du corps humain et donc l'élément qui reçoit le principe de vie. Le Dr Sutherland décrit cet élément invisible par de très nombreuses analogies comme un « fluide dans un fluide », la « lumière liquide », le « jus dans la batterie électrique » ou le « rideau lumineux émergeant du nuage ». Ensuite, il le compare au potentiel électrique qui s'établit dans l'espace entre le conducteur ou le fil central d'un câble coaxial et sa gaine externe en cuivre. Ce câble est réputé capable de transmettre des milliers de messages simultanément mais seulement grâce au potentiel électrique généré dans l'espace vide ou « champ », entre les deux éléments métalliques.

céphalo-rachidien [...]. Avec le début de l'ère atomique, nous obtenons une meilleure image de l'énergie, de ses sources et de ses conversions [...]. Le travail de Sutherland [...] nous rappelle qu'il a reconnu à une date précoce l'interchangeabilité de l'énergie et de la matière dans le domaine de la biologie (c'est la formule d'Einstein : $E=Mc^2$, qui a ouvert l'ère atomique). »

Membranes de tension réciproque

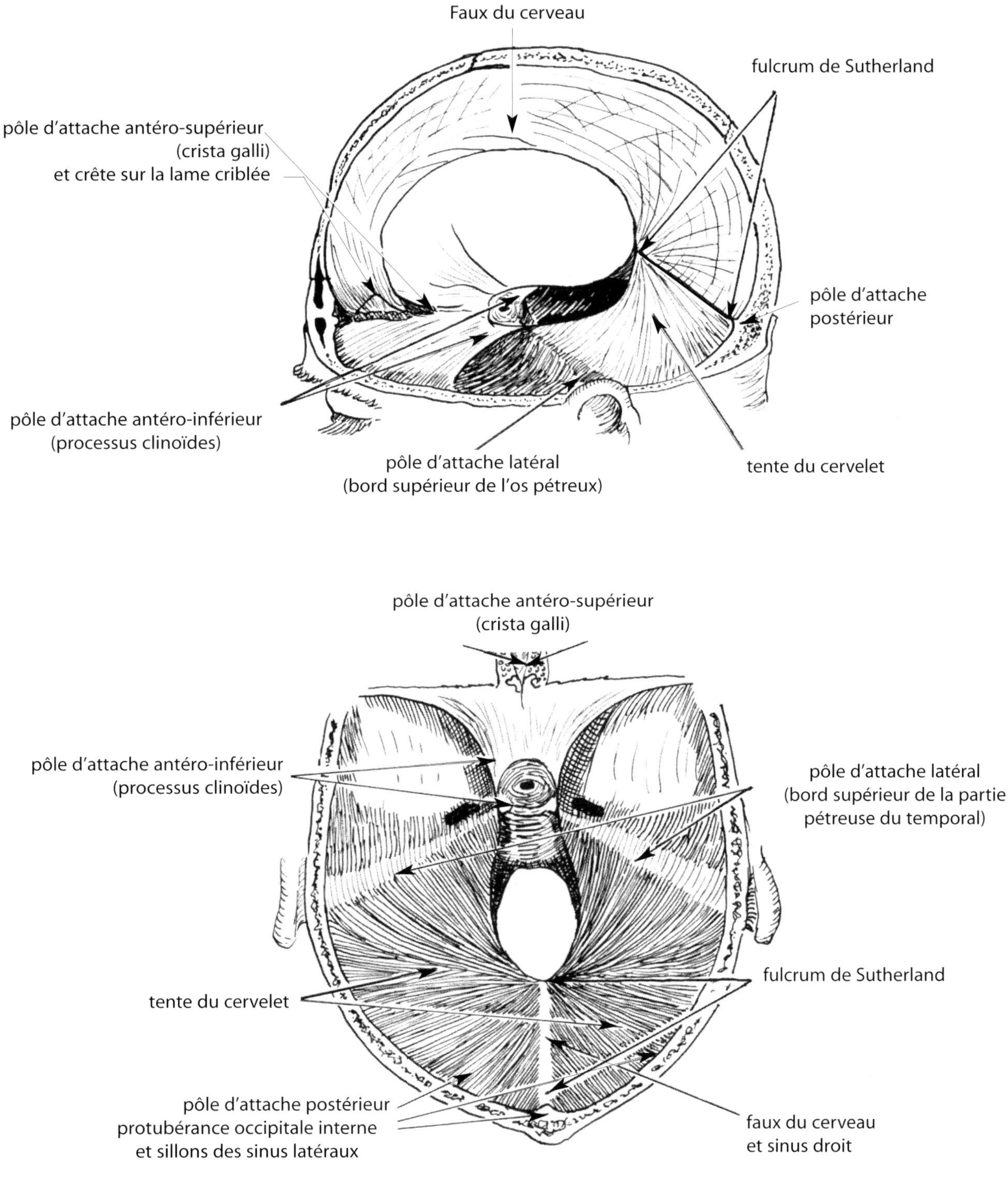

Fig. 3. Pôles d'attache des membranes de tension réciproque.

2. IL FLUCTUE DANS SON CONTENEUR CLOS et peut être dirigé pour assister la libération des contraintes articulo-ligamentaires et articulo-membranaires grâce à l'efficacité de son intelligence et de sa puissance. Lorsqu'il est ainsi dirigé ou initié à une mission, la vague ou la « marée » du liquide céphalo-rachidien continue jusqu'à sa conclusion fonctionnelle sauf si on l'interrompt. Le contrôle directionnel est effectué par l'utilisation habile des mains de l'opérateur sur le crâne.

Il ne s'agit pas d'une circulation, mais bien d'une fluctuation et elle est en relation physiologique avec :

a. La motilité inhérente du système nerveux central. A mesure que le cerveau change de morphologie, il y a une altération dans la dimension de ses « lits d'eau » et le liquide peut être déplacé.

b. Le changement dans les membranes de tension réciproque, lesquelles assistent et limitent le mouvement du mécanisme osseux.

c. La variation de volume qui résulte de l'augmentation en dimension des ventricules et de l'espace subarachnoïdien lorsque les tissus du système nerveux central montrent leur motilité inhérente et expriment le liquide.

d. La dispersion du liquide alors que l'excédent fluctue vers l'extérieur le long des canaux périneuraux durant la phase d'expiration de l'action.

3. Le liquide céphalo-rachidien a de nombreuses autres fonctions remarquables. Il est essentiel pour le métabolisme du système nerveux central. Il est le véhicule des sécrétions du lobe postérieur de l'hypophyse. Il fournit au corps des pouvoirs protecteurs et restaurateurs, qui, lorsqu'ils sont retirés de certaines zones, laissent des « champs désséchés » dont parlait le Dr Still.

B. LES MÉNINGES OU MEMBRANES DE TENSION RÉCIPROQUE qui sont les agents de la mobilité articulaire des mécanismes crânien et cranio-sacré, assurant l'équilibre de tous les diamètres et qui aident, contrôlent et limitent le mouvement. Lors de la phase d'inspiration :

1. L'insertion antérieure de la faux du cerveau se déplace légèrement vers l'arrière et le bas pendant que la tente glisse légèrement vers l'avant.
2. Le mécanisme articulaire crânien se déplace dans la position de flexion respiratoire, le mouvement étant aidé et restreint dans certaines limites par les membranes pour maintenir l'équilibre.
3. Le mécanisme cranio-sacré fonctionne de telle manière que la dure-mère soulève le sacrum autour de son axe en position de flexion respiratoire avec la base vers le haut et l'apex vers l'avant (voir Fig. 4).

C. LE SYSTÈME NERVEUX CENTRAL ou le cerveau et la moelle épinière et sa motilité inhérente, comme celle d'une méduse, qui peut être observée en cas d'opération et qui est reconnue par le monde scientifique. Durant la phase inspiratoire, qui est synchrone avec la flexion de la symphyse sphéno-basilaire et la rotation externe des os périphériques :

1. L'axe neural se raccourcit en direction de la jonction du troisième ventricule et de l'invagination des ventricules latéraux. La moelle épinière se raccourcit également en direction de la jonction et les hémisphères cérébraux se déroulent, augmentant leur diamètre latéral.

Membranes de tension réciproque

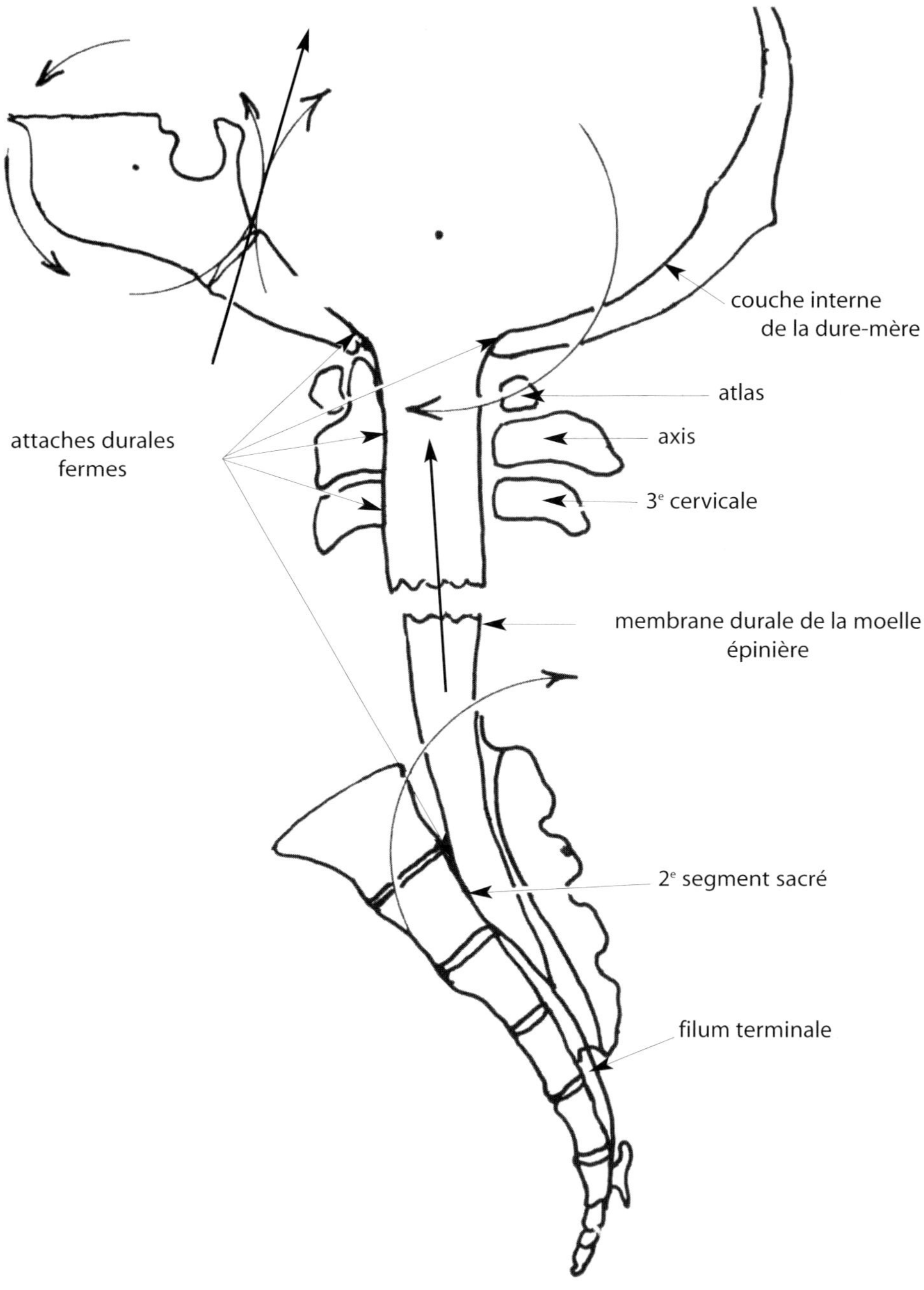

Fig. 4. Mécanisme cranio-sacré en flexion.

2. La substance cérébrale devient plus compacte et se rétrécit, ce qui augmente la dimension de chaque ventricule, du canal central et des canaux de communication. Ainsi, cela augmente également la capacité de l'espace subarachnoïdien à recevoir du liquide céphalo-rachidien.
3. Durant ce processus, les plissements des plexus choroïdes situés dans la voûte du troisième ventricule et partout ailleurs s'ouvrent à mesure que la forme étroite en V des ventricules s'élargit, augmentant la production du liquide céphalo-rachidien.
4. La glande hypophyse s'élève, synchrone avec la flexion de la sphéno-basilaire.
Ce mouvement est primordial pour la fonction correcte de la glande.
Le contraire exact se produit durant la phase d'expiration pour compléter le cycle.

D. LA MOBILITÉ ARTICULAIRE DU MÉCANISME CRÂNIEN est nécessaire pour permettre l'expansion et la contraction du cerveau. Bien qu'entouré par un lit d'eau, le cerveau est en proximité étroite avec tous les éléments osseux et membraneux. Le mouvement de la structure osseuse est produit par :

1. La fluctuation du liquide céphalo-rachidien (puissance).
2. L'action des membranes de tension réciproque (faux et tente) par leurs attaches :
   a. PÔLE ANTÉRO-SUPÉRIEUR. L'attache de la faux du cerveau à la crête frontale, à la crista galli, à la crête ethmoïdale médiane et au processus ethmoïdal.
   b. PÔLE ANTÉRO-INFÉRIEUR. Les extrémités antérieures de la tente du cervelet aux quatre processus clinoïdes
   c. PÔLE POSTÉRIEUR. L'attache de la faux et de la tente à la protubérance occipitale interne et aux crêtes latérales.
   d. PÔLES LATÉRAUX. L'attache de la tente au bord supérieur des parties pétreuses des os temporaux.
   e. FULCRUM (de Sutherland). La jonction complète de la faux avec la tente.
3. Des contacts tels que : l'hypophyse dans la selle turcique, les lobes frontaux dans la fosse crânienne antérieure, les lobes temporaux dans la fosse crânienne moyenne contre l'écaille temporale et les grandes ailes du sphénoïde, le cervelet contre l'écaille occipitale, etc.

E. LA MOBILITE ARTICULAIRE DU SACRUM ENTRE LES ILIAQUES qui est purement involontaire et non posturale.

1. Le mouvement antéro-supérieur du foramen magnum durant la phase inspiratoire élève la dure-mère rachidienne qui est appelée : LE « LIEN CENTRAL » ENTRE LA COUPE CRÂNIENNE ET LA COUPE PELVIENNE.
2. En dessous de la troisième cervicale, il n'y a pas d'insertion excepté pour les attaches délicates vers le ligament longitudinal postérieur et autour de chaque nerf spinal jusqu'à ce que le corps du deuxième segment sacré soit atteint. Là, une union très solide s'établit.
3. L'élévation fait pivoter le sacrum sur son axe respiratoire ; pendant la flexion respiratoire, la base du sacrum se déplaçant en direction postéro-supérieure et l'apex se rapprochant de la symphyse pubienne.
4. L'inverse suit pour compléter le cycle.
5. Cela est parfois appelé le pôle caudal des membranes de tension réciproque.

IV. Le cycle du Mécanisme Respiratoire Primaire

Le mouvement du mécanisme respiratoire primaire est constant et rythmique par nature et fonctionne en cycle. Le mouvement de chaque os est synchronisé avec chaque autre os et avec le mouvement du liquide céphalo-rachidien, de l'axe neural et des méninges, constituant ainsi une unité physiologique réelle. Le mouvement de chaque os individuel sera décrit dans les chapitres suivants. Ils sont tous repris dans la classification de flexion ou de rotation externe pour la phase d'inspiration du cycle et d'extension ou de rotation interne pour la phase d'expiration.

A. LA FLEXION ET L'EXTENSION sont appliquées aux os de structure médiane et qui effectuent une rotation sur un axe transversal.

1. Occiput
2. Sphénoïde
3. Ethmoïde
4. Vomer
5. Mandibule
6. Hyoïde
7. Sacrum

B. LA ROTATION EXTERNE ET INTERNE s'applique à tous les autres os du crâne, excepté les osselets, pour décrire leur mouvement en relation avec le crâne dans son ensemble.

C. LA FLEXION DES OS MÉDIANS s'accompagne d'une rotation externe des os périphériques. L'extension des os médians s'accompagne de la rotation interne des os périphériques. Le cycle est alors complet.

D. LA FLEXION DES OS MÉDIANS CLÉS (sphénoïde et occiput) produit certaines séquences de mouvement déterminé et par là même une augmentation du diamètre transversal et une diminution du diamètre vertical et sagittal du crâne.

1. A la flexion de l'occiput succède la rotation externe des temporaux et des pariétaux.
2. A la flexion du sphénoïde succède la rotation externe des os frontaux et faciaux. Le mouvement du groupe facial et de l'hyoïde dépend de la combinaison d'influences mieux décrites par le diagraphe ci-dessous.

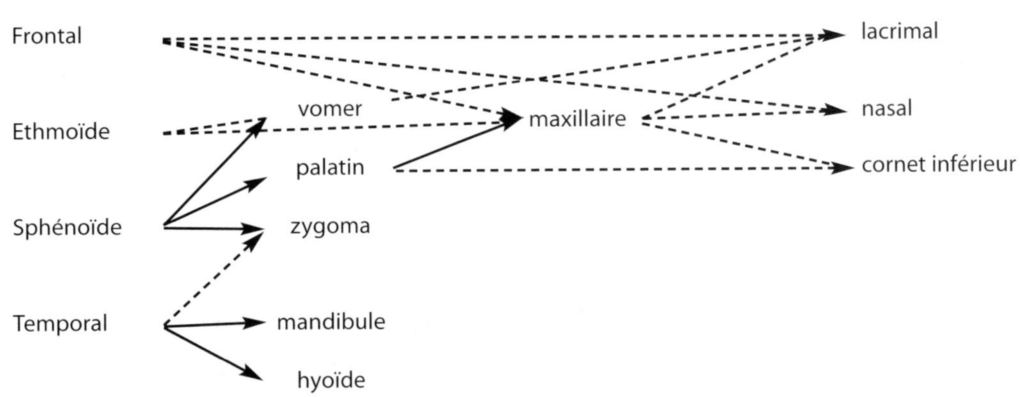

Remarque : les lignes continues décrivent le facteur principal en mouvement, les lignes discontinues décrivent un facteur partiel seulement.

3. La flexion du sphénoïde (et du vomer), combinée à la rotation externe des maxillaires, palatins et zygomas, et si elle est bien synchronisée avec les autres os crâniens, produira :
   a. Une augmentation de la circonférence externe de l'orbite (principalement zygomatique) et une diminution du diamètre antéro-postérieur lorsque les grandes ailes s'avancent.
   b. Une augmentation du diamètre transversal et une diminution du diamètre vertical de chaque cavité nasale, produites par le balancement latéral des processus ptérygoïdes, des palatins et des maxillaires de même que des labyrinthes ethmoïdaux qui s'étendent au fur et à mesure que la lame perpendiculaire descend.
   c. Le résultat est une augmentation de la taille des sinus et une aspiration d'air.

E. Il se produit exactement le contraire dans la second phase du cycle : une extension et une rotation interne.

V. La fonction du mécanisme respiratoire primaire

A. Chaque organisme dépend du mouvement constant de ses fluides pour le maintien d'une physiologie normale.

B. Le mouvement des liquides du système nerveux central provoque une respiration physiologique dans ces tissus. Le contrôle des autres structures de la machine humaine par le système nerveux central élève cette fonction à la position primaire.

C. Le mécanisme respiratoire primaire est supérieur à la respiration costale, celle-ci étant secondaire et contrôlée par les voies nerveuses normales et par le réflexe au dioxyde de carbone. Le mouvement articulaire actif du crâne qui fait partie du mécanisme ne coïncide pas nécessairement avec la respiration costale. Il peut toutefois être amené à coïncider.

D. La fluctuation du liquide céphalo-rachidien et le mouvement articulaire crânien coïncident en condition normale de repos. Dans les mêmes circonstances, la fluctuation du liquide, les modifications de morphologie du système nerveux central et le mouvement du mécanisme cranio-sacré se synchronisent également.

E. Lorsque le mécanisme respiratoire primaire est altéré, une physiologie pervertie se manifeste finalement par les symptômes d'une maladie. La cause la plus fréquente de telles altérations est probablement le mauvais alignement et/ou la perte de mouvement appelée lésion. Le dérangement des articulations du mécanisme osseux modifie et induit le dysfonctionnement du modèle fluidique de la fluctuation.

VI. Lésions du Mécanisme Respiratoire Primaire

A. DÉFINITION. Perversions de la structure, de la fonction ou des relations de toute partie du mécanisme.

B. CLASSIFICATION

1. Par type
   a. Liquides. Toute altération du rythme, du volume, de la vitesse de fluctuation, de la composition ou disposition du liquide céphalo-rachidien.
   b. Osseuses. Toute altération de structure, de position ou de mouvement (généralement limité) d'un ou plusieurs os.
   c. Des tissus mous. Toute altération de structure ou de fonction des méninges ou des tissus nerveux.
2. Par étiologie
   a. Primaires. Généralement traumatiques et souvent soudaines. Effet d'un facteur environnemental au détriment du mécanisme.
   b. Secondaires. Généralement insidieuses. Peuvent être compensatoires dues à un changement de structure du crâne et/ou de la colonne. Peuvent être réflexes dues à une irritation ailleurs dans le corps.
3. Par période de vie
   a. Prénatales et intra-utérines. Généralement insidieuses et fondamentalement osseuses. Peuvent être accompagnées de lésions secondaires des tissus mous.
   b. Natales, ou du début du travail au retour au poids à la naissance. Lésions articulo-membranaires généralement soudaines, traumatiques, primaires.
   c. Postnatales. Toute combinaison de type et d'étiologie.

VII. Zones de lésion possibles dans les articulations du mécanisme cranio-sacré

A. LA BASE DU CRÂNE

1. Sphéno-basilaire (12)
   a. Flexion ou extension
   b. Torsion droite, torsion gauche
   c. Inclinaison latérale-rotation droite ou gauche
   d. Contrainte ou déplacement
      1) Vertical (supérieur ou inférieur)
      2) Latéral (droit ou gauche)
   e. Compression (ou séparation)
2. Sphéno-ethmoïdale (4)
3. Fronto-ethmoïdale (4)
4. Temporo-sphénoïdale
   a. Sphéno-pétreuse (apex pétreux avec le corps et l'aile) (4)
   b. Sphéno-squameuse (2)
5. Temporo-occipitale
   a. Pétro-basilaire (2)
   b. Pétro-jugulaire (2)
   c. Occipito-mastoïdienne (2)

B. LA VOÛTE

1. Os frontal
   - a. Suture métopique (1)
   - b. Suture coronale (2)
   - c. Lame orbitaire avec la petite aile (2)
   - d. Angle latéral avec la grande aile (2)
2. Os pariétal
   - a. Suture coronale (2)
   - b. Suture sagittale (1)
   - c. Suture lambdoïde (2)
   - d. Suture pariéto-sphénoïdale (2)
   - e. Suture pariéto-squameuse (2)
   - f. Incisure pariétale (2)
   - g. Suture pariéto-mastoïdienne (2)

C. LA FACE

1. Base crânienne
   - a. Naso-frontale (4)
   - b. Maxillo-frontale (2)
   - c. Lacrimo-frontale (2)
   - d. Lacrimo-ethmoïdale (2)
   - e. Fronto-zygomatique (2)
   - f. Temporo-zygomatique (2)
   - g. Sphéno-zygomatique (2)
   - h. Sphéno-palatine (8)
   - i. Temporo-mandibulaire (2)
   - j. Voméro-sphénoïdale (1)
   - k. Voméro-ethmoïdale (1)
   - l. Concho-ethmoïdale (2)
   - m. Palato-ethmoïdale (2)
   - n. Stylo-mandibulaire (2)
   - o. Sphéno-mandibulaire (2)
2. Interfacial
   - a. Internasal (1)
   - b. Naso-maxillaire (2)
   - c. Lacrimo-maxillaire (4)
   - d. Zygomatico-maxillaire (2)
   - e. Intermaxillaire (1)
   - f. Palato-maxillaire (6)
   - g. Voméro-palatine (2)
   - h. Voméro-maxillaire (2)
   - i. Concho-palatine (2)
   - j. Concho-maxillaire (2)
   - k. Intermandibulaire (1)

D. VERTÉBRAL

1. Atlas et condyles occipitaux (2)
2. Axio-occipitale (1)
3. Sacro-iliaque (2)

Chapitre II

MÉCANIQUE DU MOUVEMENT PHYSIOLOGIQUE DE LA SYMPHYSE SPHÉNO-BASILAIRE ET DU SACRUM

« Le crâne est une structure très délicate. Il faut le traiter avec le plus grand soin et en possédant une compréhension approfondie de son mécanisme. La force motrice est produite par l'utilisation des forces naturelles du corps, avec la collaboration du patient. Ainsi, une technique douce et dénuée de force normalisera la position de la structure du crâne. »

William G. Sutherland, D.O., D.Sc. (Hon.)

Chapitre II

MÉCANIQUE DU MOUVEMENT PHYSIOLOGIQUE DE LA SYMPHYSE SPHÉNO-BASILAIRE ET DU SACRUM

I. Ostéologie

A. LE SPHÉNOÏDE

1. SITUATION : au centre de la base du crâne. Il participe à la formation des fosses crâniennes antérieures, moyennes et postérieures de même que des fosses temporales, infratemporales, de la cavité nasale et de l'orbite.
2. PARTIES
    a. Corps (au centre)
    b. Expansions latérales (petite aile et grande aile)
    c. Projections inférieures (processus ptérygoïdes)
3. DESCRIPTION
    a. Le corps – creux et cuboïde
        1) Sinus sphénoïdaux et ouvertures
        2) Surface supérieure
            a) Crête sphénoïdale antérieure et processus ethmoïdal
            b) Sillons olfactifs
            c) Canal optique et sillon chiasmatique
            d) Selle turcique
            e) Lame quadrilatère avec les processus clinoïdes postérieure et l'incisure pour le VIe nerf crânien de chaque côté.
        3) Surface inférieure
            a) Rostrum du sphénoïde
            b) Processus vaginal de la lame de la ptérygoïde moyenne
            c) Région articulaire des palatins
        4) Surface antérieure
            a) Crête sphénoïdale antérieure
            b) Rebords latéraux rugueux pour l'ethmoïde et les palatins
            c) Toit lisse de la cavité nasale, et orifices des sinus sphénoïdaux
        5) Surface postérieure – synchondrose jusqu'à l'âge de 25 ans
        6) Surface latérale
            a) Attache des grandes et petites ailes
            b) Paroi médiane des orbites

c) Paroi médiane de la fissure orbitaire supérieure
d) Sillon pour l'artère carotide

b. Les petites ailes
1) Il y a deux racines avec le canal optique entre les deux. Un tubercule, l'origine des trois muscles droits de l'œil, se situe à la jonction de la racine inférieure avec le corps.
2) La surface supérieure est le plancher de la fosse crânienne antérieure.
3) La surface inférieure se situe au-dessus de la fissure orbitaire supérieure.
4) Le bord antérieur est dentelé et en biseau.
5) Le bord supérieur, lisse, se prolonge dans les processus clinoïdes antérieurs.

c. Les grandes ailes se projettent latéralement et antéro-supérieurement.
1) Surfaces (3)
a) Cérébrale (interne)
(1) Foramen rond pour la 2e division du Ve nerf
(2) Foramen ovale pour la 3e division du Ve nerf et la petite artère méningée
(3) Foramen épineux pour les vaisseaux méningés moyens
b) Antérieure
(1) Surface orbitaire lisse et rectangulaire.
(2) Surface sphéno-maxillaire, paroi postérieure de la fosse ptérygo-palatine, foramen rond
c) Temporale (latérale)
(1) Fosse temporale au-dessus de la crête infratemporale
(2) Surface infratemporale en dessous avec le foramen ovale et le foramen épineux
2) Bords (5)
a) Postérieur (du corps à l'angle inférieur)
(1) En sillon pour la trompe auditive
(2) Bord antérieur du foramen antérieur
b) Squameux
(1) Inférieur (horizontal), biseau interne dentelé
(2) Supérieur (vertical), biseau externe dentelé
(3) Sommet (angle pariétal), biseau interne
c) Frontal, en forme de L pour l'articulation frontale
d) Zygomatique pour l'articulation avec le zygoma
e) Médian, forme le bord latéral de la fissure orbitaire supérieure, l'origine de l'insertion inférieure du muscle oculo-moteur externe
3) Epine angulaire se projetant plus bas sur un angle inférieur
a) Attache du ligament sphéno-mandibulaire
b) Incisure pour le nerf de la corde du tympan
c) Origine partielle du muscle tenseur du voile du palais

d. Processus ptérygoïdes
1) Lame ptérygoïde latérale (courte et large)
2) Lame ptérygoïde moyenne qui se termine par un mince crochet filiforme

3) Canal ptérygoïdien
4) Fosse ptérygoïde
5) Incisure ptérygoïdienne
6) Attaches des muscles ptérygoïdiens externe, interne et tenseur du voile du palais.

4. OSSIFICATION

a. Prénatale

1) Corps (en deux parties jusqu'au 7ᵉ ou 8ᵉ mois de la vie fœtale)

a) Présphénoïde (cartilage) : deux centres d'ossification pour le corps et un pour chaque petite aile.

b) Postsphénoïde (cartilage) : deux centres pour le corps et un pour chaque lingula (cheville de la grande aile).

2) Grandes ailes (cartilage sauf la partie supérieure des grandes ailes et les lames ptérygoïdes). Un centre d'ossification pour chaque grande aile et un pour chaque processus interne ou hamulus.

b. A la naissance, le sphénoïde est en trois parties qui se rejoignent avant la fin de la première année.

Centres d'ossification

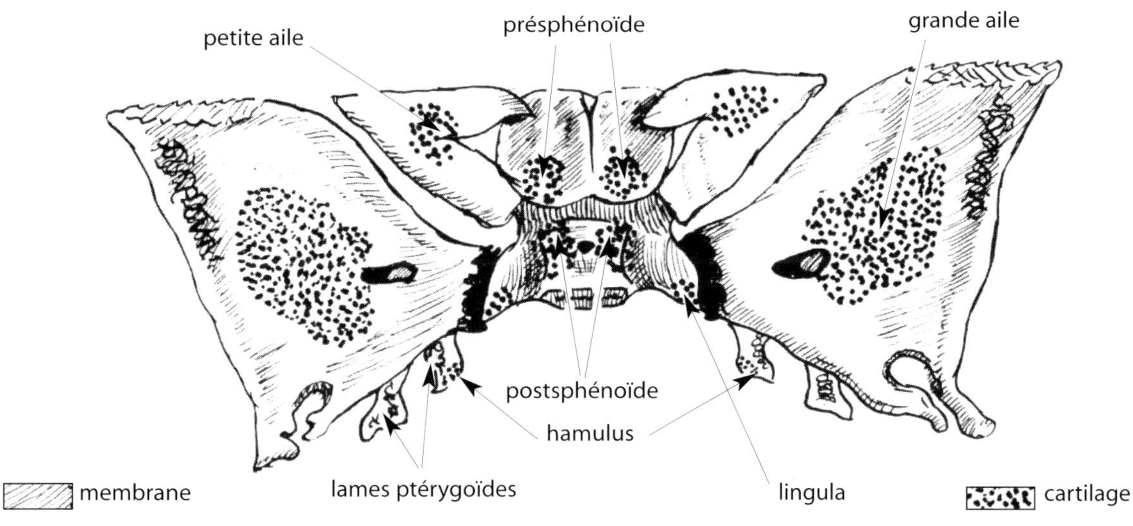

Fig. 5. Os sphénoïde à la naissance.

5. ARTICULATIONS

a. Avec le processus basilaire de l'occiput via la surface postérieure du corps

b. Avec le temporal

1) L'apex pétreux avec le processus pétreux de la lame quadrilatère.
2) Le bord antérieur de la partie pétreuse avec le bord postérieur de la grande aile.
3) Le bord antérieur squameux de l'écaille avec le bord squameux de la grande aile.

c. Avec l'angle inférieur antérieur du pariétal via l'extrémité de l'aile

d. Avec le frontal (deux paires)

1) Les angles inférieurs du bord squameux avec une zone en L.
2) Le bord postérieur du plateau orbitaire, médianement avec la marge antéro-postérieure du corps et latéralement avec le bord antérieur des petites ailes.

e. Avec l'ethmoïde
1) La lame criblée avec le processus ethmoïdal sur le corps du sphénoïde (« chevalet »).
2) La lame perpendiculaire avec la crête sphénoïdale antérieure.
3) Le bord postérieur du labyrinthe ethmoïdal avec la surface latérale du corps antérieur.

f. Avec les palatins
1) Le processus orbitaire avec la surface inféro-latérale de la partie antérieure du corps.
2) Le processus sphénoïdal avec la surface antéro-latérale de la partie inférieure du corps.
3) Le bord postérieur de la lame perpendiculaire avec le bord antérieur de la lame médiane du ptérygoïde.
4) Le processus pyramidal dans l'incisure ptérygoïdienne.

g. Avec le bord supérieur du vomer via le rostrum

h. Avec le processus orbitaire du zygoma via la grande aile

B. L'OCCIPUT

1. SITUATION. Base postérieure s'étendant vers la voûte. Il participe à la formation de la fosse crânienne postérieure.

2. PARTIES
a. Ecaille
b. Deux parties latérales ou condylaires
c. Partie basilaire

3. DESCRIPTION
a. Ecaille
1) Deux divisions
a) Occiput interpariétal (supérieur).
b) Supra-occiput (inférieur).
2) Deux surfaces
a) Externe avec l'inion, l'opisthion et les lignes courbes nucales.
b) Interne avec les quatre fosses.
3) Trois angles, un supérieur et deux latéraux
4) Quatre bords
a) Deux bords lambdoïdes biseautés à l'intérieur sur la moitié médiane et à l'extérieur sur la moitié latérale.
b) Deux bords mastoïdiens concaves et qui se font face latéralement ou qui peuvent présenter des biseaux soit à l'intérieur sur la moitié inférieure ou antérieure soit à l'extérieur sur la moitié supérieure ou postérieure.

b. Parties latérales

1) Au milieu se trouvent les condyles occipitaux, la fosse condylaire et les foramens du nerf hypoglosse.
2) Sur les côtés se trouvent les tubercules, les processus et les incisures jugulaires.

c. La partie basilaire
1) Surface supérieure entaillée pour la moelle.
2) Surface inférieure avec le tubercule pharyngien.
3) Bord antérieur : synchondrose jusqu'à l'âge de 20-25 ans.
4) Bord postérieur, foramen magnum et basion. Latéralement les condyles.
5) Bords latéraux en forme de crête pour l'articulation pétro-basilaire avec un demi-sillon pour les sinus pétreux inférieurs.

d. Foramen magnum

4. OSSIFICATION
a. Intra-utérine
1) Pour l'écaille, deux centres d'ossification en cartilage pour le supra-occiput et deux membranaires pour l'occiput interpariétal.
2) Un centre d'ossification pour la partie basilaire et un autre pour chacun des condyles.

b. A la naissance, les quatre parties se rejoignent par du cartilage.
c. A l'âge de 5 ans, l'union de l'écaille et des parties latérales est complète.
d. A l'âge de 7 ans, le processus basilaire commence à s'unir aux parties latérales. Ce processus se termine après 2 ou 3 ans.

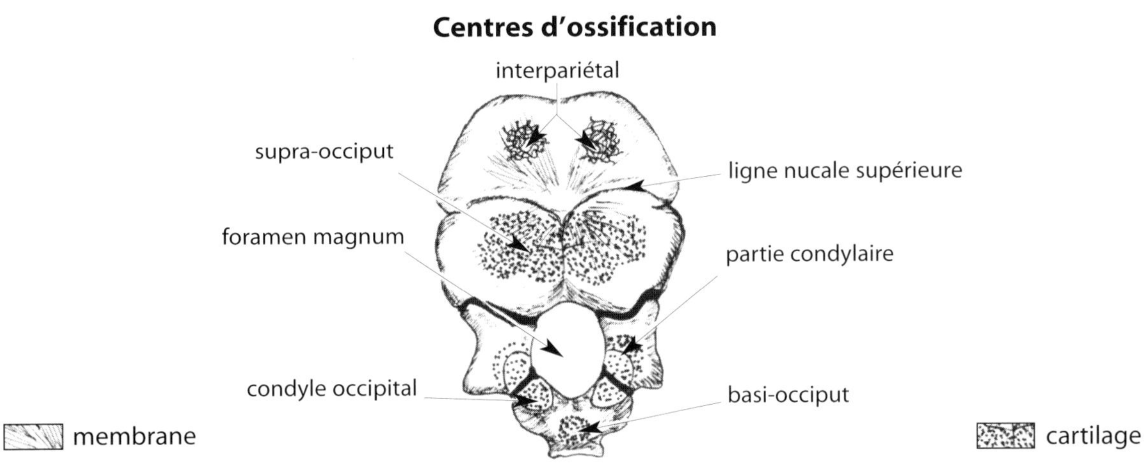

Fig. 6. Os occipital à la naissance.

5. ARTICULATIONS
a. Avec le bord postérieur du pariétal via le bord lambdoïde
b. Avec le temporal
1) Partie mastoïdienne via le bord mastoïdien.
2) Surface jugulaire via le processus jugulaire.
3) Sillon le long de l'apex pétreux avec une crête (charnière) sur le processus basilaire.

c. Avec le corps postérieur du sphénoïde via la surface antérieure du processus basilaire.
d. Avec l'atlas via les condyles : diarthrose.
e. Avec le processus odontoïde de l'axis via les parties basilaire et latérales : syndesmose.

II. Mouvement articulaire crânien

A. Trois facteurs majeurs déterminent en grande partie les limites de **LA MOBILITÉ NORMALE** de tout os ou articulation du crâne :

1. L'os en question doit avoir suffisamment de flexibilité et de mobilité dans ses sutures pour pouvoir bouger sans contrainte dans toute son amplitude articulaire normale.
2. Les os contigus doivent disposer de suffisamment de flexibilité et de mobilité dans leurs sutures pour accompagner ce mouvement ou le compenser sans contrainte.
3. Les membranes (faux et tente) doivent disposer de suffisamment de liberté dans leurs arcs de tension réciproque afin de permettre des mouvements de cette sorte dans les limites de la normale.

B. LA FLEXION ET L'EXTENSION DE LA SYMPHYSE SPHÉNO-BASILAIRE sont libres si elles sont accompagnées d'un modèle défini de mécanisme compensatoire dans tout le crâne de sorte que tous les os déplacés par l'occiput et le sphénoïde s'adaptent aisément aux différentes positions. Ce mouvement libre peut soit avoir lieu lors de la respiration avec la traction des membranes soit être produit directement par les mains de l'opérateur. La flexion et l'extension sont les seuls mouvements purement physiologiques de l'inspiration et de l'expiration respectivement.

C. TORSION ET INCLINAISON LATÉRALE-ROTATION. Lorsqu'une influence de l'environnement limite ou déplace leur arc de mouvement, la flexion et l'extension de l'occiput et du sphénoïde continuent mais de manière pervertie. La torsion ou l'inclinaison latérale-rotation de la symphyse sphéno-basilaire fait désormais partie de la physiologie.
Supposons par exemple que votre crâne passe par son arc de flexion et d'extension physiologique normal pendant que vous lisez ces lignes, avec une compensation articulaire et une liberté complète de toutes les articulations. Vous appuyez le zygoma sur la main, ce qui produit, disons, une rotation interne du zygoma et un verrouillage partiel de la grande aile en extension de ce côté. Le crâne est automatiquement dévié soit en torsion soit en inclinaison latérale-rotation. La flexion et l'extension respiratoires continuent mais avec cette complexité supplémentaire. Une entrave est apparue dans le mouvement physiologique normal. La torsion ou l'inclinaison latérale-rotation compensent l'interférence intrinsèque ou extrinsèque.

D. CES MOUVEMENTS PEUVENT ÊTRE COMPLIQUÉS PAR D'AUTRES FACTEURS tels que :

1. La flexibilité de tous les os crâniens au cours de la vie.
2. La multiplicité des contacts articulaires.

3. Le gauchissement ou la distorsion des composantes crâniennes avant la fin de l'ossification.
4. La multitude d'attaches des membranes de tension réciproque.

Remarque : il est essentiel que l'étudiant en ostéopathie dans le champ crânien obtienne une image mentale aussi claire que possible du mouvement de tous les os crâniens. Il n'existe pas de voie royale pour y arriver. La réussite demande une application mentale intense et une recherche digitale délicate du normal et de l'anormal par le toucher. Dans les deux cas, la quantité de mouvement est minime mais une fois qu'on l'a expérimenté, on ne l'oublie jamais.

III. Flexion et extension

DÉFINITION : Les termes « flexion » et « extension » appliqués au mécanisme crânien font principalement référence au mouvement physiologique supérieur et inférieur au niveau de la symphyse sphéno-basilaire. Cette articulation est toujours en légère flexion. Le mouvement crânien qui accompagne l'inspiration ou la flexion respiratoire augmente la convexité supérieure et provoque des variations de la forme et des dimensions générales du crâne. Lors de l'expiration ou de l'extension respiratoire, la convexité supérieure de la symphyse diminue et les changements de forme et de dimensions s'inversent.
La position de la symphyse sphéno-basilaire est mise en évidence par ces changements. La position du sphénoïde est signifiée par le front, l'orbite et la bouche comme indication des relations osseuses de sa sphère d'influence. La position de l'occiput est largement définie par les temporaux. Un diagnostic demande le rassemblement de tous ces signes.

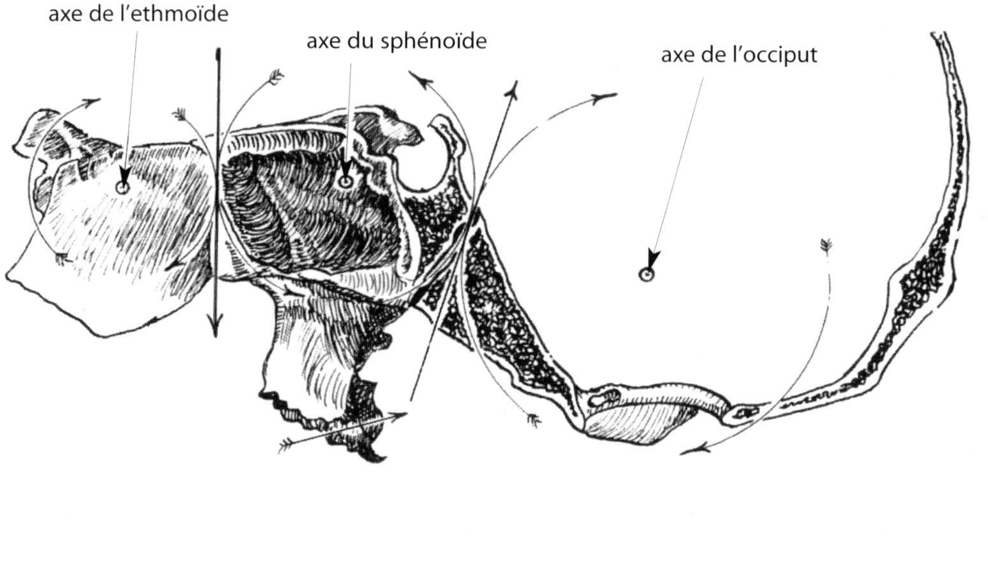

Fig. 7. Flexion de la symphyse sphéno-basilaire.

A. LE SPHÉNOÏDE (Un os clé, déplaçant tous les os faciaux sauf la mandibule).
Son axe de rotation est transverse et traverse le corps juste en avant et en dessous de la selle turcique (ou par les pivots sphéno-squameux « S-S »).
Remarque : les axes purs de rotation sont rares. La flexibilité de tous les os crâniens brouille et multiplie les axes. La multitude des contacts articulaires, allant jusqu'à 26 dans le cas du sphénoïde, ajoutée au nombre d'attaches des membranes de tension réciproque, rend les axes encore plus complexes. Le gauchissement précoce des composantes du crâne comme les grandes ailes du sphénoïde ou la partie condylo-squameuse de l'occiput augmente encore leur complexité. Leur utilisation dans la visualisation des mécanismes devrait être réduite à l'essentiel.
Dans la description suivante, il est entendu que l'extension s'oppose à la flexion.

1. LA SYMPHYSE SPHÉNO-BASILAIRE s'élève, augmentant la convexité supérieure. Il s'agit d'une synchondrose jusqu'à l'âge de 20 ans ou plus, et elle est toujours relativement flexible. Le CLIVUS ou partie postérieure de la surface quadrilatère est haut. La SELLE TURCIQUE se mobilise antéro-supérieurement pour augmenter son inclinaison antérieure.
2. LA GRANDE AILE. Lors de l'étude de ses mouvements, n'oubliez jamais sa flexibilité. Le sphénoïde « roule en suspension » à partir de ses articulations-points d'appui en forme de L sous les frontaux, permettant une circumduction vers l'avant des extrémités des grandes ailes et entraînant ainsi les os faciaux. Pendant ce mouvement, la convergence antérieure et la divergence postérieure communes aux articulations-points d'appui en forme de L provoquent une expansion latérale des extrémités des ailes.
   a. L'ARTICULATION SPHÉNO-PÉTREUSE monte (cartilagineuse).
   b. L'ARTICULATION SPHÉNO-SQUAMEUSE
      1) De l'épine angulaire au pivot sphéno-squameux (sous la crête infra-temporale) : un biseau interne se déplace vers le haut, la quantité de déplacement la plus importante a lieu au niveau de l'épine angulaire qui se déplace vers le haut et légèrement vers l'arrière.
      2) Du pivot sphéno-squameux au ptérion (au-dessus de la crête infratemporale) : un biseau externe se mobilise antérieurement et latéralement.
   c. L'ARTICULATION SPHÉNO-PARIÉTALE. Un biseau interne qui se déplace vers l'avant et légèrement latéralement.
   d. L'ARTICULATION SPHÉNO-ZYGOMATIQUE. Une suture irrégulière qui se déplace vers l'avant et légèrement vers le bas, poussant la surface orbitaire du zygoma à se rapprocher vers l'avant et permettant l'éversion du bord orbitaire.
   e. LA ZONE EN FORME DE L. Un biseau interne qui se déplace vers l'avant et légèrement inféro-latéralement. Les longs bras du L convergent antérieurement et divergent postérieurement, ce qui permet aux frontaux d'élargir l'incisure ethmoïdale postérieurement. Les lignes projetées le long des petits bras du L se rejoignent à la selle turcique. Les angles fronto-zygomatiques du L sont antérieurs au processus ethmoïdal.
   f. Surfaces :
      1) LA SURFACE ORBITAIRE se déplace vers l'avant et légèrement vers le bas, de sorte que la surface s'incline antéro-inférieurement. La cavité orbitaire est

conçue pour être mobile. Ce mouvement vers l'avant aide à raccourcir l'orbite et rend le bulbe de l'œil plus proéminent.

2) LA SURFACE LATÉRALE se déplace latéralement avec la zone en L, réduisant la profondeur de la fosse temporale.

3) LA SURFACE INFRATEMPORALE se déplace postérieurement.

3. LA PETITE AILE est aussi assez flexible.

a. La surface orbitaire se déplace vers l'avant, entraînant le canal optique, la fissure orbitaire supérieure, les muscles extrinsèques de l'œil et le bulbe de l'œil lui-même. Ce mouvement peut provoquer une altération de la tension des parois du sinus caverneux.

b. LA SURFACE ANTÉRO-MÉDIANE, généralement à biseau supérieur, glisse sous la lame orbitaire du frontal. Elle se déplace antéro-inférieurement et latéralement au fur et à mesure que le processus ethmoïdal s'abaisse et que l'incisure s'élargit postérieurement.

c. LA PARTIE LATÉRALE ET LA POINTE se déplacent vers l'avant et relativement latéralement, glissant sur la lame orbitaire du frontal.

4. LE CORPS ANTERIEUR

a. LE PROCESSUS ETHMOÏDAL se trouve dans une incisure sur la lame criblée de l'ethmoïde, permettant ainsi un mouvement vertical et latéral. Il se déplace inférieurement avec la lame criblée.

b. LA CRÊTE SPHÉNOÏDALE ANTÉRIEURE se déplace vers le bas avec la lame perpendiculaire de l'ethmoïde.

c. LE ROSTRUM s'articule avec une surface en forme de coupe sur le vomer, permettant un mouvement de joint universel. Il se déplace postéro-inférieurement.

5. LA FISSURE ORBITAIRE INFÉRIEURE s'élargit. A la flexion du sphénoïde, les grandes ailes se tournent vers l'avant et s'étendent latéralement en relation avec les autres parties osseuses à cause d'une rotation ou d'un cintrage au niveau de leurs racines. Cela amène le bord sphénoïdal de la fissure postérieurement, élargissant l'ouverture. En même temps, l'expansion du corps du sphénoïde déplace ce bord latéralement.

6. LE PROCESSUS PTÉRYGOÏDE. Les lames externe et interne ou médiane et latérale ont un mouvement de glissement semblable à celui d'une navette dans les sillons concaves externes et internes, adjacents à la base du processus pyramidal de l'os palatin. Lors de la flexion, le mouvement se fait en direction inféro-latérale et postérieure.

B. LE FRONTAL

1. LA GLABELLE s'élève légèrement avec la crista galli puis se déplace postérieurement. Ce mouvement est coordonné avec l'abaissement de l'extrémité postérieure de l'ethmoïde par le processus ethmoïdal du sphénoïde et la circumduction de la faux.

2. LA SUTURE MÉTOPIQUE ou interfrontale s'aplatit.

3. L'INCISURE ETHMOÏDALE s'abaisse et s'élargit postérieurement.

4. LA LAME ORBITAIRE : le biseau inférieur du bord postérieur se déplace inférieurement avec la petite aile et latéralement au fur et à mesure que l'incisure s'écarte.

5. L'ANGLE FRONTO-ZYGOMATIQUE se déplace antérieurement et l'angle latéral de l'orbite s'élargit.

6. LA ZONE EN L se déplace avec le sphénoïde en avant et légèrement inféro-latéralement.
7. LA SUTURE CORONALE s'abaisse au niveau du bregma et se déplace antéro-latéralement au ptérion où les frontaux se logent entre les pariétaux.

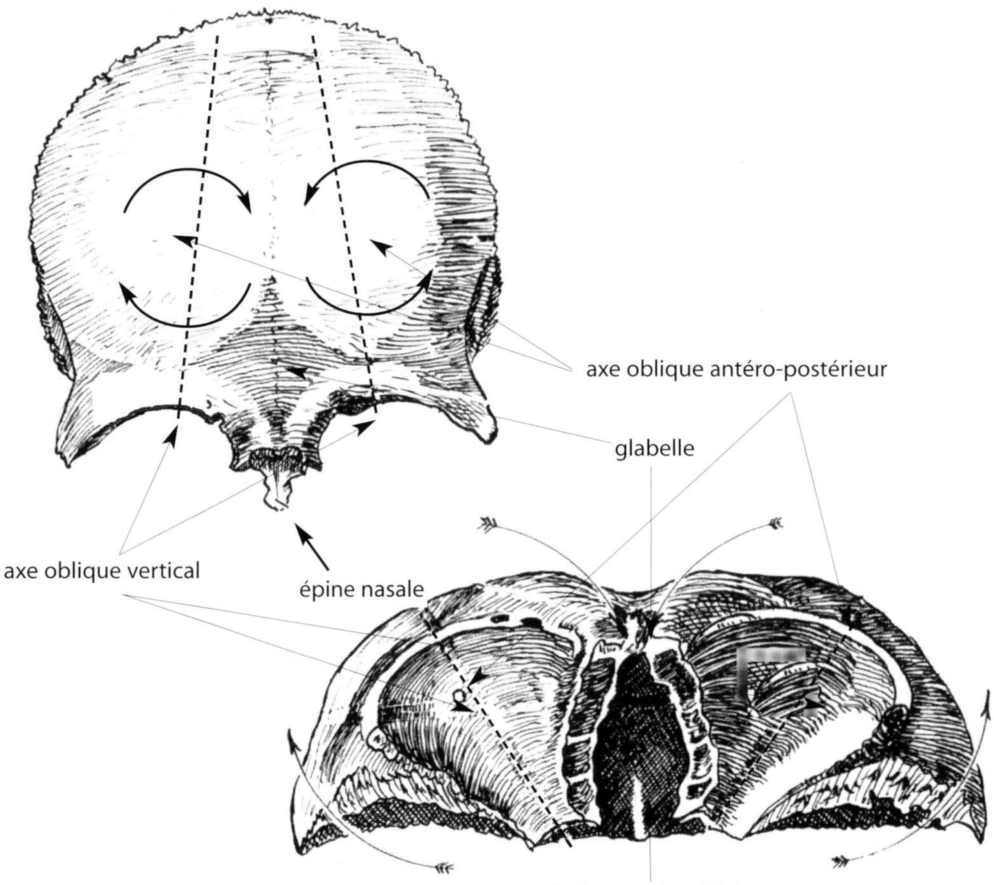

Fig. 8. Rotation externe des os frontaux.

C. L'ETHMOÏDE est un os aux lames très fines qui s'expanse lors de la phase d'inspiration et avec l'élargissement de l'incisure ethmoïdale, permettant ainsi l'ouverture de la cavité nasale et un déroulement léger des cornets.

1. LA LAME CRIBLÉE. La partie postérieure se déplace postéro-inférieurement avec le sphénoïde. Le processus ethmoïdal de ce dernier permet un mouvement latéral comparable à la respiration par une seule narine.
2. LA CRISTA GALLI. La pointe se déplace postéro-supérieurement, tirée par la faux.
3. LA LAME PERPENDICULAIRE. La partie postérieure se déplace vers le bas avec le sphénoïde. La pointe antérieure de la lame perpendiculaire élève les extrémités inférieures des os nasaux. Les extrémités supérieures des os nasaux et la partie articulaire de la lame perpendiculaire s'aplatissent avec l'épine nasale des frontaux et de la glabelle.

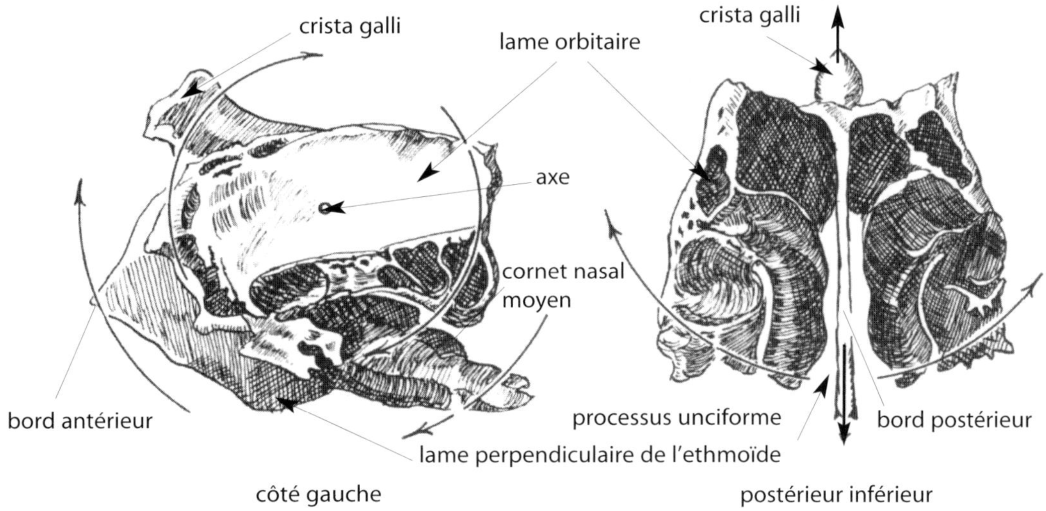

Fig. 9. Flexion de l'ethmoïde.

D. LE ZYGOMA agit comme un équilibrateur entre le sphénoïde, le temporal et le maxillaire. Le mouvement et la flexibilité de l'os favorisent la circulation de l'air dans les sinus maxillaires.

1. LE PROCESSUS ORBITAIRE est déplacé vers l'avant et légèrement vers le bas par la grande aile. La face orbitaire fait une rotation externe et le diamètre oblique de l'orbite augmente. L'angle fronto-zygomatique s'élargit.
2. LE PROCESSUS FRONTAL se déplace antérieurement sous l'action de l'angle latéral du frontal.
3. LE PROCESSUS MAXILLAIRE est élevé sur le plancher de l'orbite par le sphénoïde, provoquant l'éversion du rebord de l'orbite.
4. LE PROCESSUS TEMPORAL se déplace inféro-latéralement et légèrement vers l'avant sous l'action du sphénoïde. Il s'accommode avec le mouvement antéro-latéral du processus zygomatique du temporal qui le chevauche, en rotation externe.

E. LE PALATIN

1. LE PROCESSUS ORBITAIRE est une incisure le long du cou du processus et sert de passage au nerf infra-orbitaire. Le processus, qui est inférieur avec le corps du sphénoïde, fait également office d'équilibrateur de tension du nerf lors du mouvement respiratoire.
2. LA LAME HORIZONTALE se déplace postéro-inférieurement avec le vomer et le maxillaire, réduisant la convexité supérieure de la partie postérieure du palais dur.
3. LE PROCESSUS PYRAMIDAL. Il existe un mouvement de va-et-vient des processus ptérygoïdes externe et interne dans les sillons concaves lisses externe et interne qui s'étendent latéralement et médianement à la base du processus pyramidal. Cette zone du palatin est essentiellement un « réducteur de vitesse » puisqu'elle ne se déplace pas aussi loin que les ptérygoïdes. Pour obtenir une vraie image mécanique, il faudrait ajouter également la convergence antérieure et la divergence postérieure des sillons lisses, ainsi que les processus ptérygoïdes. Cette image devrait être parfaitement visualisée par tous les techni-

ciens du crâne, surtout pour ce qui concerne les problèmes liés aux yeux, aux oreilles et au nez.

Vue supérieure du palatin droit

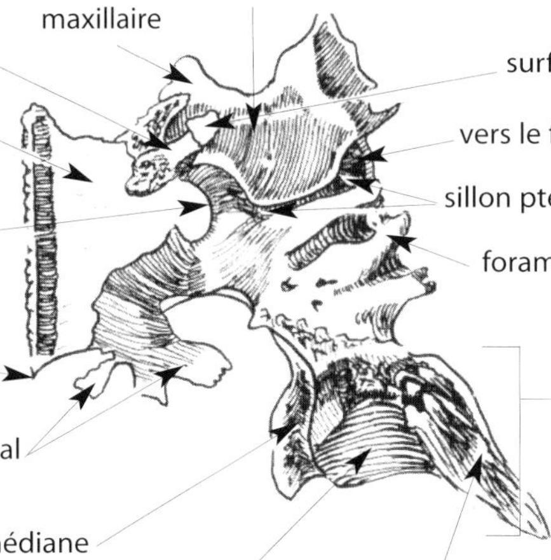

DÉPLACEMENTS LORS DE LA FLEXION

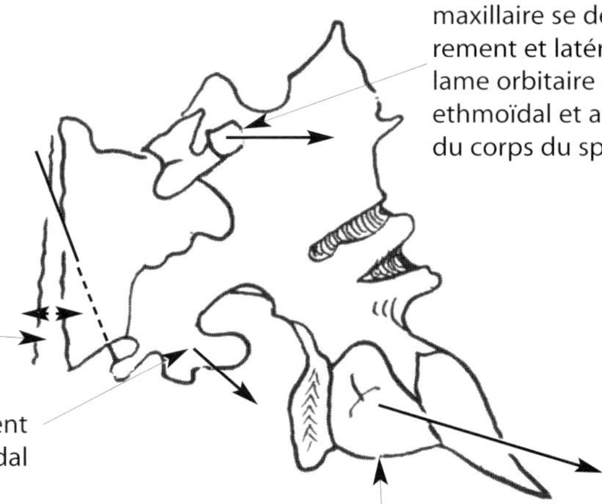

Fig. 10. Rotation externe du palatin.

F. LE MAXILLAIRE est suspendu à l'os frontal par le processus frontal. Il se déplace par l'action du sphénoïde par l'intermédiaire des palatins. La mobilisation touche le sinus maxillaire.

1. LE PROCESSUS FRONTAL se tourne latéralement au niveau de son bord postérieur dans un plan plus coronal.

2. La ligne INTERINCISIVE recule.
3. LA SUTURE INTERMAXILLAIRE se déplace postéro-inférieurement, abaissant la lame horizontale, réduisant la convexité supérieure du palais dur et élargissant l'arcade alvéolaire.
4. LE PROCESSUS ALVÉOLAIRE s'incline plus latéralement.
5. L'ARTICULATION ZYGOMATIQUE se déplace légèrement antéro-supérieurement au niveau de son extrémité latérale.

G. LE VOMER favorise la circulation de l'air dans les sinus sphénoïdaux par son mouvement, semblable à celui du plongeur. Le rostrum sphénoïdal glisse dans l'incisure de son processus articulaire strié au fur et à mesure que les ptérygoïdes glissent sur les palatins.

1. LA PARTIE POSTÉRIEURE se déplace postéro-inférieurement, avec le rostrum.
2. LE CORPS DU VOMER s'incline vers le bas avec la partie postérieure de la suture palatine médiane et la lame perpendiculaire de l'ethmoïde.

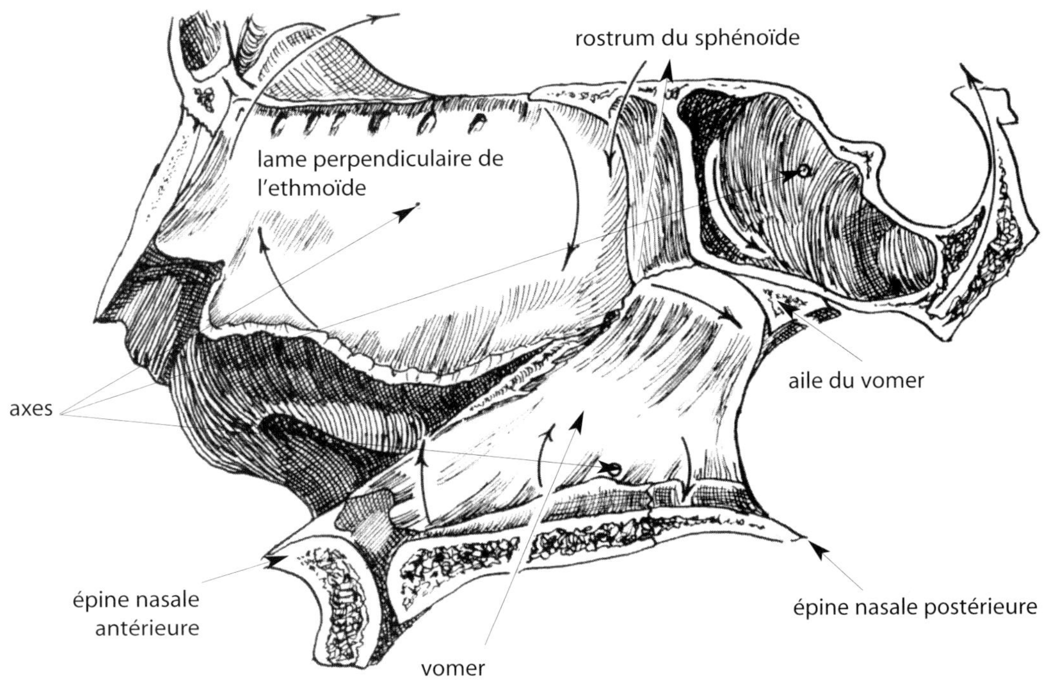

Fig. 11 . Flexion du vomer.

H. L'OCCIPUT est un os clé qui déplace les temporaux et les pariétaux. Son axe de rotation est transverse au-dessus du processus jugulaire et au niveau de la symphyse sphéno-basilaire. Le processus jugulaire est le point d'appui pivot sur lequel se déplace le temporal en relation avec l'occiput.

1. LA PARTIE BASILAIRE effectue une circumduction antéro-supérieurement pour augmenter la flexion de la symphyse sphéno-basilaire et déplacer le foramen magnum plus en avant, élevant légèrement le bord antérieur.
2. LES PARTIES CONDYLAIRES sont poussées en avant.
3. L'ANGLE SUPÉRIEUR au niveau du lambda s'abaisse et se déplace légèrement postérieurement.
4. L'ANGLE LATÉRAL au niveau de l'astérion se déplace inféro-latéralement. A mesure que l'occiput effectue sa circumduction en flexion, la divergence postéro-latérale de son bord mastoïdien se déplace antérieurement en relation avec la partie mastoïdienne du temporal, provoquant un mouvement latéral de celui-ci.

I. LE TEMPORAL

1. LA PARTIE PÉTREUSE effectue une rotation, le bord supérieur se déplaçant antéro-latéralement.
2. LE BORD SUPÉRIEUR DE L'ECAILLE se déplace antéro-latéralement.
3. L'ARTICULATION PÉTRO-BASILAIRE s'élève, l'apex roulant latéralement, s'éloignant ainsi du processus basilaire qui se déplace antérieurement (union cartilagineuse).
4. LA POINTE DU PROCESSUS MASTOÏDE se déplace postéro-médianement.
5. LA PARTIE MASTOÏDIENNE se déplace antéro-latéralement.
6. LA FOSSE MANDIBULAIRE se déplace postéro-médianement, permettant à la symphyse mentonnière de reculer.
7. LE PROCESSUS ZYGOMATIQUE recouvre l'articulation avec le zygoma et se déplace antéro-latéralement.
8. LE BISEAU OCCIPITO-MASTOÏDIEN permet un mouvement de glissement. Le bord convexe du temporal roule postéro-supérieurement en relation avec le bord concave de l'occiput qui roule antéro-inférieurement. Le processus jugulaire est le point d'appui pivot sur lequel ce mouvement a lieu. Le bord occipital entier converge antérieurement et diverge postérieurement, expliquant ainsi le mouvement de « roue voilée » des temporaux.

J. LE PARIÉTAL

1. L'ANGLE MASTOÏDIEN (astérion) se déplace antéro-latéralement. Le biseau est externe avec la mastoïde et interne avec l'occiput.
2. LE BORD MASTOÏDIEN se déplace antéro-latéralement.
3. LE BORD SQUAMEUX glisse antéro-latéralement dans les longues sutures dentelées. Le biseau est externe.
4. LE BORD CORONAL se déplace vers l'avant et l'extérieur au niveau du ptérion sur un biseau interne mais il se déplace inférieurement au bregma sur un biseau externe.
5. LE BORD SAGITTAL s'aplatit, suggérant un creux. Il se sépare postérieurement.
6. LE BORD LAMBDOÏDE s'écarte. Le biseau externe au lambda se renverse à mi-chemin de l'astérion.

K. LES MEMBRANES DE TENSION RÉCIPROQUE (Voir figures 3 et 12)

Comme déjà expliqué dans le chapitre I, les membranes de tension réciproque participent au mouvement des articulations tout en régulant et limitant en même temps l'amplitude normale de mobilité articulaire. Elles sont continuellement soumises à une tension et peuvent être comparées à un câble tendu entre deux poteaux. Si vous tirez sur un poteau, le câble tendu appliquera la même traction à l'autre poteau, dans la même direction et dans la même mesure. On peut aussi les comparer au ressort d'une montre qui régule et limite le mouvement de va-et-vient du rouage de la montre. Elles ont une importance capitale à l'intérieur du crâne par leurs attaches osseuses et leur relation avec la fluctuation du liquide céphalo-rachidien et le drainage veineux.

Pour visualiser leur action, pensez au point de jonction comme un point d'appui en suspension le long du sinus droit où le bord postéro-inférieur de la faux touche le pôle de crête de la tente. Ce contact est appelé le « fulcrum de Sutherland » depuis que le Dr Sutherland a attiré l'attention sur ce point très important. Il convient de remarquer qu'il s'agit d'un point d'appui relativement fixe et, même si son centre est soumis à un mouvement fluctuant, il reste relativement immobile pour fournir le point de levier autour duquel les membranes exercent leur tension réciproque. Chaque moitié de la tente forme une faucille, comme la faux. Lorsque la tête est droite, les deux faucilles de la tente sont suspendues de la faux. Lorsqu'on est couché sur le côté, les deux faucilles de la faux et la moitié inférieure de la tente sont suspendues de la moitié supérieure de la tente. Opérant à partir de ce point de levier dans le mécanisme respiratoire primaire lors de la flexion de la symphyse sphéno-basilaire, la traction des membranes contribue au mouvement suivant des pôles d'attache :

1. LE PÔLE ANTÉRIEUR SUPÉRIEUR se déplace vers l'arrière avec la crista galli. La faux s'abaisse légèrement.
2. LES PÔLES ANTÉRIEURS INFÉRIEURS se déplacent vers l'arrière et le haut.
3. LES PÔLES LATÉRAUX se déplacent vers le haut et antéro-latéralement, faisant tourner la partie pétreuse des temporaux vers l'extérieur et agrandissant l'incisure de la tente.
4. LES PÔLES POSTÉRIEURS glissent un peu vers l'avant avec l'occiput. La jonction des bords libres de la faux et la tente se déplacent vers l'avant à mesure que l'incisure s'élargit.

L. CONSIDÉRATIONS GÉNÉRALES

Les changements dans les contours crâniens ont déjà été abordés. Le drainage veineux s'accélère lors de la phase de flexion parce que le sinus sagittal supérieur tend à passer d'une forme en V à une forme ovoïde et la capacité augmente, encourageant les veines collatérales à se vider. Remarquez que celles-ci sont dirigées vers l'avant contre le courant lors de l'expiration mais que le glissement dû à la rotation externe des pariétaux les force à se vider à angles droits lors de l'inspiration. Le mécanisme cranio-sacré et la relation des mécanismes crânien et spinal en flexion seront analysés dans un chapitre suivant.

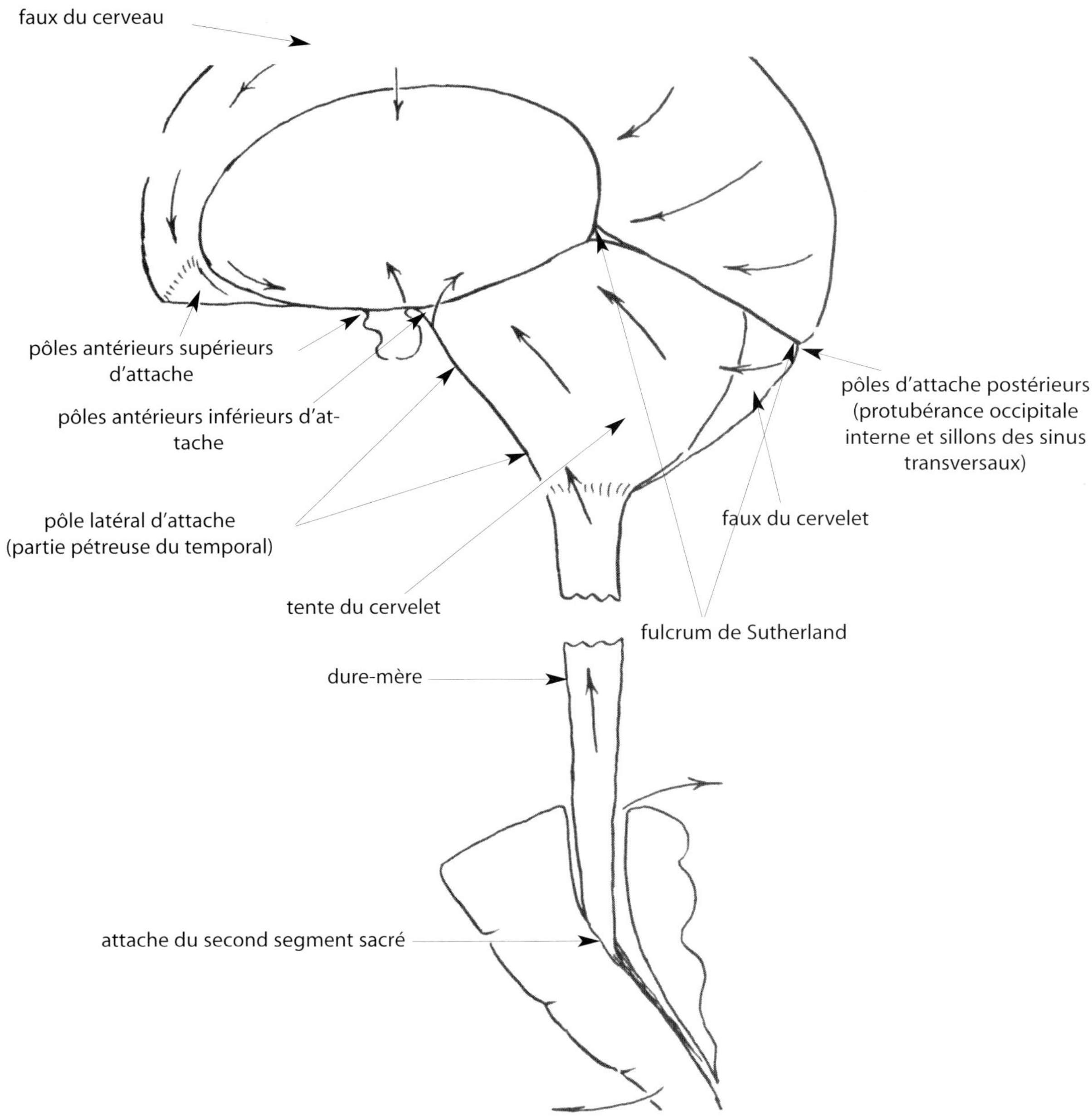

Fig. 12. Mouvement des membranes de tension réciproque en flexion de la symphyse sphéno-basilaire

IV. La torsion

DÉFINITION : La torsion de la symphyse sphéno-basilaire et du crâne accompagne la flexion et l'extension comme un mouvement physiologique perverti lorsque le mouvement libre d'une partie du mécanisme crânien est empêché par une lésion ou une force extérieure. La torsion s'effectue sur un axe antéro-supérieur–postéro-inférieur du nasion à l'opisthion via le centre de la symphyse sphéno-basilaire. L'extrémité antérieure de la tête ou le sphénoïde et sa sphère d'influence réalisent une rotation dans une direction tandis que l'extrémité postérieure ou l'occiput et sa sphère d'influence effectuent une rotation dans le sens inverse. La torsion est décrite en termes du côté où le sphénoïde, et donc la grande aile se sont élevés. On parlera ainsi d'une « lésion de torsion avec la grande aile élevée sur la droite », ou plus simplement d'une « lésion de torsion droite ».
On peut se demander comment cette distorsion contro-latérale peut se produire. On se souviendra que la pression du liquide céphalo-rachidien et la traction des membranes de tension réciproque sont relativement constantes dans toutes les positions physiologiques. Notons également que la voûte est formée de membranes pour l'accommodation. Les os sont capables de s'adapter jusqu'à un certain degré parce qu'ils sont vivants, mobiles et résilients. Un des meilleurs exemples est la grande aile elle-même qui se développe séparément du corps du sphénoïde, ne s'unit avec celui-ci que tard dans la première année et maintient une flexibilité considérable jusqu'à la fin de la vie. Les sutures de la base crânienne permettent une grande flexibilité et une direction de mouvement opposée, comme dans l'articulation cartilagineuse sphéno-pétreuse. Cependant, comme nous le verrons plus tard, la torsion est absorbée dans toutes les parties du mécanisme crânien, et la quantité de mouvement est infime.
LA DESCRIPTION QUI VA SUIVRE NE CONCERNE QUE LE CÔTÉ DE LA GRANDE AILE HAUTE ET L'OCCIPUT BAS. L'IMAGE EST INVERSÉE DU CÔTÉ OPPOSÉ.

A. LE SPHÉNOÏDE

1. LA SYMPHYSE SPHÉNO-BASILAIRE s'élève de ce côté.
2. LA GRANDE AILE (agit sur les mécanismes de la périphérie)
   a. L'ARTICULATION SPHÉNO-PÉTREUSE se rapproche au niveau de l'épine angulaire. Le sphénoïde s'élève de ce côté et la partie pétreuse effectue une rotation externe. Cela est rendu possible par la flexibilité de la grande aile et l'union cartilagineuse.
   b. L'ARTICULATION SPHÉNO-SQUAMEUSE
      1) A l'arrière du pivot sphéno-squameux, les surfaces articulaires ont tendance à se rapprocher à mesure que l'écaille du temporal s'abaisse et effectue une rotation externe tandis que la grande aile s'élève.
      2) Au-dessus du pivot, les surfaces articulaires ont tendance à se séparer tandis que l'écaille du temporal se déplace latéralement.
   c. L'ARTICULATION SPHÉNO-PARIÉTALE. La grande aile chevauche le pariétal et l'articulation est comprimée.
   d. L'ARTICULATION SPHÉNO-ZYGOMATIQUE se déplace vers le haut et provoque une rotation externe du zygoma.

e. LA ZONE EN L s'élève et se déplace légèrement médianement et antérieurement. (Le petit bras du L se dirige vers le point de pivot du mouvement du sphénoïde. Il se déplace antérieurement à cause de la torsion des grandes ailes par rapport au corps, antérieurement du côté haut et postérieurement du côté bas.)

f. Les surfaces.

1) LA SURFACE ORBITAIRE s'élève.

2) LA SURFACE LATÉRALE s'élève et la fosse temporale s'enfonce.

3) LA SURFACE INFRATEMPORALE s'élève.

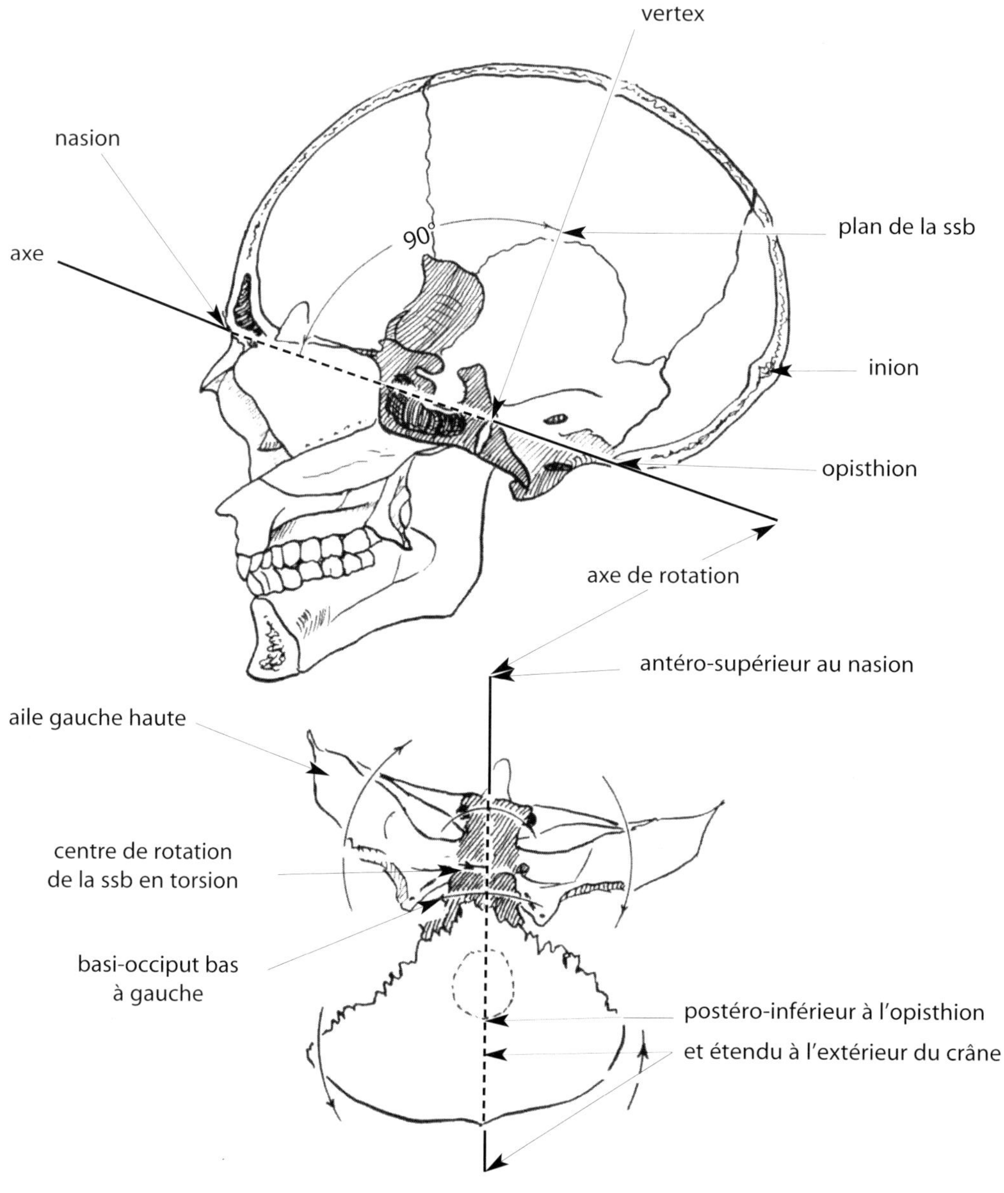

Fig. 13. Torsion de la symphyse sphéno-basilaire avec vue de l'axe antéro-supérieur—postéro-inférieur.

3. LA PETITE AILE (agit sur les mécanismes du corps du sphénoïde)
    a. LA SURFACE ORBITAIRE s'élève.
    b. LA SURFACE ANTÉRO-MEDIANE s'élève.
    c. LA FISSURE ORBITAIRE SUPÉRIEURE s'élargit. A mesure que le temporal effectue une rotation externe, la suture sphéno-squameuse se rapproche de la région postérieure du pivot et résiste au mouvement vers le haut de la grande aile. La petite aile se déplace plus librement, élargissant ainsi la fissure.
4. LE CORPS ANTÉRIEUR. L'ethmoïde s'incline avec le sphénoïde sur le même axe.
5. LA FISSURE ORBITAIRE INFÉRIEURE s'élargit. Le bord du sphénoïde se déplace supérieurement et légèrement postérieurement. Le zygoma est déplacé supérieurement. Le bord du maxillaire se déplace antérieurement et supérieurement.
6. LES PROCESSUS PTÉRYGOÏDES se déplacent latéralement et supérieurement de ce côté mais médianement et inférieurement du côté de la petite aile basse.

B. LE FRONTAL

1. L'INCISURE ETHMOÏDALE s'écarte.
2. L'ANGLE FRONTO-ZYGOMATIQUE s'élargit.
3. LA SUTURE CORONALE se déplace antérieurement par la rotation externe du pariétal.

C. L'ETHMOÏDE s'incline selon le même axe que le sphénoïde et s'étend de ce côté.

D. LE ZYGOMA : Son articulation avec le sphénoïde est postérieure à son axe de rotation, d'où sa rotation externe.

E. LE PALATIN

1. LE PROCESSUS ORBITAIRE se déplace latéralement et supérieurement.
2. LA LAME HORIZONTALE devient plus horizontale.
3. LE PROCESSUS PYRAMIDAL et le bord postérieur de la lame verticale se déplacent latéralement et supérieurement avec le ptérygoïde.

F. LE MAXILLAIRE

1. LE PROCESSUS FRONTAL est plus coronal.
2. LE PROCESSUS PALATIN est plus horizontal.
3. LE PROCESSUS ALVÉOLAIRE s'incline plus latéralement.
4. L'ARTICULATION ZYGOMATIQUE s'élève.

G. LE VOMER s'incline avec le sphénoïde.

H. L'OCCIPUT

1. LA PARTIE BASILAIRE effectue une rotation inférieure.
2. LA SUTURE LAMBDOÏDE se déplace inféro-latéralement et devient plus proéminente.
3. LA SUTURE MASTOÏDIENNE se déplace inférieurement et l'occiput glisse antérieurement en relation avec le temporal.
4. L'ANGLE LATÉRAL à l'astérion se déplace latéralement et inférieurement.

I. LE TEMPORAL

1. LA PARTIE PÉTREUSE fait une rotation et le bord supérieur se déplace antéro-latéralement.
2. L'ARTICULATION PÉTRO-BASILAIRE s'abaisse et le processus basilaire se déplace vers le bas.
3. LA POINTE DE LA MASTOÏDE se déplace postéro-médianement.
4. LA PARTIE MASTOÏDIENNE se déplace antéro-latéralement.
5. LA FOSSE MANDIBULAIRE se déplace postéro-médianement.

J. LE PARIÉTAL

1. L'ANGLE MASTOÏDIEN (astérion) est proéminent.
2. LE BORD SQUAMEUX est proéminent.
3. LE BORD CORONAL se déplace antérieurement avec une rotation externe.
4. LE BORD SAGITTAL dévie postérieurement de ce côté et antérieurement de l'autre côté.

K. LES MEMBRANES DE TENSION RÉCIPROQUE

Certaines distorsions s'ajoutent aux mouvements de flexion et d'extension déjà décrits :

1. LA FAUX. A son extrémité antérieure, elle s'incline du côté de l'aile basse et dévie légèrement dans cette même direction. Postérieurement, et suivant la suture sagittale, elle

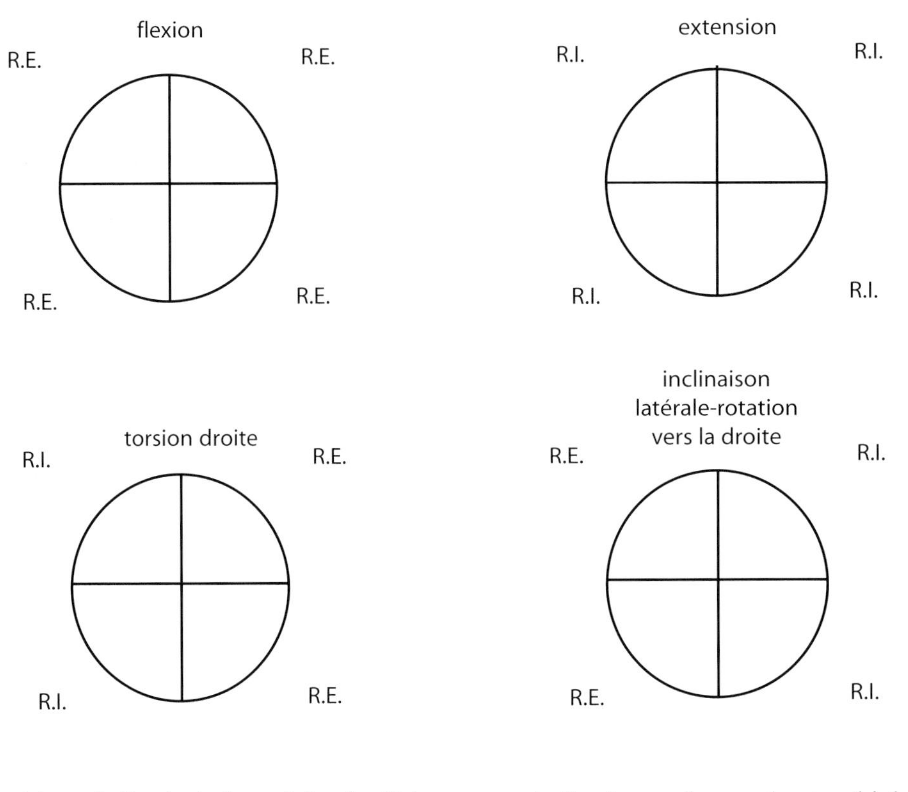

Fig. 14. Positions de l'articulation sphéno-basilaire comme indiquées par les quadrants périphériques (rotation externe et interne).

dévie du côté de l'aile haute (bas occiput) et l'attache du point d'appui à la tente est légèrement inclinée dans cette direction. Cela produit une torsion de la lame de la faucille.
2. LA TENTE. Les pôles d'attache latéral et postérieur font une rotation externe du côté de l'aile haute et une rotation interne du côté de l'aile basse, la tente adoptant tout entière une position d'inclinaison latérale.
3. LES MÉNINGES RACHIDIENNES. La dure-mère est relâchée du côté du bas occiput (aile haute) et tirée vers le haut de l'autre côté.

L. CONSIDÉRATIONS GÉNÉRALES

Il n'y a pas de différence appréciable entre les deux côtés de la tête en ce qui concerne les diamètres. Les mécanismes cranio-sacrés seront analysés dans un chapitre suivant.

V. L'inclinaison latérale-rotation

DÉFINITION : L'inclinaison latérale-rotation du crâne est, tout comme la flexion et l'extension, un mouvement physiologique perverti. Ce mouvement s'effectue autour de deux axes. L'un, l'axe de rotation, est le même axe antéro-supérieur–postéro-inférieur que pour la torsion. L'autre consiste en axes parallèles verticaux autour desquels se produit la latéroflexion. Un de ces axes traverse le centre du corps du sphénoïde, l'autre traverse le foramen magnum.

Dans le cas de la torsion, la partie antérieure de la tête tourne dans un sens et la partie postérieure dans l'autre. Dans l'inclinaison latérale -rotation, les deux parties effectuent une rotation dans le même sens de sorte que les composants du sphénoïde et de l'occiput sont plus bas d'un côté et plus hauts de l'autre. Sur les axes verticaux, ces composants subissent une inclinaison latérale qui les fait s'écarter l'un de l'autre du côté bas et se rejoindre du côté haut (voir figure à gauche). Ainsi, la symphyse sphéno-basilaire est angulée vers le côté bas (convexité) et s'éloigne du côté haut (concavité). La position est alors appelée inclinaison latérale-rotation du côté de la convexité ou du côté vers lequel se dirige l'angulation de la symphyse et où a eu lieu la séparation et l'abaissement. Il s'agit du côté de la grande aile basse par opposition à la torsion qui indique le côté de la grande aile haute.

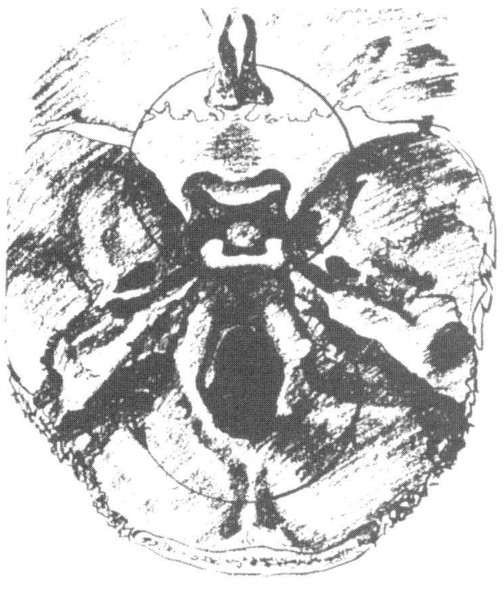

Fig. 15. L'inclinaison dans l'inclinaison latérale-rotation de la symphyse sphéno-basilaire.

Ici aussi, une accommodation considérable est requise. L'attention est encore portée sur la flexibilité de l'os vivant, le développement des grandes ailes séparément du corps du sphénoïde lors de la première année de vie et le développement de la voûte membranaire.

Comme toujours, la sphère d'influence du sphénoïde comprend tous les os de la face excepté la mandibule tandis que l'occiput contrôle les temporaux et les pariétaux. LA DESCRIPTION SUIVANTE NE CONCERNE QUE LE CÔTÉ DE LA CONVEXITÉ (grande aile et occiput bas). Le contraire se passe du côté de la concavité.

A. LE SPHÉNOÏDE

1. LA SYMPHYSE SPHÉNO-BASILAIRE réalise une angulation de ce côté et s'abaisse.
2. LA GRANDE AILE. Le mouvement des grandes ailes ne correspond pas à ce que l'on pourrait imaginer. Par exemple, le bout de la grande aile se déplace postérieurement du côté de la convexité plutôt qu'antérieurement avec le corps, qui tourne entre les ailes. De plus, la grande aile tourne sur un axe transversal de sorte que du côté de la convexité, la partie supérieure de l'aile se déplace relativement postérieurement, alors que la partie inférieure bouge antérieurement. Il faut se rappeler que les grandes ailes adaptent leur structure ainsi que les attaches flexibles de leurs racines aux restrictions de la périphérie comme la résistance du processus zygomatique et la juxtaposition du temporal, surtout là où il chevauche la moitié postérieure de la suture sphéno-squameuse. Enfin, il existe un besoin de maintenir une continuité suturale entre la grande aile, le temporal et l'occiput des deux côtés.
   a. L'ARTICULATION SPHÉNO-PETREUSE se déplace vers le bas et a tendance à se séparer.
   b. L'ARTICULATION SPHÉNO-SQUAMEUSE
      1) A l'arrière du pivot, elle s'abaisse.
      2) Au-dessus du pivot, elle se déplace latéralement et la grande aile se déplace postérieurement pour chevaucher l'écaille.
   c. L'ARTICULATION SPHÉNO-PARIÉTALE se déplace latéralement. L'extrémité de la grande aile glisse postérieurement sur le pariétal et se rapproche.
   d. L'ARTICULATION SPHÉNO-ZYGOMATIQUE se déplace inféro-latéralement.
   e. LA ZONE EN FORME DE L se déplace vers le bas et relativement postérieurement (postérieurement en relation avec les parties de l'aile en dessous et avec le frontal au-dessus de la suture). Ce mouvement relativement postérieur compense plus ou moins le mouvement vers l'avant de l'aile causé par la rotation du sphénoïde sur son axe vertical.
   f. Les surfaces
      1) LA SURFACE ORBITAIRE s'abaisse et se déplace postérieurement tout en faisant face plus antérieurement.
      2) LA SURFACE LATÉRALE se déplace postéro-inférieurement de sorte que la profondeur de la fosse temporale diminue.
      3) LA SURFACE INFRATEMPORALE se déplace inféro-médianement et antérieurement.
3. LA PETITE AILE
   a. LA SURFACE ORBITAIRE se déplace médianement avec le frontal et déplace le canal optique vers le centre.
   b. LA SURFACE ANTÉRO-MÉDIANE (articulaire) se déplace vers le centre avec le frontal et glisse antérieurement à l'extrémité latérale.

c. LA FISSURE ORBITAIRE SUPÉRIEURE s'élargit à mesure que la petite aile se déplace vers le centre et la grande aile postéro-inférieurement.

d. LA PARTIE LATÉRALE de la petite aile (non-articulée) peut être influencée tout comme la pointe de la grande aile en raison de la traction de la marge libre de la tente, ce qui peut entraîner le pincement de l'artère cérébrale moyenne.

4. LE CORPS ANTÉRIEUR se déplace de l'autre côté (concavité), le processus ethmoïdal pointant de ce côté.
5. LA FISSURE ORBITAIRE INFÉRIEURE rétrécit à mesure que la grande aile effectue une rotation sur son axe transversal, entraînant le bord sphénoïdal vers l'avant.
6. LE PROCESSUS PTÉRYGOÏDE se déplace inféro-médianement tandis que le sphénoïde bascule sur son axe antéro-postérieur et antérieurement en raison de la rotation sur l'axe vertical et de la torsion de la grande aile.

B. LE FRONTAL maintient une position relativement antérieure, contribuant à l'allongement du diamètre antéro-postérieur de la voûte de ce côté.

1. L'INCISURE ETHMOÏDALE se déplace vers le côté opposé (concavité). La lame criblée est compressée de ce côté.
2. L'ANGLE FRONTO-ZYGOMATIQUE diminue.
3. LA SUTURE CORONALE est proéminente sur le côté et se déplace légèrement vers l'avant.

C. L'ETHMOÏDE. La lame perpendiculaire se déplace du côté opposé (concavité).

D. LE ZYGOMA effectue une rotation interne.

E. LE PALATIN

1. LA LAME HORIZONTALE monte presque à la verticale.
2. LE PROCESSUS PYRAMIDAL et le bord postérieur de la lame verticale se déplacent inféro-médianement et légèrement vers l'avant avec le processus ptérygoïde.

F. LE MAXILLAIRE

1. LE PROCESSUS FRONTAL est plus sagittal.
2. LE PROCESSUS PALATIN devient plus vertical.
3. LE PROCESSUS ALVÉOLAIRE devient plus vertical. La ligne inter-incisive s'incline vers le côté opposé (concavité).

G. LE VOMER se déplace de l'autre côté (concavité) avec le corps du sphénoïde.

H. L'OCCIPUT

1. LA PARTIE BASILAIRE fait une rotation vers le bas et l'extrémité antérieure se déplace du côté de la convexité.
2. LE BORD PARIÉTAL (lambdoïde) est plus proéminent.
3. LE BORD MASTOÏDIEN se déplace postéro-inférieurement.

I. LE TEMPORAL

1. LA PARTIE PÉTREUSE fait une rotation et le bord supérieur se déplace antéro-latéralement. La pointe s'abaisse et a tendance à se séparer du sphénoïde.
2. L'ARTICULATION PÉTRO-BASILAIRE se déplace inféro-latéralement avec la partie basilaire postérieure par rapport à la partie pétreuse.
3. LA POINTE MASTOÏDIENNE se déplace postéro-médianement.
4. LA PARTIE MASTOÏDIENNE se déplace antéro-latéralement.
5. LA FOSSE MANDIBULAIRE se déplace postéro-latéralement
6. LE PROCESSUS ZYGOMATIQUE se déplace inféro-latéralement.

J. LE PARIÉTAL

1. L'ANGLE MASTOÏDIEN (astérion) est proéminent latéralement.
2. LE BORD SQUAMEUX est proéminent latéralement.
3. LA SUTURE SAGITTALE est déplacée de ce côté, surtout postérieurement.

K. LES MEMBRANES DE TENSION RÉCIPROQUE

Une fois de plus, elles subissent la flexion et l'extension, ainsi que l'inclinaison latérale-rotation.

1. LA FAUX. La faucille s'incline vers la convexité avec la rotation de la symphyse sphéno-basilaire sur son axe antéro-postérieur.
2. LA TENTE. Comme pour la torsion, la tente adopte une position d'inclinaison latérale et s'incline vers la convexité.
3. LES MENINGES RACHIDIENNES. La dure-mère est relâchée du côté de l'occiput bas (convexité) et remontée de l'autre côté.

L. CONSIDÉRATIONS GÉNÉRALES

Le diamètre longitudinal est plus élevé du côté de la convexité et il tend à y avoir un bombement latéral de ce côté. Le mécanisme cranio-sacré sera décrit dans un chapitre suivant.

Chapitre III

PRINCIPES DE DIAGNOSTIC DES LÉSIONS CRÂNIENNES

« A mesure que nous sommes confrontés à des cas et que nous en analysons les symptômes,
nous sommes renvoyés au crâne bien plus souvent que nous le pensons
et lorsque nous traitons [...] nous sommes surpris et électrisés
par les profonds changements dans la condition générale du patient. »

Rebecca C. Lippincott, A.B., D.O.

CHAPITRE III

PRINCIPES DE DIAGNOSTIC DES LÉSIONS CRÂNIENNES

Introduction

Un homme a l'âge de son crâne. Son âge et sa condition physique se reflètent dans son crâne autant que dans sa colonne vertébrale. S'il présente une fibrose des articulations vertébrales, il y en aura également dans les sutures crâniennes. Une position anormale provoquant une contrainte structurelle se reflétera dans le modèle de lésion de la tête. A l'inverse, le modèle crânien peut également dicter les dérangements nerveux plus bas dans le corps. Il est certain que les crânes présentant des lésions fusionnent plus rapidement, et le corps dirigé par un tel système nerveux vieillira plus vite.

Quant à savoir qui, du corps ou du crâne, a initié la pathologie, il faudra parfois avoir recours à une anamnèse très précise et à une étude approfondie des découvertes physiques pour le déterminer. Mais quelle que soit la cause, un diagnostic crânien soigné est la condition *sine qua non* d'un traitement réussi. L'anamnèse adéquate permettra souvent de classifier la lésion, de localiser la pathologie et de contribuer au pronostic et au traitement.

I. L'anamnèse

A. QUESTIONS RELATIVES À LA PÉRIODE NATALE

1. LA SANTÉ DE LA MÈRE LORS DE LA GROSSESSE. Rubéole, influenza, anémie, parotidite, mastoïdite, pleurésie, otite moyenne, sinusite et autres conditions de toxémie maternelle qui peuvent prédisposer l'enfant à une pathologie prénatale ou natale (voir chapitre X).
2. LE NOMBRE ET LES CARACTÉRISTIQUES DES GROSSESSES DE LA MÈRE. Fausses couches, morts à la naissance, accouchements prématurés, complications, etc., indiquant des anomalies qui peuvent avoir causé des complications crâniennes et intracrâniennes.
3. LES DÉTAILS DE L'ACCOUCHEMENT (non fiables si la mère était anesthésiée). Heures de travail, présentation, jumeaux, etc.
4. L'APPARENCE ET L'ACTIVITÉ DU NOUVEAU-NÉ. Forme de la tête, somnolence, convulsions, cyanose, difficultés à avaler, type ou absence de pleurs, symptômes oculaires comme le strabisme, utilisation des membres, etc.

5. LE DÉVELOPPEMENT OU L'ABSENCE DE DÉVELOPPEMENT DU BÉBÉ. Fermeture des fontanelles, mouvement des yeux et des membres, respect des tables d'acquisition de croissance normale (voir chapitre X).

B. QUESTIONS RELATIVES À LA MALADIE DU PATIENT

1. LES MALADIES INFECTIEUSES AIGUËS AVEC TOXÉMIE GRAVE. Scarlatine, pneumonie, encéphalite, etc.
2. LES MALADIES LOCALES COMPRENANT LA RÉGION CRÂNIENNE. Glaucome, sinusite, mastoïdite, otite moyenne, tic douloureux, migraine, tumeur, maladies de la peau limitées à cette région, etc.

C. QUESTIONS RELATIVES AU TRAUMATISME, Y COMPRIS L'ÂGE DE LA VICTIME

1. LA FORCE, LA QUANTITÉ, LA VITESSE, LA DIRECTION ET LA ZONE D'IMPACT.
2. L'HISTOIRE DENTAIRE Y COMPRIS LES EXTRACTIONS IMPORTANTES (voir chapitre VII).
3. LES PRESSIONS HABITUELLES SUR LA TÊTE pendant le sommeil, le repos, etc.
4. LES CHANGEMENTS D'APPARENCE après le traumatisme : effet local ou constitutionnel, modifications de la personnalité.
5. LES OPÉRATIONS CHIRURGICALES. Anesthésie, instruments utilisés tels que l'ouvre-bouche, manipulation d'une personne inconsciente, raisons de l'opération, etc.

II. L'observation

L'OBSERVATION EST LE RASSEMBLEMENT DE PREUVES VISIBLES comme indication de ce qui se trouve sous la surface. Elle sera menée à l'aide d'une lumière placée en hauteur ou de face pour éviter les mauvaises interprétations dues aux ombres. L'observation révélera les changements basiques du mécanisme respiratoire primaire, du moins en ce qui concerne les os et les membranes, et complétera les symptômes présents par des découvertes de diagnostic spécifiques.

A. TYPES DE CRÂNE NORMAUX (à ne pas confondre avec les crânes aux lésions de flexion ou d'extension). L'INDEX CÉPHALIQUE s'obtient en multipliant la largeur de la tête par 100 et en divisant ce nombre par la longueur.

1. LE BRACHYCÉPHALE ou tête ronde. Index supérieur à 80 (type germanique).
2. LE MÉSOCÉPHALE. Index de 75 à 80 (groupes raciaux mélangés).
3. LE DOLICHOCÉPHALE ou tête longue. Index inférieur à 75 (type nordique).

Les mesures crâniennes sont prises avec des callipers. Un ruban métallique sera également utile pour la mesure des circonférences. Celle-ci devra faire partie de l'examen des nouveau-nés et sera répétée à intervalles réguliers pour vérifier la croissance normale ou comme indication d'anomalie comme la microcéphalie ou l'hydrocéphalie.

B. TYPES D'ANOMALIE GÉNÉRALE CRÂNIENNE (traumatique ou de développement)

1. LA FLEXION. Les quatre quadrants sont en rotation externe. La voûte s'abaisse et le diamètre transversal s'élargit. La convexité latérale s'amplifie. Le diamètre antéro-postérieur diminue.
2. L'EXTENSION. Les quatre quadrants sont en rotation interne. La conformation est longue et étroite avec une voûte élevée.
3. LA TORSION. Un quadrant frontal est en rotation externe (grande aile haute). Le quadrant arrière du même côté est en rotation externe (occiput bas). L'autre quadrant frontal est en rotation interne (grande aile basse). Le quadrant arrière de ce côté est en rotation interne (occiput haut). Les diamètres antéro-postérieurs latéraux sont essentiellement égaux.
4. L'INCLINAISON LATÉRALE-ROTATION. Un quadrant frontal est en rotation externe (grande aile haute). Le quadrant arrière du même côté est en rotation interne (occiput haut) : c'est le côté de la concavité au diamètre antérieur-postérieur le plus court. L'autre quadrant frontal est en rotation interne (grande aile basse). Le quadrant arrière de ce côté est en rotation externe (occiput bas) c'est le côté de la convexité au diamètre antéro-postérieur le plus grand.
5. LA DISTORSION du présphénoïde, du postsphénoïde, des grandes ailes et/ou de la partie basilaire de l'occiput provoque une asymétrie marquée des côtés de la tête, de la position des oreilles, etc. (voir chapitre XI). On parle de « déformation en parallélogramme » si le sphénoïde et l'occiput d'un côté sont antérieurs par rapport à ceux de l'autre côté.
6. LES CENTRES D'OSSIFICATION SURDÉVELOPPÉS. Cornes pariétales ou éminences frontales anormalement proéminentes.
7. LES DÉFORMATIONS OCCIPITALES. Variations des parties condylaires ou de l'écaille (voir chapitre XI). Angulation de la « charnière » ou jonction condylo-squameuse.
8. LA MALFORMATION FACIALE. Asymétrie orbitaire et zygomatique, septum dévié, arcades palatine et alvéolaire déformées, symphyse mentonnière d'un côté, etc.
9. LE MODELAGE INTRA-OSSEUX se fait lorsque les parties d'un os provenant de centres d'ossification séparés se sont unies anormalement de sorte que l'os complètement ossifié n'est plus conforme à sa forme originale.

C. INDICES

1. LA RÉGION FACIALE
    - a. LE PLI VERTICAL SUPRANASAL produit par le froncement des sourcils se déplace du côté où l'angle latéral de l'os frontal a reculé avec le sphénoïde (extension).
    - b. LE CONTOUR DU FRONTAL, de la suture coronale à l'arcade sourcilière en passant par l'éminence, peut varier. Du côté de la grande aile haute, l'angle latéral du frontal sera antérieur, produisant une pente graduelle (du type « toboggan »). Du côté de la grande aile basse, le contour sera plus anguleux (du type « saut à ski ») à cause de la position postérieure de l'angle latéral du frontal par rapport à la position relativement fixe de l'éminence frontale.
    - c. LE BULBE DE L'ŒIL proéminent est associé à l'orbite large (diamètre supéro-médian à inféro-latéral) et à la grande aile haute.

d. LE MALAIRE EN ÉVERSION VERS LE HAUT s'accompagne d'un angle fronto-zygomatique plus large et d'une grande aile haute.
e. LE PLI NASO-LABIAL du coin du nez à l'angle de la bouche est plus long et plus profond du côté du maxillaire en rotation externe puisque la joue est poussée antéro-latéralement à mesure que le processus alvéolaire effectue une éversion, ridant un rien la peau.
f. LES DENTS SUPÉRIEURES s'inclinent plus latéralement à mesure que le processus alvéolaire s'évase du côté du maxillaire en rotation externe.
g. LES NARINES LARGES OU LES INCISIVES SUPÉRIEURES séparées et légèrement vers l'arrière suggèrent des maxillaires en rotation externe. Si les dents sont séparées et en avant, cherchez les maxillaires en rotation interne. Les deux peuvent se combiner. Lorsque l'arcade palatine est basse (maxillaires en rotation externe) et que les incisives sont en avant (« dents de lapin » – maxillaires en rotation interne), il y a une lésion intra-osseuse entre les deux parties du maxillaire qui s'est produite avant la fin de l'ossification (voir chapitre IX).
h. LA LIGNE INTER-INCISIVE des dents inférieures se déplace du côté du temporal en rotation externe (fosse mandibulaire postéro-médiane).
i. LE FRONT peut sembler déplacé à droite ou à gauche par rapport à l'arrière de la tête, indiquant un glissement ou une contrainte latérale au niveau de l'articulation sphéno-basilaire avec le sphénoïde déplacé latéralement.

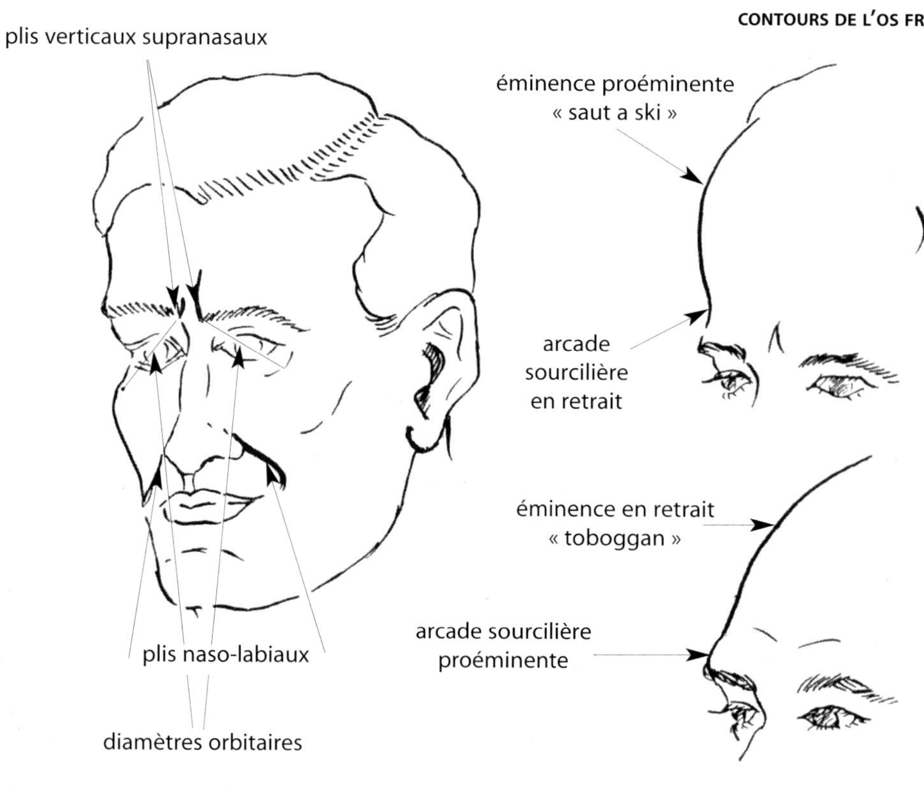

Fig. 16. Observation de la face.

2. LE CÔTÉ DE LA TÊTE
   a. L'OREILLE LA PLUS BASSE ET LA PLUS PROÉMINENTE indique le temporal en rotation externe.
   b. LA POINTE DE LA MASTOÏDE POSTÉRO-MÉDIANE indique la même position.
   c. LA MOITIÉ ANTÉRIEURE DE LA TÊTE peut paraître déplacée verticalement de sorte que la sphère sphénoïdale est haute ou basse par rapport à la sphère occipitale, ce qui suggère un glissement ou une contrainte verticale au niveau de la symphyse sphéno-basilaire.
3. L'ARRIÈRE DE LA TÊTE
   a. LA POSITION DE LA TÊTE sur l'atlas suggère la position de l'occiput.
   b. LE CÔTÉ DE L'OCCIPUT le plus caudal indique la direction de rotation de l'occiput sur son axe antéro-postérieur comme dans la torsion ou l'inclinaison latérale-rotation.

D. LA POSITION DES OS

Puisque le diagnostic par observation et la palpation en vue de déterminer la position des os couvrent les mêmes aspects, la prochaine section (III.) regroupe les points à observer ou à palper.

E. COROLLAIRES. Sauf en présence d'un traumatisme, les généralisations suivantes sont valables :

1. DU CÔTÉ DE L'AILE HAUTE, qui indique une rotation externe :
   a. Le frontal est antérieur au niveau de l'angle latéral.
   b. Le zygoma est en éversion supérieure.
   c. L'angle fronto-zygomatique est plus large.
   d. Le diamètre orbitaire oblique est augmenté.
   e. Le bulbe de l'œil est proéminent.
   f. L'arcade palatine est basse, surtout à l'arrière.
2. DU CÔTÉ DE L'OCCIPUT BAS, le temporal et le pariétal seront en rotation externe entraînant les caractéristiques typiques.
3. AINSI, LA POSITION DE LA SYMPHYSE SPHÉNO-BASILAIRE peut généralement être déterminée par un diagnostic basé sur l'observation de la périphérie. Les os seront présentés individuellement dans les chapitres qui leur sont consacrés.

III. La palpation de position

Pour obtenir de bons résultats en ostéopathie crânienne, il faut avoir un « sens du toucher entraîné ». Le patient est couché confortablement sur le dos et relâché. Les pinces et peignes à cheveux sont ôtés. Le praticien s'assoit confortablement à la tête du patient. Ses mains sont propres et chaudes. Il doit également être relâché pour arriver à une palpation délicate et intelligente. Il doit se concentrer sur ce qu'il sent et toujours s'efforcer de former une image mentale de la position des os et de ce qu'il veut en faire.

A. DÉCOUVERTES GÉNÉRALES

1. LES ANOMALIES CRÂNIENNES GÉNÉRALES (voir ci-dessus – II. B).
2. LE RAPPROCHEMENT OU LA SÉPARATION DES SUTURES. Une suture serrée est généralement indiquée par une crête. Une suture séparée peut produire un creux.
3. LE CHEVAUCHEMENT DES OS. Ce phénomène apparaît souvent chez le nouveau-né à la suite de la naissance ou d'un traumatisme ultérieur.
4. L'APLATISSEMENT OU L'ANGULATION. Des dérangements du contour normal indiquent toujours des influences pathologiques, la position et la forme s'altérant pour se conformer à la modification de relation.
5. LA SENSIBILITÉ, particulièrement au niveau des sutures. Souvent présente après un traumatisme.
6. LES ZONES DE COMPRESSION OSSEUSE sont révélées par le manque de flexibilité. Elles se trouvent généralement le long des lignes de fusion des éléments fœtaux d'un os, comme la suture métopique au niveau du frontal. Il s'agit de lésions intra-osseuses.
7. LES ZONES DE TENSION indiquant un dérangement au niveau des membranes et du mécanisme crânien. Elles sont fréquentes à la suture occipito-mastoïdienne.

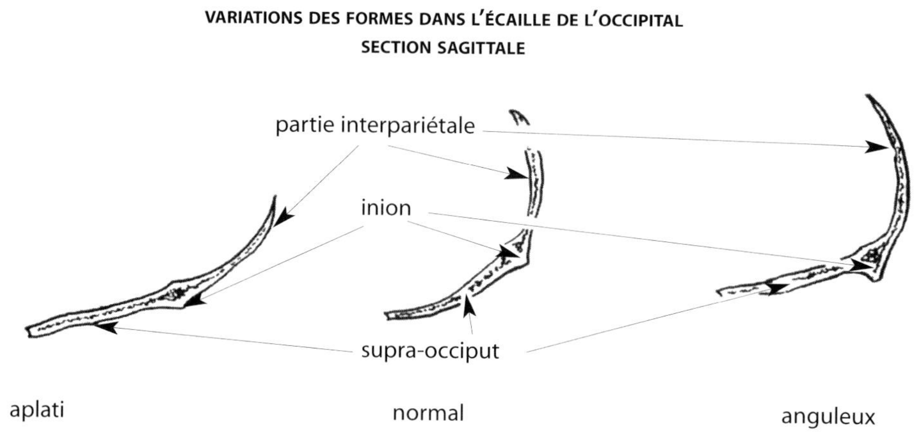

Fig. 17. Les contours osseux.

B. LA POSITION DES OS

1. LE FRONTAL. Vérifiez si les angles latéraux sont antérieurs ou postérieurs ; si la suture métopique est plus ou moins proéminente et si le contour est du type « saut à ski » ou « toboggan ».
2. LES ZYGOMAS. Vérifiez si la tubérosité est proéminente supérieurement ou inférieurement ; si l'angle fronto-zygomatique est plus large ou plus étroit.
3. L'ORBITE. Vérifiez si le diamètre supéro-médian—inféro-latéral est augmenté ou réduit et si les bulbes des yeux sont proéminents ou non.
4. LES MAXILLAIRES. Vérifiez si la surface externe du processus frontal, à l'arrière, est plus coronal ou plus sagittal ; si le processus alvéolaire est plus latéral ou plus vertical et si le processus alvéolaire est horizontal ou incliné.

5. LES TEMPORAUX. Vérifiez si l'angle du pavillon de l'oreille avec l'écaille (auriculo-squameux) est augmenté ou réduit ; si la pointe de la mastoïde est postéro-médiane ou antéro-latérale ; si la partie mastoïdienne est postéro-médiane ou antéro-latérale et si le menton ou la ligne inter-incisive inférieure dévie vers un côté.
6. L'OCCIPUT. Vérifiez si le processus basilaire est haut ou bas ; si l'angle de l'écaille avec les parties condylaires a augmenté ou diminué ; si l'opisthion se tourne vers la droite ou la gauche et si les parties condylaires sont compressées antéro-postérieurement ou latéralement (voir chapitre XI.)
7. LA VOÛTE. Vérifiez si la suture lambdoïde est proéminente ou aplatie ; si la suture sagittale est déprimée ou bombée et toute autre suture ou limite qui peut être pertinente.
8. LE SPHÉNOÏDE. Vérifiez ses déplacements verticaux ou latéraux, sa position haute ou basse et droite ou gauche.
9. LA POSITION DE LA SYMPHYSE SPHÉNO-BASILAIRE peut être déterminée avec plus d'exactitude par la palpation de position que par la seule observation. Il en va de même pour les os individuels. Le meilleur critère reste toutefois le mouvement. En combinant l'évidence de l'observation, la palpation de position et de mouvement, on peut arriver à un résultat.

IV. La palpation du mouvement

A. Selon le Dr A. T. Still, **C'EST LA MAIN DÉLICATE ET LE CERVEAU INTELLIGENT** qui obtiennent les résultats en ostéopathie. Cette assertion ne s'est jamais autant vérifiée que dans la palpation du mouvement. Tout commence par un sens du toucher entraîné que l'on concentre sur le point le plus précis possible, ce qui demande une grande dextérité, comparable à celle du réparateur de montres. Le mouvement crânien n'est que le ploiement léger de la substance interarticulaire et non le frottement d'un os sur un autre. Il comprend la flexibilité de l'os vivant, composé de 50 % d'eau environ. Il se caractérise par les limites imposées par les membranes de tension réciproque. Une visualisation précise de la structure est essentielle.

B. IL EXISTE DEUX MÉTHODES DE PALPATION DU MOUVEMENT

1. LE MOUVEMENT ACTIF INVOLONTAIRE se produit dans une articulation au cours des processus ordinaires de la vie comme la respiration. Les articulations costales normales bougent continuellement au cours de la vie. De même, les articulations crâniennes se déplacent selon le mécanisme respiratoire primaire. Ce mouvement, bien que minime, peut servir à déterminer le degré de mouvement normal ou à détecter les zones de lésion.

    a. Placez les mains très légèrement sur le crâne et observez le mouvement ou le manque de mouvement pendant le cycle respiratoire pulmonaire. Lors de l'inspiration, ou flexion sphéno-basilaire, le crâne devient plus court et plus large et la voûte s'abaisse. Palpez la glabelle et l'inion pour sentir l'allongement et le raccourcissement pendant la respiration normale ou exagérée. Dans les mêmes circonstances, vérifiez la suture sagittale pour déterminer l'élèvement ou l'abaissement de la voûte, et vérifiez les astérions pour déterminer l'élargissement ou le rétrécissement du diamètre transversal.

b. Pour établir la direction du mouvement d'un os, placez les doigts très délicatement sur la zone en question. Demandez au patient d'accentuer la limitation ou contrainte présente par une respiration exagérée et tâchez de sentir la direction de la tension membranaire dominante.

c. Cet exercice requiert des « doigts qui pensent, voient, sentent et savent » et un degré de concentration et de sens palpatoire difficile à obtenir par le débutant. Lorsque l'opérateur a acquis la capacité de faire dire aux membranes dans quelle direction les os devraient bouger, il a déjà fait du chemin en ostéopathie crânienne.

2. LE MOUVEMENT PASSIF est induit manuellement par l'opérateur afin de déterminer l'ampleur totale ou le degré de fixation. C'est la méthode la plus utilisée. LES MAINS DE L'OPÉRATEUR NE FONT QU'INITIER LE MOUVEMENT DÉSIRÉ. ENSUITE, ELLES SUIVENT SIMPLEMENT LE CHANGEMENT LENT ET DÉLICAT DE POSITION PROLONGÉ PAR LA FLUCTUATION DU LIQUIDE CÉPHALO-RACHIDIEN ET PAR LES MEMBRANES DE TENSION RÉCIPROQUE. D'autres détails seront fournis plus tard.

a. IL EST ESSENTIEL D'ÉVITER :

1) d'avoir la main lourde,

2) la traction ou la pression sur le cou,

3) de verrouiller le mécanisme en forçant le mouvement au lieu de le suivre,

4) les points de pression sous les doigts dus à la tension ou à une position maladroite des mains,

5) d'amener le mouvement trop loin en tentant d'équilibrer les membranes ou en maintenant le mécanisme aux extrêmes du mouvement trop longtemps.

b. LES ERREURS LES PLUS COURANTES sont les suivantes :

1) Ne pas visualiser le mécanisme, les structures concernées et la procédure à suivre.

2) Utiliser trop de force pour produire un mouvement donné plutôt que de simplement l'initier et de laisser les membranes le continuer.

V. La détermination des lésions articulo-membranaires

A. DÉFINITION : Les contraintes qui produisent les lésions spinales sont influencées et modifiées tant par la forme de la surface articulaire que par la disposition des ligaments. Ces ligaments sont constitués de telle manière que les surfaces articulaires travaillent normalement sous une tension idéale, équilibrée dans toutes les amplitudes de mouvement. Leur résilience leur permet d'accepter des contraintes jusqu'à un certain seuil au-delà duquel l'équilibre de l'articulation est perdu, le mouvement faisant opérer sur une base déséquilibrée. Puisque la force a joué sur l'articulation et les ligaments, on l'appelle « CONTRAINTE ARTICULO-LIGAMENTAIRE ».

Dans le crâne, la fonction de la dure-mère ou des membranes de tension réciproque est analogue à celle des ligaments dans la colonne vertébrale. Ainsi, les lésions dans le crâne sont appelées « CONTRAINTES ARTICULO-MEMBRANAIRES ».

B. LE DIAGNOSTIC PAR LA LIMITATION DU MOUVEMENT ARTICULAIRE

1. Pour qu'il y ait lésion, IL FAUT QU'UNE CONTRAINTE MEMBRANAIRE SOIT PRÉSENTE, qui limite ou empêche le mouvement. L'équilibre de tension des membranes doit avoir été dérangé pour réduire la liberté articulaire dans une ou plusieurs directions.
2. LA DIRECTION DES LÉSIONS est grandement influencée par la convergence antérieure et la divergence postérieure que l'on trouve dans tout le crâne. Observez leur présence dans les zones en L, les parties pétreuses des temporaux, la réception réciproque des processus ptérygoïdes avec les tubérosités palatines, les sutures occipito-mastoïdiennes, les condyles occipitaux, etc.
3. LE PRINCIPAL CRITÈRE pour le diagnostic des lésions est le mouvement ou l'absence de mouvement. Une lésion peut concerner un seul os ou le crâne complet. Les détails des os individuels et leurs lésions ou combinaisons de lésions seront traités dans les chapitres suivants.
4. LA LÉSION EST DÉSIGNÉE selon la direction vers laquelle l'os concerné continuera à bouger librement jusqu'à la limite de mouvement normal, le mouvement en direction opposée étant limité. Par exemple, si le mouvement est libre en rotation externe mais limité en rotation interne, il s'agit d'une lésion de rotation externe. En voici l'illustration :

Rotation		Rotation
	(-------O- - -)	
Interne	x b y	Externe

Les membranes de tension réciproque, xb et yb, ont normalement la même longueur et sont en équilibre. Toutefois, ici, l'os b s'est déplacé vers y, en rotation externe. La membrane xb a subi une extension excessive et est affaiblie. La membrane yb s'est contractée, est devenue dominante et résiste au mouvement vers x. L'os bouge donc plus aisément vers y ou en rotation externe.

5. LES LÉSIONS SONT NOMMÉES selon l'os ou les os impliqué(s).
   a. Les os de la ligne médiane, y compris la symphyse sphéno-basilaire, subissent une lésion en flexion (inspiration) ou en extension (expiration) en plus des perversions physiologiques ou traumatiques qui provoquent des complications supplémentaires.
   b. Les lésions des os pairs du visage et de la voûte se produisent en rotation externe (inspiration) ou en rotation interne (expiration).
   c. Les lésions traumatiques sont nommées en désignant d'abord l'os qui reçoit le traumatisme et en ajoutant ensuite le nom de l'os impliqué secondairement, comme pour la lésion occipito-mastoïdienne ou fronto-sphénoïdale.
   Le traumatisme dérange le modèle physiologique du mouvement de sorte qu'il peut y avoir une base en flexion avec une voûte en extension, ou vice versa, ou encore une rotation interne du zygoma avec flexion du sphénoïde, etc. Le traumatisme

provoque souvent des lésions secondaires attribuables à la tentative d'accommodation de la nature. L'histoire du traumatisme est très importante pour comprendre la pathologie.

6. LES LÉSIONS SONT CLASSÉES arbitrairement comme suit :

a. Zéro ou moins	pas de mouvement ou fixation
b. Un plus	mouvement limité
c. Deux plus	mouvement modérément libre
d. Trois plus	mouvement libre normal
e. Quatre plus	mouvement excessif

C. LE DIAGNOSTIC PAR L'UTILISATION DE LA PUISSANCE DU LIQUIDE CÉPHALO-RACHIDIEN

1. C'EST LE LIQUIDE CÉPHALO-RACHIDIEN QUI EST AUX COMMANDES. Il possède une intelligence innée qui façonne la tête du nouveau-né et réduit souvent les lésions traumatiques produites au cours de l'enfance et même après. Dans la physiologie du corps, nous ignorons pourquoi les muscles se contractent, pourquoi la même substance fait pousser des cheveux à un endroit et des ongles ailleurs, pourquoi les globules blancs se concentrent sur un foyer d'infection. Ces phénomènes ont simplement lieu et nous les considérons comme faisant partie de la Sagesse infinie qui domine tout. Nous ignorons également la raison pour laquelle cette puissance est inhérente au liquide céphalo-rachidien. Mais elle y est et elle fait un travail formidable (celui de façonner notre finalité).
2. CETTE PUISSANCE EST UTILISÉE LORS DU DIAGNOSTIC DES LÉSIONS (et de leur correction). Elle produit un mouvement fluctuant ou un transfert d'énergie au sein du crâne, qui est spécifique, sélectif et qui peut être centré sur la lésion par l'application adéquate des mains de l'opérateur en vue du diagnostic (ou de la correction). Il ne s'agit pas d'un phénomène semblable au transfert de pression égale d'un fluide dans toutes les directions, tel que celui que nous apprenons en hydrodynamique.
3. L'IMPULSION DIRIGÉE DE CETTE FORCE MOTRICE est initiée par une pression douce d'un ou deux doigts appliqués sur le crâne à un point controlatéral à la plus grande distance possible de la lésion. Ainsi, pour vérifier la présence d'une lésion au niveau de la suture occipito-mastoïdienne droite, on dirigera la puissance du liquide à partir de l'éminence frontale gauche, et pour une lésion au niveau de la suture sagittale au bregma, à partir de l'inion.
4. EN CAS D'INCERTITUDE QUANT AU MEILLEUR POINT D'APPLICATION, il est conseillé de diriger la puissance à partir de la suture observée (et de renverser la fluctuation), en déterminant ainsi le meilleur point d'application.
5. LA PUISSANCE DU LIQUIDE EST DIRIGÉE DIRECTEMENT À TRAVERS LE CRÂNE, quelles que soient les zones qu'elle traverse. En quelques secondes, une impulsion rythmique, plus lente que le pouls, parviendra aux doigts qui palpent la suture en question. Lorsque cette impulsion commence à se faire sentir, la pression délicate du doigt dirigeant doit s'amoindrir encore.
6. LA PUISSANCE DU LIQUIDE S'AMPLIFIE EN FONCTION DE LA DISTANCE du point d'où elle est initiée. C'est pourquoi, on utilise le pôle contro-latéral le plus distant de la tête, qu'il se trouve simplement sur la médiane ou le long de la diagonale la plus

longue possible. UNE AMPLIFICATION SUPPLÉMENTAIRE PEUT ÊTRE OBTENUE PAR LA DIRECTION DU LIQUIDE À PARTIR D'UN PÔLE CAUDAL, que ce soit directement du sacrum ou du sacrum via les pieds. Si on opte pour la direction à partir du sacrum directement vers le crâne, un assistant initiera l'impulsion par une pression légère d'un côté du sacrum si la région à traiter est la zone crânienne controlatérale, ou par une pression du milieu du sacrum s'il s'agit des structures sphéno-basilaires et autres structures médianes. En partant des pieds, un de ceux-ci sera en dorsiflexion et soutenu par le patient ou un assistant si on vise la zone crânienne controlatérale ou les deux pieds seront en dorsiflexion si c'est la médiane du crâne qui est visée.

7. LA COOPÉRATION RESPIRATOIRE permettra une augmentation généralisée de la fluctuation du liquide. Il peut s'agir des pleurs d'un nouveau-né ou de la « respiration en étapes » chez l'adulte. Cette dernière est une respiration nasale profonde par la réalisation de quatre ou cinq inspirations brèves, égales et rythmiques suivies d'expirations semblables et répétées pendant un cycle de quelques minutes.

8. LES DOIGTS RÉCEPTEURS OU DE DIAGNOSTIC sont placés en V sur la suture à examiner, un doigt sur chaque os, et se rapprochent légèrement mais fermement du crâne. Des détails de diagnostic sur chaque suture seront abordés dans les chapitres respectifs.

9. AFIN DE DÉTERMINER LES POINTS DIRECTIONNELS pour initier l'impulsion du liquide vers n'importe quelle suture, représentez-vous simplement les extrémités et dessinez une ligne imaginaire entre ces deux points. Par exemple, si vous testez la suture coronale, les doigts récepteurs se déplaceront du bregma au ptérion. Les doigts directeurs partiront à l'inion (médiane) pour se déplacer vers l'astérion du côté opposé de la suture testée. Une ligne imaginaire reliant ces deux points marque la voie des pressions directionnelles.

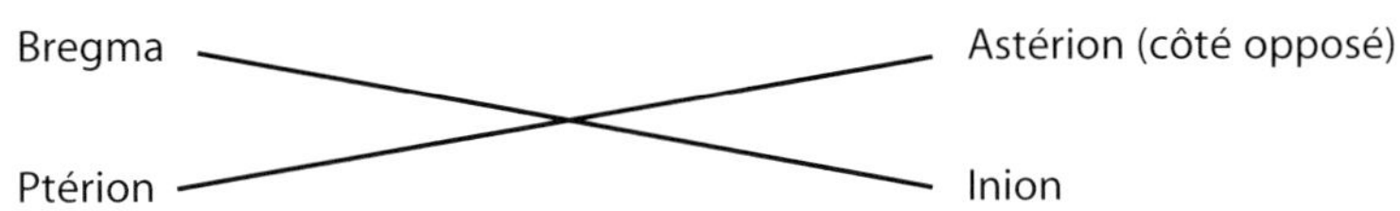

10. AVEC UNE ARTICULATION NORMALE, LA RÉPONSE DU LIQUIDE se manifestera par une impulsion très légère, presque imperceptible, sans signe de résistance. On peut la comparer à des vagues qui roulent doucement sur une plage lisse.

11. LA RÉPONSE EN CAS D'ARTICULATION LÉSEE EST TRÈS DIFFÉRENTE. La lésion provoque un changement de la structure moléculaire des tissus concernés, augmentant leur résistance à la transmission de la puissance. Ainsi, les doigts percevront un rythme distinct ou un facteur de résistance, plus ou moins proportionnel en intensité au degré de lésion de l'articulation. Un tel choc liquide confirme le diagnostic de la zone lésée, qu'il s'agisse de l'hésitation de la vague qui se heurte à un obstacle mineur ou de sa répercussion profonde sur une côte pleine de rochers.

12. Afin d'éviter toute confusion, il est peut-être utile de répéter et de DIFFERENTIER LES DIFFÉRENTS TYPES DE FLUCTUATION.

a) LA FLUCTUATION RESPIRATOIRE fait partie intégrante du mécanisme respiratoire primaire et peut coïncider avec la motilité inhérente du système nerveux central. Dans son état naturel, physiologique, elle agit indépendamment des influences extérieures.

b) Par le mouvement initié manuellement, la fluctuation PROLONGE LE MOUVEMENT INITIÉ qui perpétue le mécanisme dans la direction appliquée sauf s'il est empêché par un obstacle. Nous amorçons le mécanisme et laissons le liquide l'emporter.

c) Nous avons décrit ci-dessus LA DIRECTION SPÉCIFIQUE DE LA PUISSANCE DE LA MARÉE d'un point du crâne à un autre en vue du diagnostic (ou de la correction) d'une lésion. Nous utilisons la puissance de la marée fluctuante afin d'obtenir la normalisation des parties du mécanisme qui ne sont pas en harmonie physiologique.

Chapitre IV

PRINCIPES DE TRAITEMENT DES LÉSIONS CRÂNIENNES

« Le liquide céphalo-rachidien doit être au bon endroit, au bon moment et en abondance […] Tout le reste peut être présent en grande quantité et toutefois ne pas suffire parce que la force est retenue et aucune action n'est possible par manque des fluides du cerveau qui possèdent le pouvoir de vivifier toute nature animée. »

Andrew Taylor Still, D.O.

Chapitre IV

PRINCIPES DE TRAITEMENT DES LÉSIONS CRÂNIENNES

Généralités

A. LE BUT DU TRAITEMENT : corriger les pathologies crâniennes

1. LA STRUCTURE GOUVERNE LA FONCTION. Le crâne couvre et influence le cerveau et les voies nerveuses qui y entrent et en sortent. L'ostéopathie crânienne est l'application à cette région des principes établis par Andrew Taylor Still.

2. LES NERFS PEUVENT SE VOIR INFLUENCER de nombreuses manières.

   a. Par l'empiètement de l'os sur les tissus, comme la pression sur le faisceau pyramidal d'un nouveau-né souffrant d'une lésion des parties condylaires (voir chapitre XI).

   b. Par la pression due à la tension membranaire, comme les extrêmités antérieures de la tente sur les IIIe, IVe ou VIe nerfs crâniens.

   c. Par l'étirement de l'assise nerveuse en raison d'une lésion osseuse, comme la rotation de la partie pétreuse du temporal qui affecte les fibres du Ve nerf crânien juste à côté du ganglion trigéminé.

   d. Par le dérangement de la voie nerveuse dû à la tension durale, comme cela peut arriver au VIIIe nerf crânien au niveau du méat acoustique interne.

   e. Par l'étirement excessif des ligaments qui dérange les annexes comme celles qui se situent entre la mandibule et la base du crâne.

   f. Par la pression de la congestion veineuse, comme le sinus caverneux sur les IIIe, IVe et 1re division du Ve et du VIe nerf crânien ou le bulbe supérieur de la veine jugulaire sur le IXe et le Xe nerf.

   g. Par la pression de la stase et de l'œdème lymphatique comme au niveau de presque tous les foramens de sortie de la base crânienne.

   h. Par la fluctuation anormale du liquide céphalo-rachidien qui affecte les centres physiologiques de la moelle, etc.

3. LE LIQUIDE CÉPHALO-RACHIDIEN PEUT ÊTRE INFLUENCÉ (voir chapitre V). On ne peut trop insister sur l'importance de ce contrôle. Une restriction à n'importe quel endroit des membranes de tension réciproque troublera la fluctuation partout ailleurs.

4. LA CIRCULATION VEINEUSE PEUT ÊTRE RETARDÉE.

   a. Le drainage veineux complet par les sinus veineux et les foramens est soumis aux perturbations de plusieurs os puisque les attaches suturales et les issues d'échappement sont principalement intra-osseuses.

b. Les troubles des membranes intracrâniennes telles que la dure-mère et l'arachnoïde, bien que secondaires pour les lésions osseuses, sont la cause immédiate de la congestion veineuse. Leur attache est particulièrement ferme le long de la lame criblée, du corps du sphénoïde, de la partie basilaire de l'occiput, du foramen magnum, de la crête occipitale, autour des ouvertures de la partie pétreuse du temporal et en conjonction avec le périoste de toutes les autres ouvertures. 95 % du sang veineux sort du crâne par les foramens jugulaires. Les tensions durales à proximité de ces régions sont significatives.

5. LES MEMBRANES ET ARTICULATIONS PRÉSENTENT DES PATHOLOGIES OSTÉOPATHIQUES.

a. Dans le fœtus, le système nerveux central est contenu dans un sac dural à deux parois. Les futurs os sont présents sous forme de plaques séparées par des membranes ou du cartilage entre les deux couches. Au début, ils n'ont pas de liens entre eux et « suivent le mouvement » lorsque le mécanisme respiratoire primaire fonctionne. Ensuite, lorsque le développement fait se rapprocher leurs extrémités jusqu'à se toucher, ils commencent à se conformer l'un à l'autre. Des « engrenages » apparaissent pendant la période de croissance et jusqu'à 6 ans. LES DENTELURES ET BISEAUX DES SUTURES ÉVOLUENT EN FONCTION DU TYPE ET DU DEGRÉ DE MOUVEMENT PRÉSENT DANS LE MÉCANISME RESPIRATOIRE PRIMAIRE.

LES LÉSIONS CRÂNIENNES SONT DES CONTRAINTES ARTICULO-MEMBRANAIRES à la différence des lésions vertébrales qui sont des contraintes articulo-ligamentaires. Les lésions apparaissent donc qu'il y ait ou non des « engrenages » entre les os. Les membranes du crâne sont toujours tendues dans les mouvements normaux, varient peu en tension et fonctionnent en équilibre fragile. Elles sont facilement dérangées.

b. De nombreux facteurs soumettent les articulations aux fixations. Lorsque celles-ci apparaissent, elles donnent lieu à des réflexes qui sont particulièrement aigus lorsqu'il y a du cartilage dans les articulations et qui correspondent au « syndrome des facettes » de la colonne. Les effets lancinants de la migraine provenant d'une impaction sphéno-squameuse en sont un exemple.

En connaissant le schéma de la mobilité crânienne, le modèle de la traction membranaire, l'interconnexion des « engrenages » après l'âge de 6 ans et la manière dont les différents os s'adaptent aux influences physiologiques ou traumatiques, on peut comprendre la lésion.

6. LES ORGANES ET LEUR FONCTIONNEMENT PEUVENT ÊTRE DÉRANGÉS

Le large éventail de pathologie générale et cérébrale possible sera présenté en détail plus tard. Contentons-nous d'indiquer que les organes situés dans le crâne, comme par exemple l'œil, et ailleurs dans le corps, sont très sensibles à un modèle de lésion qui touche leur alimentation nerveuse.

7. LA RELATION DES LÉSIONS CRÂNIENNES AVEC LES MODÈLES STRUCTURELS BRUTS demande une élaboration plus profonde. Il peut s'avérer très difficile de déterminer quelle pathologie est arrivée en premier. Les courbures spinales ou les complexes lésionnels ne s'arrêtent pas à l'occiput, de même que les mécanismes crâniens

faussés influencent le reste de la structure du corps. L'attention portée aux lésions crâniennes relâchera souvent dans une certaine mesure les tensions présentes autour des lésions primaires dans la région spinale et elle pourra dissiper considérablement les contractions secondaires ou compensatoires dans la même région.
C'est particulièrement le cas dans l'association de l'occiput à la zone cervicale supérieure et au sacrum.

Toutefois, le manque d'attention portée à un problème de jambe courte, de scoliose ou d'un autre modèle structurel accompagné de tension cervicale chronique constitue souvent un facteur majeur de récurrence ou de maintien du modèle de lésion crânienne, par la traction des membranes spinales ou des muscles du squelette attachés aux temporaux et à l'occiput. Des temporaux en rotation chronique peuvent troubler tout le mécanisme crânien. De même, un occiput incliné sur son axe antéro-postérieur peut être responsable de tensions dans la zone cervicale où la libération anatomique complète semble impossible par le biais des mesures habituelles.

B. L'APPROCHE DU PATIENT

1. L'ÉQUIPEMENT NÉCESSAIRE comprend une paire de callipers pour la mesure de la longueur et de la largeur de la tête et un ruban pour la mesure de la circonférence. Une séquence de mesures est d'une importance considérable chez de nombreux jeunes patients. Il faut pouvoir disposer de suffisamment de doigtiers pour le travail à l'intérieur de la bouche. Trois crânes sont utiles pour la démonstration et essentiels pour l'étude : celui d'un nouveau-né, celui d'un adulte et un crâne désarticulé, si possible d'un adulte jeune. Bien sûr, une bibliothèque bien fournie est un atout (voir Lecture collatérale dans l'Annexe).
2. Sauf mention contraire, toutes les techniques crâniennes s'effectuent avec le patient couché sur le dos et L'OPÉRATEUR ASSIS À SA TÊTE. Ses épaules seront relâchées et le reste du corps libre de toute tension ou contrainte. Il utilisera principalement les muscles situés sous les coudes et pensera par l'intermédiaire de ses doigts en se concentrant sur ce qu'il sent, sans pour autant tendre un seul muscle.
3. LE PATIENT EST COUCHÉ ET RELÂCHÉ. Il ne doit pas y avoir de tension au niveau de la nuque, pas de vêtements trop serrés, pas de pinces ou de peignes dans les cheveux, pas d'appréhension réflexe ou d'inconfort. Le travail crânien doit être de telle nature que le patient ait envie de s'endormir. La plupart d'entre eux le feront s'ils en ont l'occasion. Après le traitement, une courte période de repos est conseillée, surtout si la correction effectuée est importante ou si la fluctuation a été troublée.
4. L'OPÉRATEUR DOIT VISUALISER LES STRUCTURES et comprendre les mécanismes impliqués. Cela signifie un diagnostic adéquat de la lésion et de ses complications et une approche individuelle de chaque cas puisqu'ils sont tous différents.
5. AUCUNE FORCE N'EST UTILISÉE. Tous les mouvements sont délicats et lents. Prévoyez du temps pour l'inertie des structures. SENTEZ DANS QUELLE DIRECTION VEUT ALLER L'OS. Suivez ce mouvement, mentalement pour une technique intelligente, physiquement pour déterminer le point où la libération de la fixation aura vraisemblablement lieu. Maintenez une position du mécanisme crânien qui ne cause aucun inconfort au patient ni ne lui donne une impression de soulagement. Les bébés ont tendance à se

calmer lorsque vous trouvez ce point. C'est un peu comme si vous mettiez le levier de vitesse au point neutre.

6. LA FIXATION EMPÊCHE LA RÉDUCTION DE LA LÉSION. Evitez de verrouiller le mécanisme en essayant de forcer le mouvement. Maintenez les doigts et le reste du corps relâché.

II. Le point d'équilibre de la tension membranaire

A. DÉFINITION ET IMPORTANCE

1. LES MEMBRANES CRÂNIENNES sont soumises à une tension qui reste essentiellement constante quelle que soit la position des os. Toutefois, lorsque s'équilibrent la traction des trois faucilles membranaires (la faux du cerveau et les deux côtés de la tente du cervelet) et toutes les autres membranes concernées, l'articulation est libre de mouvement. Ainsi, ON PEUT DÉFINIR le point d'équilibre de la tension membranaire comme étant le point, dans un champ de mouvements d'une articulation, où les membranes sont maintenues en équilibre entre la tension normale présente dans tout le champ et la tension accrue précédant la contrainte ou la fixation qui survient lorsqu'une articulation est amenée au-delà de son champ physiologique. Pour découvrir ce point, l'opérateur doit percevoir la résistance relative afin de déterminer que l'articulation a bien été amenée à travers le champ de mouvement libre mais s'est arrêtée juste avant la zone de tension. La perception de ce point permet à l'étudiant en ostéopathie crânienne d'exercer sa capacité de palpation et son pouvoir de concentration.

2. L'IMPORTANCE DU POINT D'ÉQUILIBRE DE LA TENSION MEMBRANAIRE est qu'ici, les membranes contribuent à restaurer la normalité d'une articulation plutôt que de l'empêcher comme c'est le cas lorsque la traction d'éléments opposés est inégale. Si l'opérateur manque son objectif et pousse l'articulation vers une extrême ou l'autre, la contrainte membranaire se développera, parfois jusqu'au verrouillage total. Le fait d'amener l'articulation aussi loin lèse également les tissus mous associés, les empêchant de contribuer au « retour » au mouvement libre et normal. Ils perdent leur élasticité, leur ressort. PAR CONSÉQUENT, L'UTILISATION DE LA FORCE OU DE LA COMPULSION, EN VUE DE L'ANALYSE DU MOUVEMENT ARTICULAIRE ET DE LA DÉCOUVERTE DU POINT D'ÉQUILIBRE DE LA TENSION MEMBRANAIRE, EST CONTRE-INDIQUÉE.

3. L'UTILISATION DE CE POINT POUR LA CORRECTION DES LÉSIONS en ostéopathie crânienne est très semblable à l'usage que faisait le Dr A. T. Still du même point en corrigeant des lésions costales ou vertébrales. Il maintenait la côte en position neutre, demandait au patient de respirer et le « retour » des ligaments entraînait la correction. En ostéopathie appliquée au champ crânien, l'opérateur maintient un os, plusieurs os ou le mécanisme entier au point d'équilibre de la tension membranaire. Ensuite, il dirige la puissance du liquide céphalo-rachidien pour que celui-ci, combiné à la traction des membranes, produise la correction. AUCUNE FORCE N'EST UTILISÉE.

4. VOICI LES ÉTAPES DE CE MÉCANISME :

a. Equilibrez d'abord les membranes. Choisissez la manière la moins irritante

possible pour les tissus concernés (voir ci-dessous) et qui donnera à l'opérateur la perception la plus fine de la réaction des tissus.
b. Maintenez l'équilibre jusqu'à ce que la résilience des tissus produise l'ajustement.
c. Augmentez la puissance des tissus locaux en utilisant des agents actifs dans le corps du patient, comme une respiration exagérée ou la puissance du liquide céphalo-rachidien. Gardez à l'esprit le contenu du sac dural. Le cerveau, tout comme le foie, les reins ou la rate, dispose d'un mécanisme situé dans sa capsule et qui s'adapte aux changements de taille et de forme dans toutes les phases de sa physiologie. C'est le cas de la modification de taille et de forme des ventricules et de l'espace sous-arachnoïdien. Le liquide céphalo-rachidien et la circulation veineuse s'équilibrent l'un l'autre. Le tube neural est une pompe spongieuse avec du liquide à l'intérieur et à l'extérieur. La force du liquide n'est donc pas à ignorer.
d. En d'autres termes, l'opérateur maintient simplement la contrainte articulo-membranaire et tout le mécanisme articulaire dans la position neutre précise la plus favorable à un ajustement, c'est-à-dire à ce point essentiel dans le délicat mécanisme crânien où chaque élément est sans contrainte, et la force inhérente à la tension de la dure-mère fera en sorte de faire glisser le mécanisme vers une liberté fonctionnelle efficace.
e. Si un ajustement immédiat est impossible à cause de changements fibreux ou osseux, on utilisera la technique du modelage en vue d'un changement plastique.

B. ASSURER LE POINT D'ÉQUILIBRE DE TENSION MEMBRANAIRE

1. LE CHOIX DE LA MÉTHODE est déterminé par :
   a. L'âge du patient.
   b. La condition du patient.
   c. Le type et l'étiologie de la lésion.
   d. La période pendant laquelle la lésion a été présente.
   e. L'expérience et l'adresse de l'opérateur.
2. LES MÉTHODES POSSIBLES sont les suivantes :
   a. L'EXAGÉRATION
      1) Par cette méthode, on déplace la lésion vers une augmentation de relation anormale en vue de la libération. La tension membranaire est équilibrée, ce qui contribue à la réduction de la lésion. Il s'agit de la TECHNIQUE COURANTE POUR LE TRAITEMENT DES CAS HABITUELS. On l'appliquera le plus possible et s'il n'y a pas de contre-indication.
      2) IL Y A CONTRE-INDICATION s'il existe des symptômes qui pourraient être involontairement aggravés comme dans le cas de traumatismes graves, de maux de tête ou en présence d'inflammation. On NE L'APPLIQUERA PAS SUR LES ENFANTS ne présentant pas encore d'« engrenages ».

3) COMME LE MONTRE LE DIAGRAMME, l'os b est poussé un peu plus vers y, donc dans la direction de la lésion. Par ce mouvement, la tension de la membrane affaiblie, xb, égalise ou dépasse même légèrement

```
( -------O- - - )
x        b    y
```

celle de yb qui n'a pas subi de lésion. On atteint ainsi le point d'équilibre de tension membranaire.

b. L'ACTION DIRECTE

1) Par cette méthode, LA POSITION DE LA LÉSION N'EST PAS EXAGÉRÉE mais on refait le chemin en sens inverse vers la position normale d'où la lésion est partie.

2) On l'utilise principalement en cas de TRAUMATISME GRAVE où une nouvelle compression des sutures ou l'étirement des membranes serait indésirable ou chez les enfants jusqu'à l'âge où l'union suturale atteint le modèle adulte et où des dentelures sont présentes (6-7 ans).

3) ELLE EST CONTRE-INDIQUÉE si l'exagération est possible ou souhaitable.

4) COMME LE MONTRE LE DIAGRAMME, l'os est repoussé directement vers x, reprenant le chemin par lequel s'est produite la lésion et en relâchant la tension de la membrane xb.

c. LE DÉSENGAGEMENT

1) Par cette méthode, il y a DÉCOMPRESSION D'UNE ARTICULATION où le verrouillage de la structure osseuse a eu lieu en raison d'un rapprochement forcé. C'est la séparation directe d'une surface suturale verrouillée comme la région en L ou un changement de biseau comme le pivot sphéno-squameux ou encore une synchondrose comme la symphyse sphéno-basilaire. L'exagération et l'action directe traitent principalement des contraintes articulo-MEMBRANAIRES. Le désengagement est destiné aux contraintes ARTICULO-membranaires.

2) Cette méthode est utilisée pour libérer UNE ARTICULATION IMPACTÉE et permettre la correction de la lésion par exagération ou action directe, si nécessaire.

3) COMME LE MONTRE LE DIAGRAMME, le rapprochement doit d'abord être séparé pour ensuite pouvoir appliquer les mesures appropriées aux membranes.

4) On trouve l'usage général de ce principe dans l'élongation manuelle de toute la tête (TENSION À DEUX VOIES) qui augmente la traction des membranes de tension réciproque et tend à séparer toutes les articulations pour une correction plus efficace, particulièrement chez les nouveau-nés et les enfants ou chez les patients sous anesthésie.

d. LE MOUVEMENT PHYSIOLOGIQUE OPPOSÉ

1) Par cette technique, un composant ou une articulation est maintenu VERS LA POSITION PHYSIOLOGIQUE (action directe) tandis que l'autre composant est maintenu ÉLOIGNÉ DE LA POSITION PHYSIOLOGIQUE (exagération). Par exemple, en corrigeant une lésion occipito-mastoïdienne, l'occiput peut être maintenu en extension tandis que le temporal est en rotation externe, influençant ainsi la tension membranaire qui ne serait pas suffisamment altérée si les deux os étaient déplacés physiologiquement.

2) Cette technique est spécialement utile dans les LÉSIONS TRAUMATIQUES

où le modèle physiologique a été violé. Son utilisation est déterminée en sentant la traction des membranes et en découvrant dans quel sens elles bougent le plus aisément.

3) COMME LE MONTRE LE DIAGRAMME, un os est déplacé en exagération et l'autre en action directe.

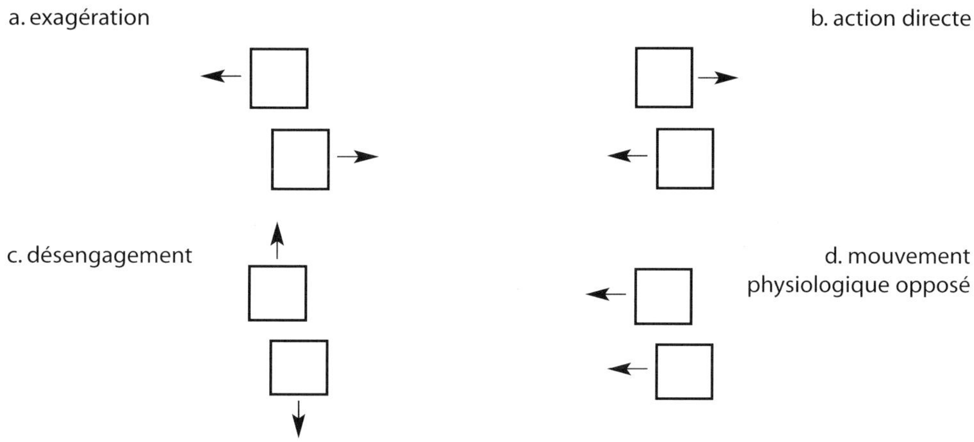

e. LE MODELAGE

1) C'est une forme d'action directe utilisée en vue de NORMALISER LA FORME des os. Cette technique s'applique principalement aux nouveau-nés, mais elle est utilisable chez les personnes plus âgées également, si indiquée. Le changement demande de la persévérance, en visant une métamorphose légère à chaque traitement. Le modelage dirige le développement pendant les périodes de croissance afin de limiter l'anomalie. Sa réussite dépend de la libération de toutes les fixations avec les os alentours qu'ils soient ou non responsables de la déformation. Le modelage peut être utilisé pour stimuler les centres d'ossification en vue d'une croissance accélérée. Cette technique constitue une aide matérielle dans les cas d'orthodontie. Elle altère les contours osseux de manière à maintenir les corrections.

2) La FORCE D'ACTIVATION est fournie par la traction des membranes de tension réciproque et la puissance du liquide céphalo-rachidien. Des détails en sont donnés au chapitre X. L'application générale est la suivante :

a) Les PROÉMINENCES comme les cornes pariétales sont aplaties en libérant la périphérie et en dirigeant le liquide vers celle-ci tout en exerçant une pression légère au sommet de l'élévation.

b) Les ZONES PLATES sont courbées en plissant l'os de la périphérie et en dirigeant le liquide pour contribuer à l'élévation.

c) Si l'anomalie est due à un POSITIONNEMENT DÉFORMÉ ou au développement des composants fœtaux d'un os (centres d'ossification séparés), le modelage par action directe est utilisé pour amener les composants vers leur position correcte, tout en faisant jouer la puissance du liquide par l'intérieur (lésions intra-osseuses). Vous trouverez des détails de cette technique dans les chapitres suivants.

III. Diriger la puissance du liquide céphalo-rachidien

DÉFINITION : Que veut-on dire par diriger la marée du mouvement fluctuant ?
LE DR SUTHERLAND DÉCRIT LA PUISSANCE du liquide céphalo-rachidien comme un potentiel électrique qui se charge et se décharge constamment à travers sa substance et sa sphère d'influence. La recherche anatomique n'a pas démontré jusqu'où s'étend cette influence mais des preuves thérapeutiques révélées par le Dr. Still et les auteurs qui ont suivi semblent indiquer que les canaux péri-neuraux et péri-vasculaires s'étendent loin et que la connexion avec le système lymphatique est relativement définie.
EN REPRÉSENTATION GRAPHIQUE : Le potentiel peut être représenté à peu près de cette façon :

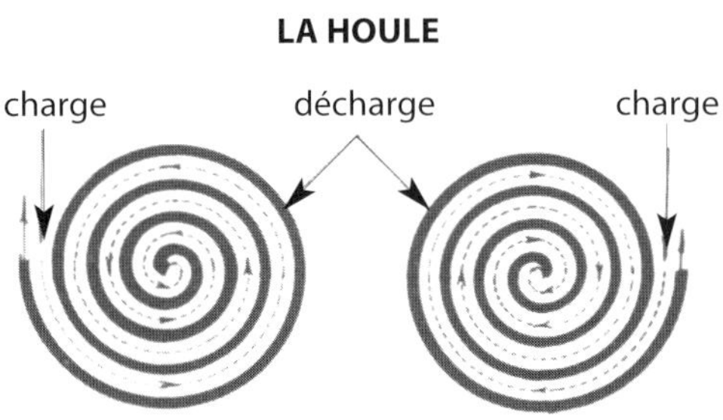

Fig 18. Le potentiel électrique du liquide céphalo-rachidien.

Alors qu'il théorise sur l'utilisation de cette puissance en vue de la correction des lésions en dirigeant la marée ou en déplaçant le point d'appui vers les régions de fonction pervertie, LE DR THOMAS F. SCHOOLEY ÉCRIT :

« Si toute matière est en mouvement et si tout mouvement est fluctuant dans sa phase primaire, la fluctuation étant composée de deux cycles, l'une d'expansion et l'autre de contraction, alors la fluctuation est rythmique.

« Si l'une des phases est produite par l'autre, alors, il doit y avoir un échange de facteur d'énergie entre les deux phases de fluctuation, puisque le mouvement a besoin d'énergie pour être produit.

« Si la fluctuation a lieu dans toute matière, il doit y avoir un point central à partir duquel elle se génère et ce point, par conséquent, n'a pas de mouvement et peut être appelé le point d'appui. Aussi, il doit y avoir un point d'appui pour chaque atome, chaque molécule et chaque masse de matière.

« Si le point d'appui du mouvement fluctuant est au centre d'une masse donnée, cela montre qu'aucune autre force n'opère pour interférer avec son échange rythmique normal d'énergie et qu'il est considéré comme étant dans un état d'équilibre avec son environnement.

« Si toutefois une force est amenée à peser à la surface de la masse de matière et n'est pas égalisée à tous les autres points de la surface, alors le centre du mouvement fluctuant est éloigné de la région de la force, à une distance suffisante pour maintenir sa fluctuation continue et donc son état d'être. Toutefois cela déplace le point d'appui du mouvement vers un site différent dans la masse de matière.

« Si le point d'appui est le centre du mouvement, c'est aussi le centre de la puissance ou de l'énergie qui produit le mouvement. De plus, si nous voulons penser qu'au point d'appui, il n'y a pas de mouvement, mais seulement de l'énergie, nous devons réaliser qu'il ne peut y avoir de fonction pervertie dans la matière parce que la fonction a besoin du mouvement.

« Donc, si nous pouvons initier ou REdémarrer tout mouvement et toute fonction du centre ou du point d'appui de tout mouvement, nous pouvons alors contrôler la masse de matière et la forcer à bouger en accord avec son état NATUREL d'être, ou avec la manière dont elle a été créée pour fonctionner. Cela se fait en déplaçant le centre ou le point d'appui vers la région de la fonction pervertie et en laissant le mouvement s'ajuster lui-même à son état naturel. »

A. MODUS OPERANDI

1. En utilisant la méthode appropriée (exagération, action directe, désengagement, opposition au mouvement physiologique ou modelage), LES OS CONCERNÉS SONT DOUCEMENT DIRIGÉS VERS LE POINT D'ÉQUILIBRE DE TENSION MEMBRANAIRE ou de libération articulaire.
   a. Assurez-vous de LAISSER LA FLUCTUATION DU LIQUIDE LES PORTER vers le point d'équilibre de tension membranaire.
   b. MAINTENEZ-LES là avec le toucher le plus léger possible jusqu'à ce qu'ils cessent de bouger. Cela va prendre un temps variable mais appréciable.
2. Après avoir obtenu une tension membranaire équilibrée dans les tissus concernés, LE LIQUIDE CÉPHALO-RACHIDIEN est dirigé à partir du point approprié.
Comme dans le diagnostic (voir chapitre III), CE TRANSFERT D'ÉNERGIE EST INITIÉ par un toucher léger du doigt appliqué au pôle controlatéral du crâne et dirigé vers la région lésée. Le renforcement caudal (pied ou sacrum) peut aussi être utilisé. Quatre phases d'action suivent apparemment :
   a. La fluctuation de la vague avance et se développe jusqu'à un pic. IL Y A UNE CONFUSION DE LA FLUCTUATION jusqu'à ce qu'elle trouve son propre point d'appui. Cette confusion sera plus grande pour les lésions plus sévères et le flot du liquide céphalo-rachidien est proportionné au degré de fixation.
   b. La seconde phase est l'apaisement de la fluctuation de la vague. Le liquide se dépose à son point d'immobilité, de tranquillité ou point d'appui, s'ajuste au point d'équilibre des membranes et LA CORRECTION S'EFFECTUE. Dans ce « moment d'immobilité », la puissance du liquide céphalo-rachidien se manifeste. Lorsque la lésion se corrige, il sera évident pour les doigts qui palpent que le battement s'est progressivement calmé, les tissus endommagés se sont assouplis et la résistance a disparu. Il y a un passage du déséquilibre vers l'équilibre qui est définitivement perceptible. Le mécanisme a été mis en mouvement par l'opérateur ayant un but défini à l'esprit. On lui a donné le temps d'opérer. Il a continué à se mouvoir jusqu'à ce que l'équilibre s'établisse par la stabilisation du positionnement de l'opérateur. Alors le mouvement cesse et l'opérateur ne sent plus que la fluctuation continue mais altérée du liquide céphalo-rachidien.
   On peut ajouter que cette Intelligence innée du liquide céphalo-rachidien corrige les lésions crâniennes depuis la nuit des temps. C'est de loin le meilleur moyen.
   c. Dans la troisième phase, LA VAGUE DE LIQUIDE MONTE À NOUVEAU à une cadence pleine, longue et unie, comme des vagues qui roulent sans obstacle sur une plage en pente douce. Ces vagues semblent régulières, générales et bilatéralement égales. La restriction a complètement disparu du tableau.

d. Dans la dernière phase, l'opérateur ressent un état de complétude de l'action fluctuante, AVEC LA MARÉE À SON COMBLE. Le mouvement du liquide s'est réduit en un clapotis de courtes vagues, rythmé et équilibré, à peine perceptible. Cela simule l'effet de compression du quatrième ventricule (voir chapitre V). Ensuite, on enlève doucement les mains et le patient est invité à rester calme pour un moment.

« Et le courant cesse de courir ;
Et la mer et le marécage font un.
Que les plaines de l'eau sont calmes !
La marée est dans son extase ;
La marée est à son point le plus haut ;
Et il fait nuit. »

Lanier

B. LE DEGRÉ DE FIXATION DE LA LÉSION peut être déterminé par :

1. LA VITESSE À LAQUELLE LE MOUVEMENT SE DÉVELOPPE après qu'on l'a initié. Plus rapide est l'accélération vers le point d'équilibre de tension membranaire, plus serrée sera la fixation.
2. LE LAPS DE TEMPS NÉCESSAIRE pour traverser le champ libre jusqu'au point d'équilibre de tension membranaire, également inversement proportionnel au degré de la lésion.
3. L'INTENSITÉ DE LA VAGUE DE LIQUIDE. Plus serrée est la fixation, plus grand sera le rebond, semblable à l'impact des vagues sur un rocher. Avec une restriction légère, les extrémités du mouvement de la vague hésitent comme si la plage était escarpée. Mais lorsque le mouvement est enfin libéré, la vague s'abat en ondulant.

C. LA GESTION DES DIFFÉRENTS TYPES DE SUTURES. L'approche d'une lésion dépendra du type de suture que l'on traite.

1. SUTURE DENTELÉE, SQUAMEUSE OU SQUAMO-DENTELÉE. Les doigts récepteurs au niveau de la suture peuvent être appliqués en V, un sur chaque os, déplaçant ces derniers correctement pour garantir le point d'équilibre de tension membranaire pour chacun d'entre eux.
2. SUTURES IRRÉGULIÈRES, INTERDENTELÉES, comme celles du frontal avec le sphénoïde, les maxillaires, les os nasaux et les zygomas. Utilisez le désengagement (voir la technique du « crochet de bûcheron » au chapitre VIII) pour la séparation jusqu'au point de libération articulaire, puis une exagération modifiée de la lésion. Du côté de la grande aile basse, les deux os seront en rotation interne avec la zone en L postérieure. C'est pourquoi les articulations sont enroulées l'une vers l'autre (comme par l'action d'une essoreuse). Du côté de la grande aile haute, on observe le phénomène contraire.
3. LES SYNCHONDROSES, comme la sphéno-basilaire, la sphéno-pétreuse et la pétro-jugulaire. Utilisez l'exagération pour les adultes et l'action directe pour les enfants de moins de 7 ans.
4. LES SUTURES HARMONIQUES DE LA LIGNE MÉDIANE comme celles du

squelette facial et le type de lame et de fissure autour du vomer. Equilibrez les membranes en utilisant un doigt sur le palais dur, l'autre main contrôlant le sphénoïde par les grandes ailes.

5. DANS N'IMPORTE QUEL TYPE DE SUTURE, la meilleure méthode est de commencer avec un mouvement passif, induit manuellement. Laissez le liquide céphalo-rachidien et les membranes continuer. Terminez par un mouvement actif comme celui réalisé par la puissance du liquide céphalo-rachidien agissant sur le reste du mécanisme crânien.

D. L'ASSISTANCE DANS LA DIRECTION DE LA PUISSANCE DU LIQUIDE CÉPHALO-RACHIDIEN. De nombreux problèmes crâniens demandent plus de deux mains pour obtenir le résultat désiré. Il existe de nombreuses possibilités.

1. L'OPÉRATEUR peut utiliser une seule main dans la zone de la lésion et diriger le liquide de l'autre main. Il peut également contrôler la zone de la lésion des deux mains et diriger le liquide par le pouce, un doigt, la base de la main, le front, etc.
2. LE PATIENT peut diriger le liquide d'un point donné de sa tête en suivant les instructions de l'opérateur. Il peut également plier un pied ou les deux pour augmenter la fluctuation. Il peut encore soulever le palais dur d'un doigt pour déverrouiller le sphénoïde en plaçant le doigt vers l'avant pour produire la flexion ou vers l'arrière pour l'extension.

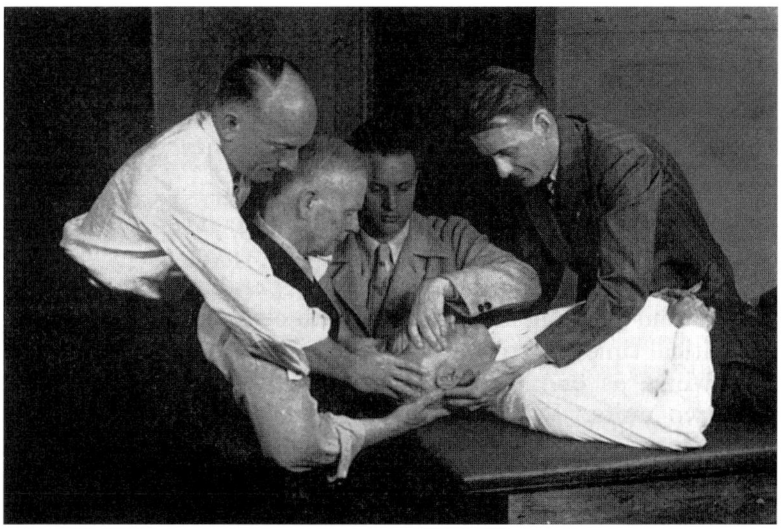

Fig. 19. La technique à plusieurs mains.

3. UN ASSISTANT peut diriger le liquide à partir de la tête, du sacrum ou des pieds. Quelquefois, un coussin sous le sacrum est une aide précieuse. Un ou plusieurs assistants peuvent appliquer la TECHNIQUE À PLUSIEURS MAINS.
4. Par cette technique, l'occiput est guidé vers le point d'équilibre par une paire de mains ; les temporaux par une autre ; les pariétaux sont soulevés par une troisième et le frontal est relevé pour la décompression et mis en équilibre. Le liquide est dirigé à partir du sacrum

ou des pieds. Le mouvement physiologique opposé peut être utilisé pour augmenter la tension sur les membranes avec un effet plus prononcé. Il n'existe pas de règles établies concernant la distribution des assistants. Celle-ci sera déterminée en fonction du nombre de personnes disponibles et de la nature de la lésion.

5. Après avoir obtenu l'équilibre de tension membranaire du bassin et des pieds par la technique respiratoire du Dr Sutherland, le patient est couché sur le dos et ses pieds sont maintenus en dorsiflexion pour diriger la puissance du liquide. L'opérateur, s'aidant de l'approche par la voûte, n'a plus qu'à suivre la direction et le rythme de la fluctuation puisque la sélectivité de la puissance dirige l'effet vers la zone de la pathologie en vue de la correction. L'équilibre de tension membranaire attire également la puissance vers la région lésée.

Le Dr Sutherland a insisté sur le fait que nous devons « laisser la fonction physiologique interne manifester sa puissance infaillible ». En substance, cela signifie que nous ne devons pas trouver le point d'équilibre des membranes de tension réciproque puisque la marée du liquide céphalo-rachidien le fait pour nous. Nous nous contentons d'initier le mouvement et de le suivre au fur et à mesure que le point d'appui glisse. Ces membranes maintiennent une tension réciproque constante quel que soit le modèle d'éléments osseux du mécanisme crânien. Si l'application manuelle adéquate de la technique le permet, la marée amènera le mécanisme au point d'équilibre dans ce modèle particulier. Lorsque l'équilibre est atteint, le liquide céphalo-rachidien a trouvé son propre point d'appui et c'est alors que se fait la correction.

IV. Aperçu du traitement

A. LA SÉQUENCE DE CORRECTIONS peut dépendre entièrement de l'endroit où se situe la fixation primaire. Toutefois, à moins qu'il existe un verrouillage périphérique spécifique qui doive être libéré en premier, la séquence habituelle est la compression du IVe ventricule, la décompression et la correction de la symphyse sphéno-basilaire, suivie de la correction des composants individuels.

B. LA FRÉQUENCE DU TRAITEMENT varie grandement. Dans les cas chroniques courants, un traitement par semaine suffit. Les cas aigus peuvent être traités tous les jours à condition que le traitement soit limité.

C. PRONOSTIC

1. PAR TYPES DE LÉSION. Les lésions traumatiques sont généralement les plus rapidement corrigées. Les changements inflammatoires et dégénératifs progressent beaucoup plus lentement.
2. PAR PÉRIODES DE CROISSANCE APRÈS UNE LÉSION À LA NAISSANCE OU UNE MALADIE PRÉCOCE.
   a. Les blessures intra-utérines ont un mauvais pronostic parce que le retard pris au moment de la croissance rapide impose un handicap terrible. La partie retardée ne rattrapera jamais ce retard.

b. De la naissance à 3 ans. La période de croissance la plus rapide et de loin la plus propice à l'amélioration.
c. De 6 à 8 ans. Une autre période de croissance mais au progrès plus lent en raison de l'ossification.
d. Adolescence. Possibilité de remodelage.
e. Période de croissance à l'âge de 20 ans. Ossification de l'anomalie.
f. Période de croissance de 35 ans à 40 ans. Changement très peu probable.
g. Période de croissance de 65 ans à 70 ans. Pas de changement.

3. EN GÉNÉRAL, la tête qui s'est développée normalement avant de subir une lésion a un bien meilleur pronostic que celle qui a subi des interférences dans son potentiel de croissance. Dans ce dernier cas, le lent processus de modelage est comparable aux changements réalisés par l'orthodontie. Lorsque le progrès est très incertain, une période d'essai de six à huit semaines qui révèle une amélioration des symptômes ou des sutures garantit une continuation sur une plus longue période. La patience et la persévérance nécessaires dans de nombreux cas, particulièrement pour les lésions à la naissance, doivent être bien expliquées aux personnes concernées. L'amélioration de la pathologie peut se poursuivre avec le traitement pendant des années. Dans de nombreux cas, il s'agit de l'accompagnement de la foi et de l'amour que seule une mère peut donner.

Chapitre V

TECHNIQUES SPÉCIALES INFLUENÇANT LE LIQUIDE CÉPHALO-RACHIDIEN

« Il nous est permis de penser que [...] les altérations de l'amplitude et du rythme de la respiration sont capables d'altérer temporairement la vitesse et parfois aussi la direction du flux du liquide céphalo-rachidien dans les tissus de l'adventice. »

A. D. Speransky, M.D.

Chapitre V

TECHNIQUES SPÉCIALES INFLUENÇANT LE LIQUIDE CÉPHALO-RACHIDIEN

I. Considérations générales

A. ORIGINE, PARCOURS ET DISTRIBUTION
Les autorités en la matière discutent encore de ces points. Par conséquent, toute analyse dépassant celle présentée dans l'introduction et le premier chapitre sera omise.

B. CERTAINES INFLUENCES PEUVENT S'EXERCER pour altérer la forme, le rythme, l'amplitude et la direction de la fluctuation du liquide céphalo-rachidien comme on la trouve chez le patient en cours de traitement. Nous avons analysé cette fluctuation en profondeur dans le chapitre consacré au Mécanisme Respiratoire Primaire (voir chapitre I). Les méthodes disponibles pour la diriger le long de la médiane ou de la diagonale ont été abordées dans les principes de diagnostic (chapitre III) et les principes de traitement (chapitre IV). Nous pouvons maintenant envisager certaines applications spécifiques de cette technique ainsi que ses indications et ses effets.

II. Fluctuation antéro-postérieure (longitudinale)

A. RALENTISSEMENT (compression du quatrième ventricule)

1. L'APPROCHE PAR L'OCCIPUT

a. DÉFINITION (citation du Dr Sutherland)

« Son synonyme, la compression du bulbe[1], proviendrait de la référence faite par l'auteur au bulbe du sphygmomanomètre pour illustrer le mécanisme fonctionnel du quatrième ventricule comme agent de compression utilisé par la fluctuation normale du liquide céphalo-rachidien. Le troisième ventricule et les ventricules latéraux font également office d'agent de compression et sont accessibles aux doigts expérimentés des techniciens du crâne. L'adaptation peut s'effectuer aux angles postérieurs des os pariétaux, aux processus mastoïdes des temporaux ou au temporal et à l'occipital considérés comme une unité. Toutefois, la compression s'applique en général spécifiquement à la surface inférieure de l'os occipital, juste à la

1. Maintenant remplacé par « compression du quatrième ventricule ».

médiane des angles latéraux. Les centres physiologiques [...] se situent au plancher du quatrième ventricule faisant de celui-ci une zone favorable de compression. L'objectif de la compression du bulbe est de maintenir la fluctuation de ralentissement du liquide céphalo-rachidien à un degré de brèves périodes rythmiques de respiration. Lorsque ce degré est atteint, un échange intervient immédiatement par les liquides du système, et on observe également le relâchement des tissus de la colonne vertébrale. »

« La compression du bulbe permet au liquide céphalo-rachidien d'être au repos, comme le mouvement de l'eau dans un verre qui vibre. »

b. Indications

1) LA FONCTION DU CORPS PERTURBÉE. Le Dr Sutherland a souvent dit que personne n'est trop malade pour subir la compression du quatrième ventricule, et si vous ne savez plus quoi faire d'autre, optez pour cette méthode. C'est la procédure thérapeutique la plus complète et la plus efficace qui existe.

2) LA STASE CIRCULATOIRE provenant d'une condition physique ou d'une chimie anormale, située :

a) DANS LE LIQUIDE CÉPHALO-RACHIDIEN, comme dans l'œdème cérébral, la congestion orbitaire, etc., et dans les ventricules, touchant les centres physiologiques situés à cet endroit.

b) DANS LE SYSTÈME LYMPHATIQUE, comme le gonflement autour des fractures, l'œdème rénal, les chevilles gonflées et les maladies inflammatoires de la colonne ou de la hanche, etc.

c) DANS LA CIRCULATION SANGUINE

(1) La congestion veineuse comme la contre-pression à travers les sinus caverneux et pétreux dans le glaucome et la cataracte ; l'engorgement généralisé de la céphalée congestive ; l'insomnie, la congestion passive du rein, du foie, du poumon, du pelvis, etc. ; la toxémie gravidique.

(2) Les maladies infectieuses avec désordres circulatoires comme la poliomyélite, le rhumatisme articulaire aigu, l'arthrite, le phlegmon amygdalien, la phlébite, etc. Tous les états fébriles.

(3) Le choc. Il y a une perméabilité accrue des capillaires dans la zone touchée, un volume sanguin réduit, l'anoxémie, puis une anoxémie capillaire généralisée avec la perte de sang du système circulatoire qui fait baisser la tension sanguine. La compression du quatrième ventricule aide à remplacer le volume de sang.

3) LES ÉTATS HYPOPITUITAIRES comme les dystrophies de développement et les utérus inertes. Des résultats assez spectaculaires sont parfois apparus dans ces domaines.

4) LES MALADIES DU SYSTÈME NERVEUX CENTRAL à l'étiologie inconnue. Le concept crânien offre de nouvelles possibilités quant aux causes et au traitement des conditions où le liquide céphalo-rachidien est « la grande rivière de la vie » qui « doit être exploitée pour en irriguer les champs desséchés ».

5) LES ÉTATS D'HYPERTENSION. Puisque la compression du quatrième ventricule modifie tous les liquides du corps, cette méthode permet de désin-

toxiquer les tissus, de relâcher les contractions des muscles et des fascias, d'atténuer progressivement la fibrose et de soulager le manque d'élasticité des artères.

Ainsi, la compression favorise l'amélioration de toutes les contraintes membranaires ou ligamentaires, abaisse la pression sanguine, calme la tension nerveuse et facilite tout type de travail de manipulation.

c. CONTRE-INDICATION. LA COMPRESSION DU QUATRIÈME VENTRICULE NE DOIT PAS ÊTRE APPLIQUÉE EN CAS D'HÉMORRAGIE CÉRÉBRALE sauf en cas de résolution : dans ce cas, on préférera la méthode d'application par le sacrum (voir p. 115), et après une durée suffisante pour que le caillot soit ferme et prêt à être résolu. Cela s'applique aux cas d'apoplexie, de traumatismes, etc.

d. TECHNIQUE DE COMPRESSION DU QUATRIÈME VENTRICULE.

1) POSITION DES MAINS. Le patient est couché sur le dos, l'opérateur au niveau de sa tête. L'opérateur pose une main sur l'autre en formant une coupe ou entrecroise les doigts, en maintenant les éminences thénar et les pouces parallèles et séparés d'environ 5 cm. Le patient soulève la tête pour laisser l'opérateur placer ses mains en dessous. Le supra-occiput doit reposer sur les éminences thénar, à la médiane de la suture occipito-mastoïdienne. ASSUREZ-VOUS QUE LE CONTACT SE FAIT AU NIVEAU DE LA « SOUCOUPE » OCCIPITALE SEULE et non à la suture.

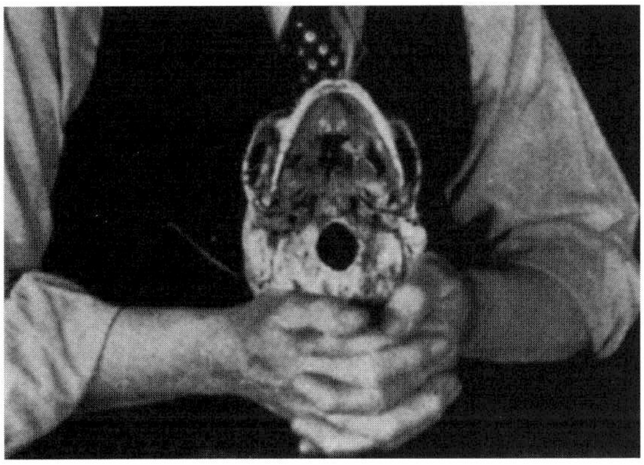

Fig. 20. Compression du IVe ventricule sur le crâne.

2) PROCÉDURE. En utilisant les muscles fléchisseurs profonds communs seulement, procédez à une compression ferme mais douce, en tirant les angles de l'occiput vers l'arrière et vers le bas, vers l'inion, de manière à approfondir la « soucoupe » de l'écaille occipitale. On demande au patient de respirer profondément puis de RETENIR SA RESPIRATION LE PLUS LONGTEMPS POSSIBLE jusqu'au moment d'une inspiration involontaire. Cette technique devra peut-être être répétée plusieurs fois pour obtenir la réponse attendue. Ensuite, le patient reprend sa respiration normale. La compression de la main est maintenue pendant toute l'opération.

3) RÉPONSE. L'opérateur percevra un « ramollissement » de la zone traitée, et un dégagement de chaleur. Il y aura moins de liquide sous-cutané et un plissement de la peau, qui s'humidifiera au niveau du front, etc. La respiration devient régulière et lente et la pulsation approche le rythme normal. Le pompage régulier et lent du diaphragme sur la citerne du chyle produit des effets circula-

toires profonds. Parmi les structures les plus importantes influencées figurent les centres physiologiques du cerveau dans le plancher du quatrième ventricule.

e. LE MÉCANISME DE COMPRESSION DU QUATRIÈME VENTRICULE.

1) RELATIONS SUTURALES. L'occiput « s'ajuste » entre les pariétaux, du milieu de la suture lambdoïde jusqu'à l'angle mastoïdien. Le biseau de la suture occipito-mastoïdienne est plus ou moins à angle droit avec la table osseuse. Ainsi, la « soucoupe » occipitale peut être repoussée vers l'intérieur le long de ces accommodations suturales, causant donc le rapprochement des angles latéraux.

2) CONSIDÉRATIONS ANATOMIQUES. Le rapprochement des angles latéraux de l'écaille occipitale exagère sa convexité postérieure. La tente est tirée plus fortement par-dessus le cervelet. Les hémisphères du cervelet resserrent la voûte du quatrième ventricule tandis que les pédoncules cérébelleux moyens sont redressés pour élever le plancher du quatrième ventricule, augmentant ainsi la compression vers l'avant. Tout cela réduit la capacité de tous les lits d'eau situés dans cette région du cerveau, en particulier le quatrième ventricule, et permet de faire fluctuer ainsi le liquide céphalo-rachidien vers le dehors. En outre, l'expiration forcée du patient fait encore diminuer la taille de ces espaces (bien que l'occiput ne soit pas maintenu dans la position d'extension ou d'expiration).

f. EFFETS DE LA COMPRESSION DU QUATRIÈME VENTRICULE.

Selon nos connaissances, les effets sont dus à la continuité des canaux périneuraux et périvasculaires du liquide céphalo-rachidien avec le système lymphatique. Des teintures intra-ventriculaires suivent le nerf olfactif jusqu'à la muqueuse nasale. Du lipiodol contenu dans le canal vertébral apparaît le long du nerf sciatique. Des recherches spécifiques ont corroboré cette assertion.

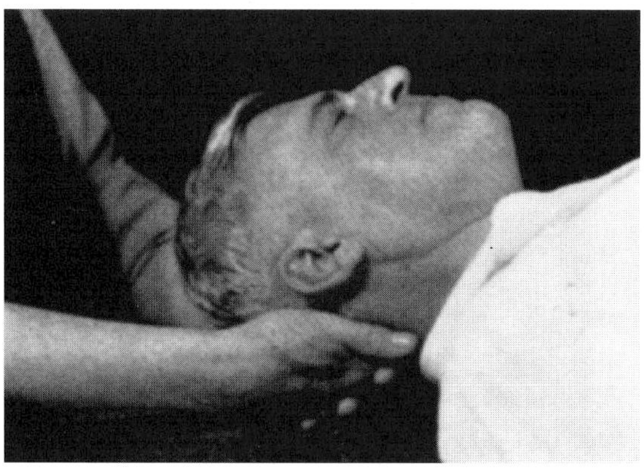

Fig. 21. Compression du IVe ventricule sur la tête.

En tempérant la fluctuation du liquide céphalo-rachidien, il est possible d'induire un échange équilibré de tous les fluides du corps. Les respirations douces et rythmiques produisent un pompage et une fluctuation régulière, analogues au débit constant de la pompe d'un puits lorsqu'on lui imprime une impulsion régulière et courte, en comparaison aux jets irréguliers causés par une impulsion plus longue.

1) Il y a un changement de l'électrobiologie et de la chimie de tous les liquides du corps. La stase du liquide céphalo-rachidien, de la lymphe et du sang veineux est surmontée.

2) Les centres vitaux de la moelle, le long de l'aqueduc cérébral et sur le plancher du quatrième ventricule, sont désintoxiqués, nourris et stimulés.

3) La normalité et l'efficacité du fonctionnement vital du système nerveux central sont restaurées et on observe un tendance à la résolution des désordres présents.
4) Le métabolisme du corps s'améliore, la résistance aux maladies s'accroît et l'immunité se renforce par les effets sur le foie, la rate et le pancréas, ainsi que sur le système endocrinien.
5) Le complexe hypothalamo-hypophysaire est stimulé, influençant l'ajustement involontaire à l'environnement extérieur, la croissance, le développement, l'activité gastro-intestinale, la régulation de la température corporelle, les sueurs nocturnes, le sommeil, etc.
6) La lyse des fibroses musculaires apparaît, qu'elle soit présente au niveau de la paroi artérielle, du muscle, des tubules rénaux ou du ligament. Celle-ci facilite le diagnostic et le traitement des lésions spinales primaires et secondaires. Après la compression du quatrième ventricule, les lésions secondaires s'atténuent et sont plus faciles à mobiliser. C'est la raison pour laquelle il est bon de commencer tout traitement par cette technique. Elle est impérative pour les patients nerveux, tendus ou inquiets.

2. L'APPROCHE PAR LE SACRUM

a. INDICATIONS. Après une fracture du crâne ou une commotion, en cas d'hémorragie cérébrale ou si le patient, très malade, ne peut être mis en position, il peut être conseillé de produire le même effet par le biais d'une autre approche.

b. PROCÉDURE. Maintenez le sacrum en extension respiratoire (apex postérieur). Cette phase d'expiration du mécanisme maintient une capacité réduite des ventricules. La coopération respiratoire peut être utilisée SI CELA EST POSSIBLE. Sinon, les effets seront obtenus en un peu plus de temps.

3. LES MÉTHODES ALTERNATIVES. Toute partie du mécanisme crânien est utilisable, mais aucune n'est aussi efficace que l'occiput. Le fait de maintenir la symphyse basilaire en extension contre l'effort du cerveau vers la flexion ou la position d'inhalation ralentira la fluctuation et permettra d'obtenir l'état de « ralenti » désiré.

B. ACCÉLÉRATION (bilatérale et synchronisée avec la respiration pulmonaire)

1. L'APPROCHE TEMPORALE

a. INDICATIONS. Il est possible d'accélérer le mécanisme respiratoire primaire et la fluctuation du liquide céphalo-rachidien en accélérant le mouvement de n'importe quel de ses composants en synchronisation avec la respiration normale, tout comme vous accélérez un mouvement de la balançoire en poussant un peu à chaque oscillation. Cette technique est indiquée lorsque la fluctuation

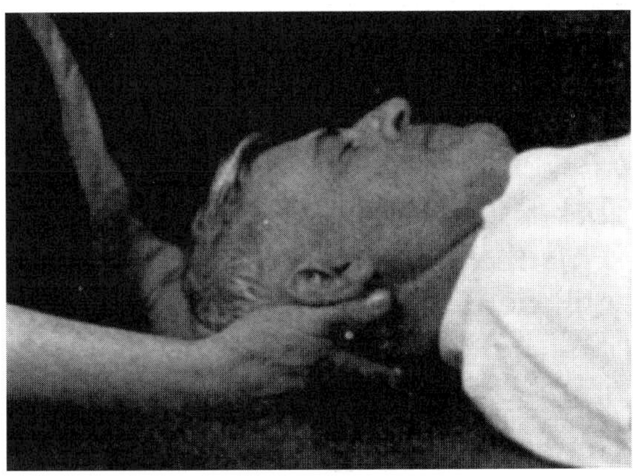

Fig. 22. Fluctuation via les os temporaux sur la tête.

est retardée ou doit être augmentée en raison de :

1) États mentaux dépressifs ou léthargiques.

2) Processus vitaux ralentis tels que la mauvaise élimination, la circulation défaillante, la vagotonie, l'hypotension, l'asthénie, l'épuisement, le patient qui s'évanouit, ou toute autre condition demandant un stimulant physiologique.

b. PROCÉDURE. La rotation interne et externe bilatérale de la partie pétreuse des temporaux s'effectue par le contact des éminences thénars sur les parties mastoïdiennes uniquement. Les pouces sont parallèles aux processus, mais ne sont pas responsables de la force motrice. Les doigts sont entrecroisés sous la région cervicale. La force motrice est produite uniquement par les muscles fléchisseurs profonds. Par un mouvement doux, à peine perceptible, les os temporaux sont amenés ensemble en rotation, vers l'extérieur et l'intérieur, en synchronisation avec la respiration.

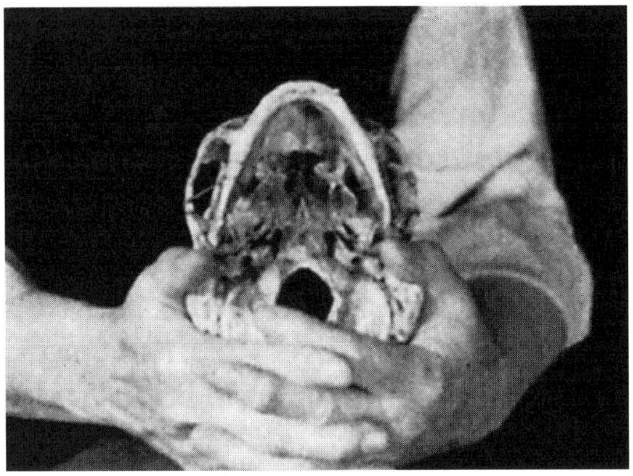

Fig. 23. Fluctuation via l'os temporal sur le crâne.

c. RÉPONSE. L'effet d'un tel mouvement est un équilibre des membranes et une augmentation de la fluctuation du liquide céphalo-rachidien, ce qui améliore la fonction vitale qui était diminuée.

2. L'APPROCHE PAR LE SACRUM

a. INDICATIONS. Cette méthode est appliquée lorsque le traitement direct par la tête semble déconseillé à cause d'un choc ou d'un traumatisme léger, etc.

b. PROCÉDURE. On produit une flexion puis une extension délicate du sacrum, en synchronisation avec la respiration.

3. MÉTHODES ALTERNATIVES. Tous les autres moyens physiologiques peuvent être utilisés pour influencer le mécanisme. Il peut s'agir de la flexion et de l'extension douces et synchrones de la sphéno-basilaire, ou de la rotation externe et interne des pariétaux par l'approche de la voûte, etc.

C. INDUCTION (rotation externe bilatérale puissante des temporaux pour induire la respiration)

1. APPROCHE PAR LES TEMPORAUX (« Père Tom »)

a. INDICATIONS. En cas de choc ou d'urgence où il y a risque d'arrêt des fonctions vitales (voir *The Cranial Bowl*, pp. 54-55). Cette méthode a déjà été appliquée dans la salle d'opération lorsque le patient « décline ».

b. PROCÉDURE. Il est parfois possible de faire reprendre l'activité du mécanisme respiratoire primaire en créant et en maintenant la position d'inspiration. Lorsqu'il y a risque de mort, le mécanisme se place en extension et en rotation interne. Il faut donc « relancer le mécanisme » par une rotation externe puissante de la partie pétreuse des temporaux et maintenir la position quelques instants. Lorsque le contact se relâche, observez si le mécanisme revient à l'extension et la rotation interne. Recommencez la rotation externe jusqu'à ce que vous obteniez la réponse respiratoire ou jusqu'à ce que la mort soit certaine.

III. Fluctuation latérale

A. DIMINUTION

1. APPROCHE PAR LES TEMPORAUX (Alternance bilatérale) (« patte de chat » ou « Maman chat »).

a. INDICATIONS. États physiques ou mentaux pour lesquels la fluctuation est anormalement accrue ou pour lesquels elle doit être ramenée vers un point d'équilibre :

1) États mentaux comme l'hystérie, l'excitation, l'insomnie, etc.

2) États physiques comme l'hypertension, le spasme des artères cérébrales, l'hypertonicité, les maux de tête, le grand mal, le petit mal, etc.

3) Choc du système nerveux central dû à un traumatisme crânien, une commotion, etc. accompagné de fluctuation turbulente.

4) FLUCTUATION EXCESSIVE DUE À UN MAUVAIS TRAITEMENT CRÂNIEN. Cet état est plus courant chez les femmes au système endocrinien instable. Il peut être dû à la correction d'une fixation crânienne grave, en particulier au niveau de la région basilaire ou occipito-mastoïdienne. Il provoque la stimulation excessive des centres physiologiques dans le plancher du quatrième ventricule et en particulier les centres cardiaque, respiratoire et vasomoteur.

LES SYMPTÔMES COMPRENNENT un équilibre précaire, des vertiges, une pulsation rapide, des frissons ou des sueurs froides, des contractions musculaires des extrémités ou de l'abdomen, des nausées, des vomissements, l'hystérie, des pleurs, des rires (centre émotionnel de l'hypothalamus), une désorientation et rarement des désordres mentaux temporaires.

Ces réactions, bien que désagréables, ne sont presque jamais graves. Le traitement devra être très soigné, on évitera le traitement excessif et on agira en connaissance de cause. Après le traitement, une période de repos est conseillée avant que le patient se lève.

b. PROCÉDURE. Le terme « patte de chat » est utilisé par le Dr Sutherland pour insister sur la douceur de la technique de diminution, en comparaison avec la technique d'induction surnommée « Père Tom », plus puissante. Cette technique s'utilise pour modifier la fluctuation du liquide céphalo-rachidien en direction latérale. Les éminences thénars sont en contact avec les parties mastoïdiennes des temporaux. Les doigts sont entrecroisés sous les vertèbres cervicales supérieures. Par les muscles fléchisseurs profonds, effectuez un roulement presque imperceptible d'un majeur sur l'autre de sorte que le contact avec les éminences thénars sur les parties mastoïdiennes produise une légère rotation alternative des parties pétreuses des os temporaux. Cela provoquera une rotation suffisante de la tente pour induire la fluctuation du liquide céphalo-rachidien d'un côté à l'autre.

Pendant ce traitement, il faut suivre la fluctuation du liquide et si c'est nécessaire, réduire progressivement l'arc de mouvement jusqu'à ce que se produise un effet similaire à celui de la compression du quatrième ventricule. Le rythme idéal est de 25 à 30 fois par minute. La phase d'inspiration et la phase d'expiration doivent être égales et sans hésitation en fin de course. L'excursion des deux côtés du corps doit être égale et sans saccades ou tremblements, bien que l'amplitude puisse varier d'un individu à l'autre. Pendant ce processus, la fluctuation latérale peut devenir longitudinale et finalement redevenir latérale.

c. REPONSE. La réponse est évidente au vu des indications. Cette technique peut également servir à équilibrer les membranes (voir la technique d'accélération ci-dessus).

2. APPROCHE PAR LE SACRUM

a. INDICATIONS. Les cas post-traumatiques dans lesquels une approche crânienne aggrave les symptômes, comme les vertiges, etc. Tous les cas pour lesquels le traitement par la tête peut provoquer une réaction indésirable, pourvu que ce traitement soit appliqué intelligemment et soigneusement.

b. PROCéDURE. Faites rouler délicatement le sacrum d'un côté à l'autre pour diminuer la fluctuation. Appliquez la méthode de la « patte de chat » avec les pieds ou demandez au patient de le faire pendant que vous retenez le mécanisme ailleurs (voir ci-dessous).

3. MÉTHODES ALTERNATIVES. Réfrénez la fluctuation en retenant n'importe quelle partie du mécanisme, comme si vous vouliez ralentir une balançoire progressivement et doucement. Maintenez la tête en flexion ou en extension quelle que soit la lésion présente. Maintenez les pariétaux en les soulevant ou par une contrainte légère aux astérions. Gardez la position sans bouger jusqu'à ce que l'effet apparaisse.

IV. Combinaison de la fluctuation latérale et de la fluctuation longitudinale

La rencontre de deux « marées » a un effet plus grand sur les membranes, ce qui est parfois souhaitable en vue de la correction de blessures de naissance notamment. La fluctuation longitudinale peut s'induire par la dorsiflexion des deux pieds tandis que la fluctuation latérale s'obtient par la technique de la « patte de chat » ou toute autre combinaison des deux méthodes.

V. Se traiter soi-même

Pour le traitement de l'insomnie ou pour obtenir l'effet de relaxation de la compression du quatrième ventricule, placez vos propres mains sous l'occiput et procédez à la coopération respiratoire habituelle. Vous pouvez également appliquer la méthode de la « patte de chat » avec les pieds en répétant des expirations profondes.

VI. Résumé des techniques du liquide céphalo-rachidien

Comme nous l'avons décrit dans ce chapitre, le rythme et la direction de la fluctuation peuvent être altérés. La fluctuation s'utilise pour le diagnostic en initiant un mouvement de masse du mécanisme et en observant les restrictions dans les limites du mouvement libre (chapitre III, sec. V, C, 12, b). La fluctuation peut aussi servir comme mode spécifique de diagnostic et de correction par un point de contact particulier du doigt qui se dirige vers une zone déterminée, produisant des effets à un point donné de la lésion (mêmes références, 12, c). La fluctuation peut également prendre la forme d'un mouvement de masse pour la correction d'une lésion sans être orientée, sauf par l'attraction de la tension membranaire équilibrée et la sélectivité de la puissance qui dirige l'effet vers une zone pathologique (chapitre IV, sec. III, D, 5).

Chapitre VI

LES LÉSIONS DE LA SYMPHYSE SPHÉNO-BASILAIRE ET DU SACRUM

« Le corps humain a la capacité inhérente de faire face à toutes les influences pathologiques qu'il peut rencontrer. Le liquide céphalo-rachidien commande le métabolisme, la plus grande partie des opérations involontaires et le mécanisme d'autoprotection du système [...] et permet à ces fonctions vitales de s'élever à leur plus haut point d'efficacité. »

Howard A. Lippincott, D.O.

Chapitre VI

LES LÉSIONS DE LA SYMPHYSE SPHÉNO-BASILAIRE ET DU SACRUM

PARTIE I. LA SYMPHYSE SPHÉNO-BASILAIRE

I. Anatomie appliquée

A. OSTÉOLOGIE

1. PRINCIPALE DIVISION ET SITUATION. Le sphénoïde et l'occiput, avec les parties pétreuses des temporaux, forment la base réelle du crâne. Ce sont des vertèbres modifiées articulées par un disque intervertébral modifié en synchondrose qui subsiste jusqu'à l'âge de 25 ans. Même après la synostose, la symphyse garde sa flexibilité. D'origine cartilagineuse à l'exception des prolongements supérieurs des grandes ailes et de l'écaille de l'occipital, elles commencent leur ossification plus tôt que n'importe quel autre os crânien. Toutefois, les trois composants du sphénoïde et les quatre composants de l'occiput ne sont pas complètement soudés jusqu'à l'âge de 7 ou 8 ans.
2. ARTICULATIONS. Pour plus de détails, voir le chapitre II qui devrait être soigneusement relu à ce stade.

B. MOUVEMENT ARTICULAIRE. Pour plus de détails sur les axes de mouvement, les forces produisant le mouvement et le mouvement produit, voir les chapitres I et II.

C. EFFETS SUR LES ANNEXES ET ANALYSE RAISONNÉE DU TRAITEMENT. La symphyse sphéno-basilaire est la clé du crâne. Le mouvement de tous les autres os dépend directement ou indirectement de ses composants. Elle est liée aux parties essentielles du système nerveux central comme la moelle allongée, les cordons latéraux, l'hypothalamus et l'hypophyse. C'est elle qui détermine en grande partie le modèle sutural crânien et elle peut avoir une influence considérable sur les conformations spinale et sacrée. Elle est particulièrement sensible aux traumatismes de naissance. Les deux os peuvent être influencés par la traction des muscles ou des ligaments en contrainte posturale.

1. LES OS. Même si le sphénoïde et l'occiput sont essentiels dans le mécanisme articulaire crânien, il arrive souvent qu'une fixation osseuse, présente à la périphérie en raison du traumatisme, bloque le mécanisme complet et doive être libérée pour permettre à la symphyse sphéno-basilaire de réagir.

2. LES NERFS. Tous les nerfs crâniens peuvent être impliqués : le premier lorsqu'il traverse la petite aile ; le second au chiasma optique sur le tubercule de la selle ou dans le canal optique ; le troisième, quatrième, la première division du cinquième et le sixième par la tension sur les prolongements de la tente ou dans la fissure orbitaire supérieure ; la seconde division du cinquième dans le foramen rond ; la troisième division du cinquième dans le foramen ovale ; le cinquième nerf entier à l'apex de la partie pétreuse du temporal ; le septième et le huitième à leur passage dans le méat acoustique interne ; le neuvième, dixième et onzième dans le foramen jugulaire et le douzième dans le canal du nerf hypoglosse. D'autres possibilités comprennent le plexus carotidien, les nerfs pétreux, les nerfs du canal ptérygoïdien et bien sûr la moelle et le pont.
3. LES ARTÈRES. En plus des principales carotides, il faut tenir compte des artères ophtalmiques, méningées, vertébrales et spinales. Le cercle artériel du cerveau et tous les autres troncs cérébraux sont très proches de la coupe crânienne.
4. LES VEINES. Les veines ophtalmiques, les sinus autour du corps du sphénoïde, les sinus pétreux inférieurs, les sinus sigmoïdes, les sinus latéraux, les plexus méningés et vertébraux et d'autres voies veineuses peuvent être influencés.
5. LES MUSCLES. Tous les grands muscles situés à l'arrière de la nuque peuvent être impliqués dans les lésions occipitales. Notez que le muscle occipital, le sterno-cléido-mastoïdien et le splénius traversent la suture occipito-mastoïdienne et peuvent ainsi être touchés par une lésion présente au niveau de cette articulation. L'origine du muscle constricteur supérieur du pharynx, des ptérygoïdiens, du muscle tenseur du voile du palais et du muscle tenseur du tympan au niveau du sphénoïde peuvent avoir une importance significative dans des cas comprenant le naso-pharynx, la gorge et l'oreille. De même, les muscles extrinsèques de l'œil, sauf l'oblique inférieur, méritent notre considération.
6. LE TISSU FIBREUX. Les attaches des membranes de tension réciproque, très importantes, devraient être repassées en revue à ce stade. Elles protègent le cerveau lors de l'accouchement et influencent grandement le fonctionnement du mécanisme respiratoire primaire. Les attaches occipitales de la tente marquent la ligne de séparation entre l'os formé à partir de membrane et celui constitué de cartilage. L'attache est plus solide à l'endroit où les membranes forment les parois des sinus et où elles se terminent comme au niveau des processus clinoïdes et à l'intérieur, au niveau de l'inion et de l'opisthion. A l'extérieur, l'aponévrose pharyngienne et les fascias cervicaux sont suspendus en dessous tandis que des ligaments comme le sphéno-mandibulaire jouent un rôle dans la production de la lésion (voir chapitre VII).
7. LES CENTRES CORTICAUX. La grande aile peut influencer la partie du cerveau responsable du goût, de l'odorat et de l'ouïe ; la petite aile à gauche peut affecter le centre de la parole du gyrus frontal inférieur chez les individus droitiers (l'hémisphère dominant) et causer une aphasie motrice ; l'écaille de l'occipital est très proche des centres visuels. Cela pourrait être la cause de la myopie congénitale, particulièrement chez les Japonais qui ont l'habitude de dormir sur des oreillers en bois.
Bien d'autres centres pourraient être mentionnés. Par exemple, une des fonctions de l'hypothalamus est l'excitation et l'intégration des réponses somatiques et viscérales qui conditionnent les réactions de peur et de colère. Ainsi, les crises de rage propres à la jeunesse pourraient bien être aggravées par des lésions de la symphyse sphéno-basilaire.

8. L'HYPOPHYSE. Si la selle du diaphragme est tirée d'un côté par les parties antérieures de la tente, le développement de l'hypophyse sera entravé et le métabolisme de croissance et le comportement seront dérangés.

II. Mécanismes de lésion

A. CONSIDÉRATIONS GÉNÉRALES. Les lésions de flexion ou d'extension sans complications sont très rares. Une lésion sphéno-basilaire s'accompagne généralement de lésions au visage ou à la voûte. La flexion et l'extension respiratoires continuent, bien que gênées par les autres lésions.

B. CLASSIFICATION DES LÉSIONS

1. La flexion (sphénoïde) – la flexion (occiput).
2. L'extension (sphénoïde) – l'extension (occiput).
3. La torsion.
    a. Avec flexion-flexion.
    b. Avec extension-extension.
4. L'inclinaison latérale-rotation
    a. Avec flexion-flexion.
    b. Avec extension-extension.
5. La contrainte ou le déplacement
    a. Vertical.
        1) Flexion-extension (sphénoïde haut)
            a) Avec torsion.
            b) Avec inclinaison latérale-rotation.
        2) Extension-flexion (sphénoïde bas)
            a) Avec torsion.
            b) Avec inclinaison latérale-rotation.
    b. Latéral
        1) Le sphénoïde à gauche – l'occiput à droite.
        2) Le sphénoïde à droite – l'occiput à gauche.
6. La compression. Le mouvement est limité ou absent.
7. Les lésions intra-osseuses. Composantes à la naissance.

III. Diagnostic et correction des lésions

A. LA FLEXION

1. LES ANTÉCÉDENTS ne sont pas d'une importance particulière pour le diagnostic de la flexion sauf ceux liés au traumatisme.
2. OBSERVATION (voir chapitre II)
    a. Contours généraux. Le front est relativement large et oblique. Le bregma et la suture sagittale sont relativement bas. La glabelle est en recul. La largeur augmente à travers l'écaille du temporal.

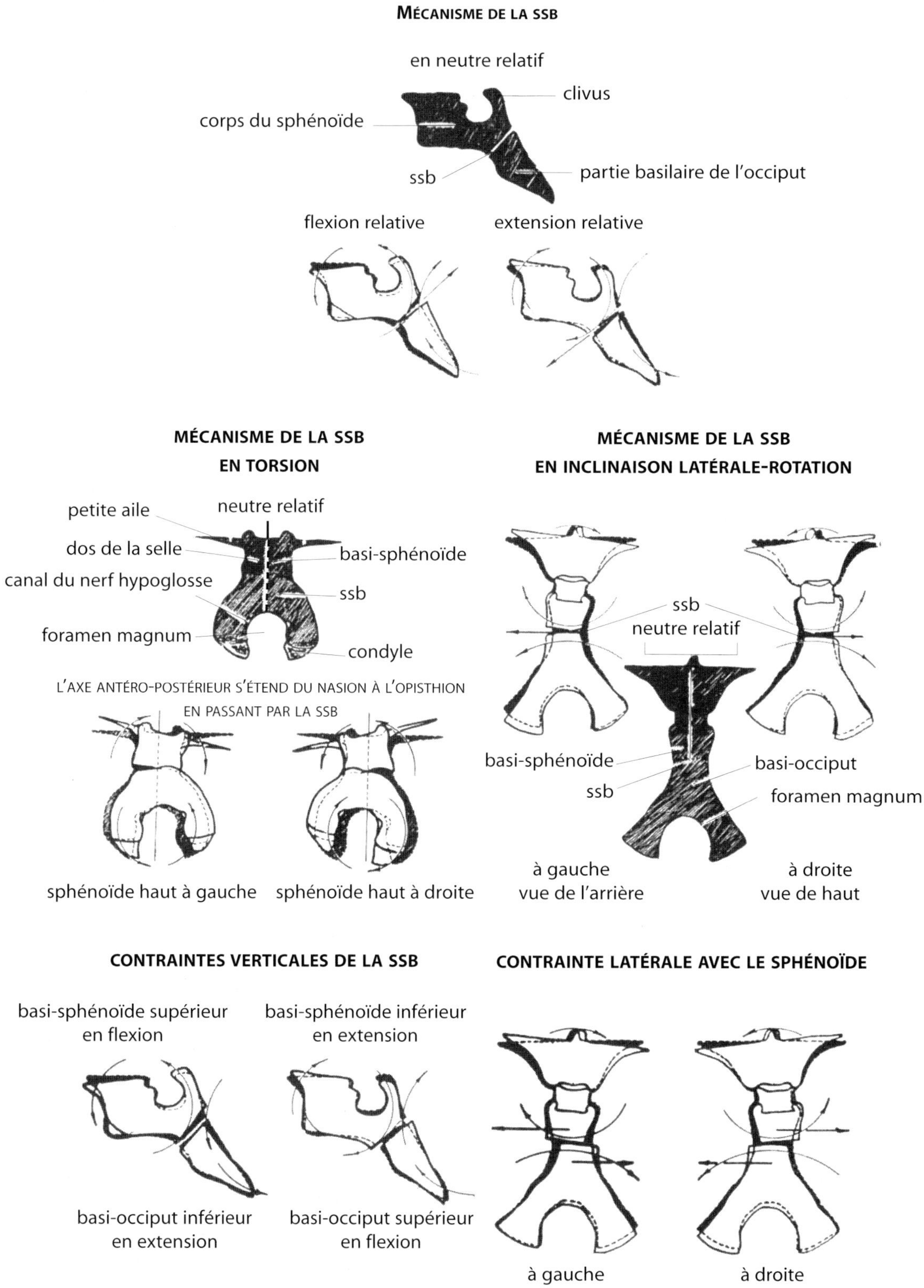

Fig. 24. Mécanique de la symphyse sphéno-basilaire.

b. La position du sphénoïde. Elle se manifeste par la rotation sur un axe transverse pour amener les angles latéraux du frontal vers l'avant avec une rotation externe de tous les os faciaux. Cela entraîne un élargissement symétrique des orbites, la proéminence des bulbes des yeux, l'écartement latéral des processus alvéolaires, etc. Cette caractéristique du maxillaire en rotation externe est le critère le plus fiable. Toutes variations de l'image physiologique présentée ci-dessus, comme le zygoma en rotation interne, suggère la présence d'un traumatisme.

c. La position de l'occiput se manifeste par une circumduction sur un axe transverse avec une plénitude basse dans la région condylo-squameuse et une rotation externe des temporaux et des pariétaux, symétriquement de chaque côté. Les oreilles sont proéminentes.

3. LA PALPATION DE POSITION (voir chapitres II et III)

a. Le sphénoïde. Les deux grandes ailes sont hautes. Il contrôle les deux quadrants antérieurs.

1) Les angles latéraux du frontal sont pareillement antérieurs.
2) Les orbites et les angles fronto-zygomatiques sont pareillement larges.
3) Les bulbes des yeux sont pareillement proéminents.
4) Les tubérosités zygomatiques sont pareillement plates.
5) Le maxillaire
   a) Les processus frontaux approchent le plan coronal.
   b) Les processus alvéolaires sont plus écartés.
   c) Les processus palatins sont pareillement bas postérieurement.
   d) Les processus ptérygoïdes sont pareillement postéro-inférieurs.

b. L'occiput. Les deux côtés sont pareillement inférieurs. Il contrôle les deux quadrants postérieurs.

1) Les pointes mastoïdiennes sont pareillement postéro-médianes.
2) Les parties mastoïdiennes sont pareillement antéro-latérales
3) Les angles auriculo-squameux sont pareillement larges.
4) L'écaille du temporal est pareillement proéminente latéralement.

c. Le diamètre antéro-postérieur est égal des deux côtés.

d. Toute anomalie par rapport à ce modèle est probablement d'origine traumatique.

4. LA PALPATION DE MOUVEMENT (voir chapitres II et III)

a. L'approche par la voûte. Les pouces sont entrecroisés au-dessus de la voûte sans la toucher. Cette position permet de réaliser une action mécanique par les muscles longs fléchisseurs du pouce et les fléchisseurs profonds des doigts par un contact correct sur les pariétaux. Les doigts sont écartés de chaque côté de la tête, les index sur la surface fronto-sphénoïdale ou sur la surface latérale de la grande aile, les phalanges

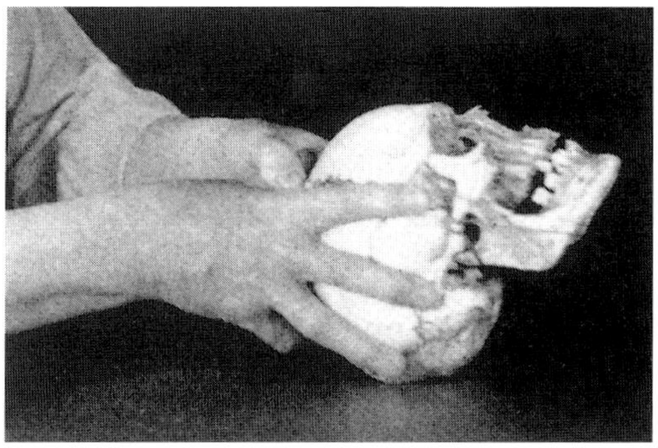

Fig. 25. Approche par la voûte de la symphyse sphéno-basilaire sur le crâne.

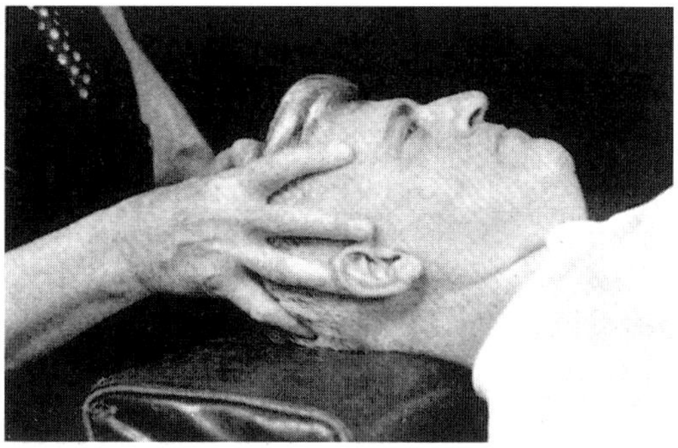

Fig. 26. Approche par la voûte de la symphyse sphéno-basilaire sur la tête.

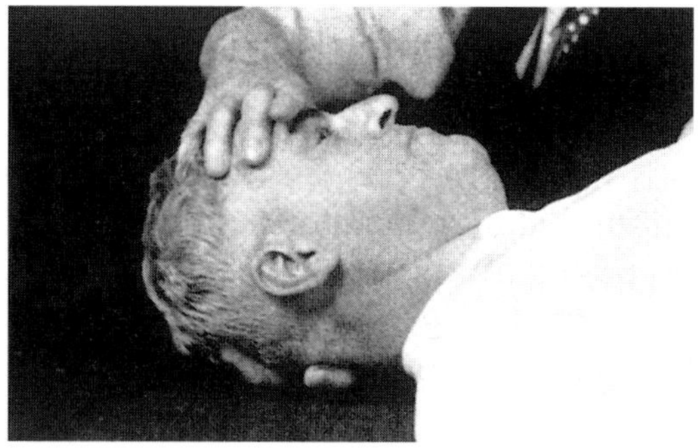

Fig. 27. Approche fronto-occipitale de la symphyse sphéno-basilaire sur la tête.

moyennes ou proximales des majeurs sur les angles inférieurs antérieurs des pariétaux, les annulaires sur les angles mastoïdiens des pariétaux et les auriculaires sur l'écaille de l'occipital.

Visualisez l'axe transverse du sphénoïde passant à travers le corps et le pivot sphéno-squameux tandis que l'axe transverse de l'occiput se trouve au-dessus du processus jugulaire au même niveau que la symphyse sphéno-basilaire. TESTEZ LA FLEXION en initiant délicatement la rotation externe des pariétaux (en les soulevant antéro-latéralement), par les phalanges proximales de l'annulaire et du majeur seulement. En même temps, les index peuvent amener les angles latéraux des frontaux antérieurement. Ce mouvement est simplement initié puis suivi en laissant la fluctuation du liquide céphalo-rachidien et les membranes de tension réciproque le poursuivre.

b. L'approche fronto-occipitale

Une main est en coupe sous l'écaille de l'occipital, médiale aux angles latéraux, pour la guider. L'autre main contrôle le sphénoïde, le majeur sur une grande aile et le pouce sur l'autre, en faisant bien attention d'éviter les pincements qui pourraient causer un blocage du mécanisme. La paume rapproche l'écaille du frontal. TESTEZ LA FLEXION, à nouveau, en initiant simplement le mécanisme et en laissant la fluctuation du liquide céphalo-rachidien et des membranes le continuer. Comme ci-dessus, pensez aux axes de rotation. Assistez l'élévation de la symphyse sphéno-basilaire par un soulèvement très léger des grandes ailes. Les angles latéraux des frontaux sont ensuite amenés antérieurement autour de leur arc de mouvement court tandis que l'occiput est en circumduction antérieure autour de son arc de rotation.

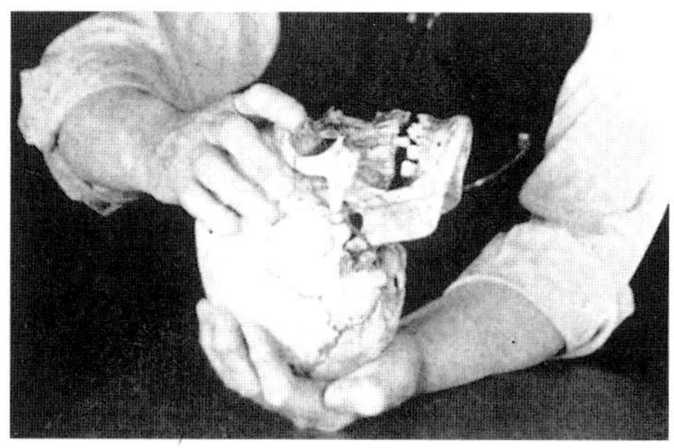

Fig. 28. Approche fronto-occipitale de la symphyse sphéno-basilaire sur le crâne.

Par l'initiation de ces deux mouvements, s'il n'est pas bloqué, le mécanisme poursuivra jusqu'à sa conclusion normale. La symphyse s'élève. L'inion et l'angle supérieur de l'occiput s'abaissent. Le processus ethmoïdal du sphénoïde s'abaisse également, et la région en L se déplace antéro-inférieurement et légèrement latéralement.

Si une lésion en flexion est présente, le mouvement est relativement libre si l'on exagère la position de flexion, mais limité dans la direction opposée (extension).

5. LA CORRECTION DES LÉSIONS

a. L'approche par la voûte. Après que la marée de liquide a amené le mécanisme au point d'équilibre de tension membranaire, les mains de l'opérateur maintiennent délicatement la position. Le liquide céphalo-rachidien est ensuite dirigé vers la symphyse à partir du vertex par les pouces et à partir du sacrum ou des pieds pour obtenir la correction.

b. L'approche fronto-occipitale. Ici, le liquide peut être dirigé à partir du vertex par l'extrémité de l'annulaire de la main qui soutient l'occiput, ou par un assistant.

c. La technique à plusieurs mains. Cette technique est particulièrement applicable dans le cas de fixations chroniques. C'est une méthode très efficace pour initier le mécanisme vers le point d'équilibre. Il faut l'appliquer avec prudence pour éviter les réactions. Une personne peut contrôler le frontal d'une main ou des deux tandis qu'une autre dirige les pariétaux et une troisième s'occupe de l'occiput.

d. Autres méthodes. La flexion peut être encouragée par bien d'autres méthodes : le soulèvement de la partie antérieure de la suture intermaxillaire, le déplacement des ptérygoïdes vers l'arrière, le maintien des processus mastoïdes sur une ligne postéro-médiane, etc.

B. L'EXTENSION

1. L'HISTOIRE. L'asthme et la rhinite chronique sont communs aux lésions d'extension.

2. L'OBSERVATION. Le contraire de la flexion (voir ci-dessus et chapitre II).

3. LA PALPATION DE POSITION. Le contraire de la flexion. À nouveau, les maxillaires sont le critère le plus fiable. Les processus frontaux approchent le plan sagittal, les processus alvéolaires sont plus verticaux et le palais dur réellement arqué.

4. LA PALPATION DE MOUVEMENT

a. L'approche par la voûte. L'extension est initiée en déplaçant les pariétaux en rotation interne, en amenant les angles sphénoïdaux postérieurement et légèrement médianement tandis que les angles mastoïdiens sont déplacés médianement et légèrement postérieurement.

b. L'approche fronto-occipitale. L'extension est initiée en renversant l'arc de mouvement des deux composants autour de leurs axes par rapport à celui de la flexion.

5. LA CORRECTION DE LA LÉSION. Le contraire de la flexion. La pression sur la suture intermaxillaire doit se faire bien en arrière au point cruciforme pour produire l'extension par le soulèvement du palais dur. Les parties mastoïdiennes, et non les processus, doivent être maintenues postéro-médianement.

IL NE FAUT PAS TENTER UNE CORRECTION PAR L'APPROCHE NASO-PHARYNGÉE DE LA SYMPHYSE SPHÉNO-BASILAIRE pour éviter que la tension sur la jonction de la faux avec la tente ne déchire la grande veine cérébrale, ce qui entraîne des résultats désastreux.

6. L'APPLICATION À L'ASTHME

Les expirations forcées dues au spasme bronchique tendent à produire une lésion d'expiration chronique. De même, une lésion d'expiration chronique tend à favoriser l'asthme. Un cercle vicieux se met ainsi en place.

Les processus ptérygoïdes, dans la lésion d'expiration, sont comprimés vers l'avant et produisent une pression des tissus mous sur les ganglions ptérygo-palatins dans les fosses ptérygo-palatines. Le trophisme perturbé de la muqueuse alimentée par ces ganglions affaiblit la résistance aux irritations de protéines étrangères et entrave le réchauffement et l'humidification de l'air inspiré. Les crises d'asthme sont favorisées par l'un ou l'autre de ces mécanismes, voire les deux.

D'autres problèmes respiratoires peuvent résulter du développement de tensions. La perte de l'accommodation du muscle ptérygoïdien limite cette partie du conduit. Une rotation interne excessive des temporaux peut affecter les muscles sterno-cléido-mastoïdiens. Puisque la faux et la tente sont gênées dans leur fonctionnement, tout le mécanisme craniosacré est bloqué. D'autres ramifications comprennent les nerfs vagues et la relation hypophyso-surrénalienne. Une contraction ventriculaire généralisée signifie que la fluctuation du liquide céphalo-rachidien est anormale. Il existe d'autres possibilités. En cas de crise grave, le traitement devrait commencer par la compression du quatrième ventricule, au besoin en position assise (voir chapitre V). A chaque expiration, maintenue à la limite, et par la traction de l'inspiration involontaire, les membranes seront libérées dans une certaine mesure. La respiration se normalisera et l'on pourra tenter de corriger l'extension sphéno-basilaire. Le maintien des ptérygoïdes postéro-inférieurement est une approche stratégique.

C. LA TORSION. Il s'agit d'une torsion entre le corps du sphénoïde et la partie basilaire de l'occiput autour d'un axe antéro-postérieur dans des directions opposées de sorte que le corps du sphénoïde et la grande aile s'élèvent d'un côté tandis que la partie basilaire de l'occiput s'abaisse de ce côté.

1. L'HISTOIRE n'est pas concluante.
2. OBSERVATION (voir chapitre II)
   - a. Le contour général. Le diamètre antéro-postérieur est pareil des deux côtés.
   - b. La position du sphénoïde. Elle se manifeste par une rotation sur un axe antéro-postérieur de sorte que les os périphériques (pairs) du côté de l'aile haute adoptent des positions similaires à celles que l'on trouve lorsque le sphénoïde est en flexion. C'est le contraire du côté de l'aile basse. Des découvertes spécifiques sont reprises dans la section consacrée à la palpation ci-dessous.
   - c. La position de l'occiput. Elle se manifeste par une rotation sur un axe antéro-postérieur de sorte que le temporal et le pariétal du côté de l'occiput bas adoptent des positions similaires à celles que l'on trouve lorsque l'occiput est en flexion. C'est le contraire du côté de l'occiput haut. Des découvertes spécifiques sont indiquées ci-dessous.

3. LA PALPATION DE POSITION (voir chapitres II et III)

	QUADRANT DE L'AILE HAUTE (Occiput bas)	QUADRANT DE L'AILE BASSE (Occiput haut)
a. Frontal	Angle latéral antérieur	Postérieur
b. Orbite et angle fronto-zygomatique	Large	Etroit
c. Bulbe de l'œil	Plus proéminent	Moins proéminent
d. Zygoma	En éversion supérieure	En inversion supérieure
e. Maxillaire	Processus frontal plus coronal	Plus sagittal
	Processus alvéolaire plus écarté	Plus vertical
	Processus palatin plus horizontal	Plus arqué
f. Temporal	Pointe mastoïdienne postéro-médiane	Antéro-latérale
	Partie mastoïdienne antéro-latérale	Postéro-médiane
	Angle auriculo-squameux augmenté	Réduit
g. Occiput	Supra-occiput bas	Haut

h. Toute anomalie par rapport à ce qui précède est probablement d'origine traumatique.

4. LA PALPATION DE MOUVEMENT (voir chapitres II et III)

a. L'approche par la voûte

Même position que pour la flexion. L'index d'une main initie l'élévation de la grande aile (ou l'angle latéral du frontal ou l'angle sphénoïde du pariétal) d'un côté. En même temps, l'annulaire et l'auriculaire de l'autre main induisent l'élévation de l'angle mastoïdien du pariétal opposé. Observez l'action de « suivi jusqu'au bout » du liquide céphalo-rachidien et des membranes. Répétez cette action dans la direction opposée et comparez la relative liberté de mouvement.

b. L'approche fronto-occipitale

Même position que pour la flexion. En gardant à l'esprit l'axe antéro-postérieur, initiez l'élévation d'une grande aile et la rotation inférieure de l'occiput du même côté. Revenez au point neutre et renversez la torsion en observant l'action de la marée et des membranes.

5. LA CORRECTION DES LÉSIONS. La lésion est appelée torsion droite (ou gauche) ou torsion avec la grande aile haute à droite (ou à gauche) si la symphyse sphéno-basilaire se déplace dans cette position le plus facilement et avec le plus grand degré d'excursion.

a. L'approche par la voûte. Laissez la marée de liquide emporter le mécanisme vers le point d'équilibre, maintenez délicatement cette position et dirigez le liquide céphalo-rachidien à partir de la ligne médiane (vertex, sacrum, pieds).

b. L'approche fronto-occipitale. Suivez la même procédure que ci-dessus.

c. La technique à plusieurs mains peut s'avérer plus efficace dans les cas compliqués.

D. L'INCLINAISON LATÉRALE-ROTATION. Il s'agit de l'inclinaison latérale du sphénoïde et de l'occiput autour d'axes verticaux parallèles avec une tendance au rapprochement au niveau de la concavité et à l'éloignement au niveau de la convexité. La symphyse tend à former un angle vers cette dernière. En même temps, les deux os effectuent une rotation inférieure du côté de la convexité autour d'un axe antéro-postérieur, avec élévation du côté opposé.

1. L'HISTOIRE n'est pas concluante.
2. OBSERVATION (voir chapitre II)

   a. Contour général. Un aspect latéral est relativement convexe ; l'autre relativement concave.

   b. La position du sphénoïde. Lorsque le sphénoïde effectue sa rotation autour d'un axe antérieur-postérieur, les os pairs du côté de l'aile haute adoptent une position similaire à celle adoptée lorsque le sphénoïde est en flexion. La similarité est toutefois plus modifiée qu'en torsion à cause de l'inclinaison latérale autour d'un axe vertical.

   c. La position de l'occiput. Comme dans le cas de la torsion, le temporal et le pariétal du côté de l'occiput bas adoptent des positions similaires à celle que l'on trouve lorsque l'occiput est en flexion, bien que modifiées par l'inclinaison latérale.

   Des découvertes spécifiques sont indiquées ci-dessous.
3. LA PALPATION DE POSITION (voir chapitres II et III)

	CONVEXITÉ	CONCAVITÉ
a. Frontal	Angle latéral postérieur	Antérieur
b. Orbite et angle fronto-zygomatique	Étroit	Large
c. Bulbe de l'œil	Moins proéminent	Plus proéminent
d. Zygoma	En inversion supérieure	En éversion supérieure
e. Maxillaire	Processus frontal plus sagittal	Plus coronal
	Processus alvéolaire plus vertical	Plus écarté
	Processus palatin plus arqué	Plus horizontal
f. Temporal	Pointe mastoïdienne postéro-médiane	Antéro-latérale
	Partie mastoïdienne antéro-latérale	Postéro-médiane
	Angle auriculo-squameux augmenté	Réduit
g. Occiput	Supra-occiput bas	Haut

   h. Toute anomalie par rapport à ce qui précède est probablement d'origine traumatique. Toutefois, il convient de se souvenir que la flexibilité des grandes ailes aide à maintenir l'intégrité de toutes les sutures concernées. Lorsque le corps du sphénoïde se déplace vers l'avant d'un côté au cours de son inclinaison latérale sur son axe vertical, la pointe de la grande aile du même côté se déplace relativement vers l'arrière. Il doit le faire pour maintenir le contact avec ses annexes et il y arrive en effectuant une torsion ou une rotation postérieure sur son axe transverse.

4. LA PALPATION DE MOUVEMENT (voir chapitres II et III)

a. L'approche par la voûte

Même position que pour la flexion. Pour initier le mécanisme vers la position d'inclinaison latérale-rotation, rapprochez simplement les doigts d'un côté de la tête délicatement. Le liquide et les membranes poursuivront et les doigts de l'autre côté sentiront l'écartement et l'abaissement de la convexité. Faites la même opération de l'autre côté et comparez les résultats.

b. L'approche fronto-occipitale

Même position que pour la flexion. En visualisant les axes verticaux, appliquez l'inclinaison latérale au sphénoïde et à l'occiput et la rotation caudale du côté où la symphyse sphéno-basilaire tend à former un angle. Assurez-vous de laisser le liquide poursuivre le mouvement lorsqu'il est initié. Comparez les deux côtés.

5. LA CORRECTION DES LÉSIONS. La lésion est appelée inclinaison latérale-rotation du côté où le mécanisme se déplace le plus facilement et le plus complètement.

a. L'approche par la voûte. Laissez la marée emporter le mécanisme au point d'équilibre, maintenez cette position délicatement et dirigez le liquide céphalo-rachidien à partir de la ligne médiane (vertex, sacrum, pieds).

b. L'approche fronto-occipitale. Suivez la même procédure que ci-dessus.

c. La technique à plusieurs mains peut s'avérer utile ici aussi.

E. LA CONTRAINTE OU LE DÉPLACEMENT DE LA SYMPHYSE SPHÉNO-BASILAIRE

DÉFINITION. L'état dans lequel le corps du sphénoïde et la partie basilaire de l'occiput sont forcés de se déplacer ou subissent une contrainte dans des directions relativement opposées au niveau de la symphyse, verticalement, latéralement ou selon une combinaison des deux. Un déplacement réel est possible avant la fusion du sphénoïde avec l'occiput.

1. LA CONTRAINTE VERTICALE OU LE DÉPLACEMENT. Il s'agit d'une force de cisaillement verticale au niveau de la symphyse avec rotation des deux os dans la même direction sur leurs axes transverses. Elle peut accompagner n'importe laquelle des quatre positions sphéno-basilaires de base en lésion.

a. LES MÉCANISMES DE LÉSION

1) Classification des lésions

a) Flexion-extension (sphénoïde haut, déplacement supérieur).
Peut accompagner la torsion ou l'inclinaison latérale-rotation.

b) Extension-flexion (sphénoïde bas, déplacement inférieur).
Peut accompagner la torsion ou l'inclinaison latérale-rotation.

2) Production des lésions

a) Non traumatique ou pour compenser une contrainte physiologique.

b) Traumatisme indirect du sphénoïde qui provoque son déplacement vers le haut ou vers le bas au niveau de la symphyse par rapport à l'occiput.

c) Traumatisme direct ou indirect de l'occiput qui provoque son déplacement vers le haut ou vers le bas au niveau de la symphyse par rapport au sphénoïde. Une chute affectant la base de la colonne peut être transmise par les vertèbres jusqu'aux parties condylaires. Un coup sur l'angle supérieur de l'occiput ou une lésion pariéto-occipitale peut forcer la partie occipito-mastoïdienne à se déplacer vers le haut. Un coup sur le supra-occiput ou une lésion occipito-mastoïdienne peut forcer la partie basilaire à se déplacer vers le bas.

b. LE DIAGNOSTIC DES LÉSIONS

1) L'histoire du traumatisme avec une attention particulière pour la situation, la direction et la force.

2) L'observation. Les découvertes seront dues à la lésion périphérique qui a provoqué la contrainte ou le déplacement, surtout si le traumatisme a eu lieu après la fusion. Avant cela, elles seront visibles ou palpables en fonction du degré de déplacement.

3) La palpation de position. Voir L'observation.

4) La palpation de mouvement

a) L'approche par la voûte. Faites pivoter le sphénoïde et l'occiput dans la même direction sur leurs axes transverses. Ainsi, pour déceler un déplacement vertical avec le sphénoïde haut au niveau de la symphyse, utilisez les deux index pour initier la flexion du sphénoïde et en même temps, utilisez les auriculaires pour entamer la circumduction de l'occiput en extension. Effectuez le contraire pour déceler la contrainte avec le sphénoïde bas.

b) L'approche fronto-occipitale. Voir ci-dessus.

c. LA CORRECTION DES LÉSIONS

1) L'approche par la voûte. Laissez la marée emporter le mécanisme vers le point d'équilibre, maintenez cette position délicatement et dirigez le liquide céphalo-rachidien de la ligne médiane. Il peut s'avérer nécessaire de corriger les lésions périphériques d'abord, surtout si elles constituent le premier traumatisme.

2) L'approche fronto-occipitale. Voir ci-dessus.

3) La technique à plusieurs mains peut être avantageuse.

2. LA CONTRAINTE LATÉRALE OU LE DÉPLACEMENT. Il s'agit d'une force de cisaillement latérale au niveau de la symphyse avec rotation des deux os dans la même direction sur leurs axes verticaux. Elle peut accompagner n'importe laquelle des quatre positions sphéno-basilaires de base en lésion.

a. LES MÉCANISMES DE LÉSION

1) Classification des lésions

a) Le sphénoïde à gauche et l'occiput à droite.
On l'appelle contrainte gauche ou déplacement.

b) Le sphénoïde à droite et l'occiput à gauche.
On l'appelle contrainte droite ou déplacement.

2) La production des lésions

a) Non-traumatique ou pour compenser une contrainte physiologique.

b) Le sphénoïde peut être forcé latéralement par un coup ou une pression. Une distorsion marquée peut apparaître avant que les ailes fusionnent au corps.

c) L'occiput peut être déplacé à la suite d'un coup ou d'une pression. Avant la fusion des composants, la partie basilaire sera déplacée (voir chapitre XI). Après la fusion, l'os se déplace comme une unité et il peut en résulter un modelage. Il peut également exister un déplacement occipito-mastoïdien unilatéral, notamment en cas de coup sur un angle latéral qui force la partie basilaire latéralement, ou un coup sur le temporal.

d) Dans le cas de la DÉFORMATION EN PARALLÉLOGRAMME, le sphénoïde et l'occiput d'un côté de la tête se déplacent vers l'avant tandis que le sphénoïde et l'occiput de l'autre côté se déplacent vers l'arrière, accompagnés d'un déplacement latéral au niveau de la symphyse.

b. LE DIAGNOSTIC DES LÉSIONS

1) L'histoire du traumatisme avec une attention particulière pour la situation, la direction et la force.

2) L'observation. Possibilité de distorsion, déformation en parallélogramme, etc.

3) La palpation de position. Voir L'observation.

4) La palpation de mouvement

a) L'approche par la voûte. Amenez la grande aile et l'angle latéral de l'occiput vers l'avant d'un côté et vers l'arrière de l'autre côté. Vérifiez la position contraire. En rotation sur son axe vertical, le sphénoïde se déplace au niveau de la symphyse du côté qui est amené vers l'avant. La partie basilaire de l'occiput se déplace du côté qui est poussé vers l'arrière.

b) L'approche fronto-occipitale. Voir ci-dessus.

c. LA CORRECTION DES LÉSIONS

1) L'approche par la voûte. Laissez la marée emporter le mécanisme vers le point d'équilibre, maintenez cette position délicatement et dirigez le liquide céphalo-rachidien de la ligne médiane. Il peut s'avérer nécessaire de corriger les lésions périphériques d'abord, surtout si elles représentent le premier traumatisme. Pour en savoir plus sur les lésions des composants de l'occiput, voir le chapitre XI.

2) L'approche fronto-occipitale. Voir ci-dessus.

3) La technique à plusieurs mains peut être avantageuse.

F. LA COMPRESSION DE LA SYMPHYSE SPHÉNO-BASILAIRE

DÉFINITION. Le rapprochement du corps du sphénoïde et de la partie basilaire de l'occiput. L'intensité de ce phénomène peut varier de la simple suggestion comme dans le cas d'un chapeau trop serré, jusqu'à la fracture de compression ou « lésion discale » dans les cas les plus graves. Le mouvement peut se voir modérément gêné ou complètement empêché. La compression des tissus peut impliquer autant l'os que le cartilage.

1. LES MÉCANISMES DE LÉSIONS

a. La compression excessive de la tête du fœtus qui peut être due aux contractions puissantes de l'utérus, particulièrement lorsqu'il existe une résistance non naturelle à la naissance du bébé. L'exemple principal est l'acte impardonnable de certaines infirmières qui maintiennent fermées les jambes de la mère pour retarder l'accouchement jusqu'à l'arrivée du médecin.

b. La compression traumatique au cours de la vie. Celle-ci peut être due à un coup frontal touchant par exemple le nasion, la glabelle ou l'écaille frontale et dont la force est transmise jusqu'à la symphyse. De même, un coup porté à l'arrière de la tête ou une secousse puissante provenant du bas du corps et transmise par la dure-mère rachidienne peut être responsable de la compression.

2. LE DIAGNOSTIC DES LÉSIONS

a. L'histoire du traumatisme avec une référence particulière à la situation, la direction et la force.

b. L'observation. Aucun indice sauf si elle est excessive.

c. La palpation de position. Aucun indice sauf si elle est excessive.

d. La palpation de mouvement. Tous les mouvements sont limités ou impossibles.

3. LA CORRECTION DES LÉSIONS. LA TENSION À DEUX VOIES

a. L'approche par la voûte. Soulevez les angles latéraux du frontal vers l'avant au moyen des deux index en maintenant les angles latéraux de l'occiput vers l'arrière avec les auriculaires.

b. L'approche fronto-occipitale. Tirez le sphénoïde vers l'avant tout en maintenant l'occiput vers l'arrière.

c. La technique à plusieurs mains peut se révéler avantageuse, l'opérateur maintenant l'occiput et les temporaux tandis que l'assistant soulève les frontaux. L'opérateur peut également appliquer l'approche par la voûte pendant que l'assistant soulève les index de l'opérateur (voir Fig. 32).

Dans les cas récalcitrants, l'opérateur peut appliquer les éminences thénars sur l'occiput juste derrière la suture lambdoïde et bloquer les doigts pour obtenir un effet de levier musculaire, en effectuant une compression interne et en tirant l'occiput vers l'arrière. En même temps, l'assistant, par le même type d'application, comprime les angles latéraux de l'os frontal et le tire vers l'avant. L'assistant continue à décompresser la symphyse sphéno-basilaire, mais l'opérateur glisse alors les mains vers l'avant pour inclure les processus mastoïdes, en les maintenant vers l'arrière et dans une ligne médiane pour obtenir une rotation externe des temporaux et faire fléchir la symphyse.

d. DANS TOUT CE QUI PRÉCÈDE, si la compression est telle qu'aucun mouvement ne peut être décelé, procédez d'abord à la décompression. Sinon, trouvez le point d'équilibre des membranes de tension avant la décompression. Cela signifie l'essai de toutes les positions de lésion sphéno-basilaire possibles. Ensuite, maintenez le point d'équilibre, dirigez le liquide à partir de la ligne médiane et attendez que la marée et la traction des membranes rétablissent l'équilibre.

G. LE MODELAGE

1. Le sphénoïde. Lorsque le sphénoïde effectue une rotation sur son axe antéro-postérieur, la torsion de l'ensemble grande aile-ptérygoïde sur le corps peut être une pure accommodation physiologique. Du côté bas, le corps du sphénoïde et le ptérygoïde se déplacent vers l'avant tandis que la partie supérieure de l'aile se déplace vers l'arrière. Ainsi la grande aile effectue une rotation sur un axe transverse. Sa partie inférieure se déplace vers l'avant pour rétrécir la fissure orbitaire inférieure.

Toutefois, une telle torsion peut être excessive, particulièrement lorsque la racine de la grande aile rejoint le corps, à la manière du tenon et de la mortaise, qui ne s'uniront pas avant la fin de la première année de vie. Elle est responsable d'une grande partie de la distorsion que l'on peut déceler sur de nombreux « rameaux courbés ». Le traitement peut demander un modelage considérable afin de rétablir la position naturelle.
2. L'occiput. Le modelage de l'écaille peut se faire selon les méthodes habituelles décrites au chapitre IV.

H. LES LÉSIONS INTRA-OSSEUSES

1. L'occiput. Voir le chapitre XI et les considérations sur la compression des parties condylaires de l'occiput. Voir également le chapitre X et le traitement des lésions intra-osseuses chez le nouveau-né et l'enfant.

La technique sphéno-basilaire. Les doigts de la main droite contrôlent l'occiput. Les doigts de la main gauche contrôlent le frontal et le sphénoïde. Remarquez que le majeur est sur la ligne médiane et recouvre l'attache de la faux tandis que l'index et les annulaires rapprochent les grandes ailes. A l'évidence, cela n'est possible que chez les enfants et les nouveau-nés. Les pouces font office de point d'appui et dirigent également la marée de liquide vers la symphyse.

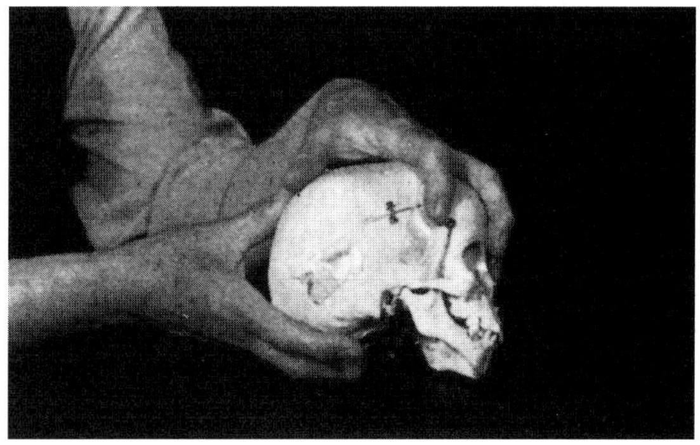

Fig. 29. Technique sphéno-basilaire sur le crâne d'un enfant.

Il en va de même de la décompression de la symphyse sphéno-basilaire et de l'augmentation de la tension sur les membranes induites par le soulèvement du sphénoïde vers l'avant et la traction de l'occiput vers l'arrière. La décompression de la symphyse sphéno-basilaire par n'importe quel type de tension à deux voies ouvre également bien d'autres articulations. Cela, combiné à l'efficacité accrue de la tension membranaire, augmente encore la certitude des mesures correctrices de la marée de liquide dirigée.

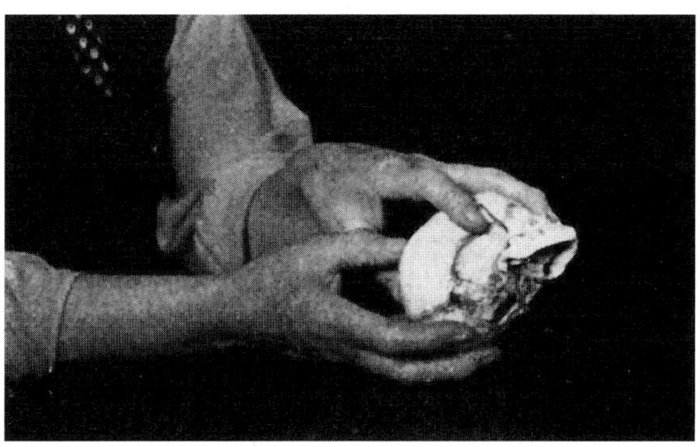

Fig. 30. Technique sphéno-basilaire sur le crâne d'un nouveau-né.

L'approche fronto-occipitale pour la décompression sphéno-basilaire et la tension antéropostérieure accrue des membranes. Le liquide céphalo-rachidien peut être dirigé à partir du talon de la main droite, du doigt du patient ou par un assistant situé à sa tête, ou encore à partir de la ligne médiane caudale.

L'approche par la voûte par la technique à plusieurs mains. Les auriculaires maintiennent l'occiput vers l'arrière et augmentent la traction sur les membranes. Les index soulèvent les angles latéraux des frontaux vers l'avant. L'opérateur s'efforce de sentir le point d'équilibre de tension membranaire. L'effet de la TENSION À DEUX VOIES peut être localisé en modifiant l'application des doigts. Il peut également être combiné à une traction des membranes rachidiennes induite par un assistant qui maintient le sacrum en flexion afin de produire une tension À TROIS VOIES. Cette technique est particulièrement efficace chez les nouveau-nés et les enfants qui demandent une expansion totale de la tête.

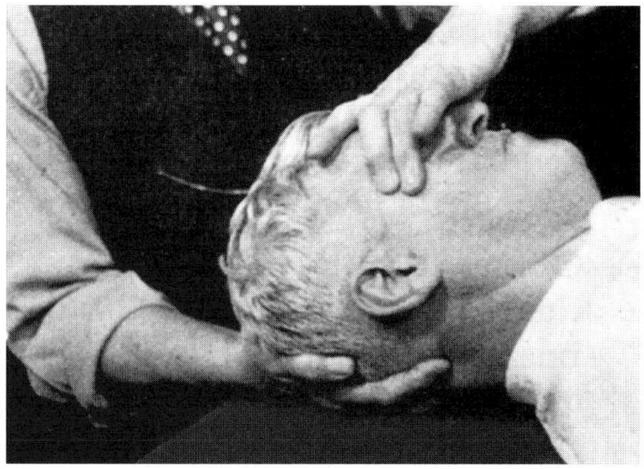

Fig. 31. Approche fronto-occipitale pour la décompression sphéno-basilaire.

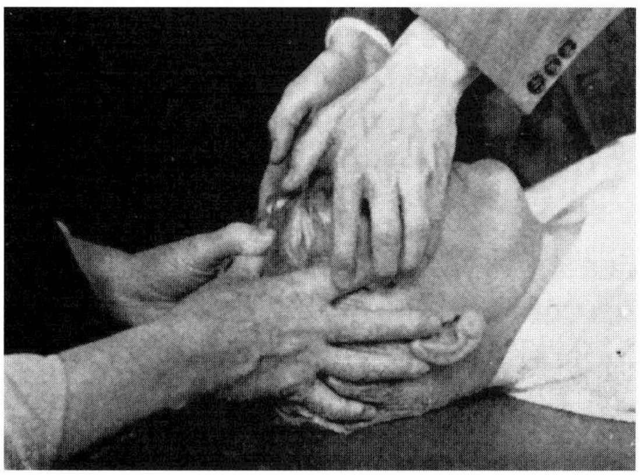

Fig. 32. Approche par la voûte par la technique à plusieurs mains pour la décompression sphéno-basilaire (tension à deux voies).

2. Le sphénoïde. Il est en trois parties à la naissance : l'ensemble corps et petites ailes et deux ensembles grande aile et ptérygoïde. Toutefois, puisque le présphénoïde et le postsphénoïde ne fusionnent que peu de temps avant la naissance et que la tête du fœtus subit généralement un modelage prénatal, il convient d'envisager les éléments suivants :

a. Les présphénoïdes (et les petites ailes) sont approchés par le frontal au niveau de l'incisure ethmoïdale et entre ses surfaces temporales (bord orbitaire postérieur).

b. Les postsphénoïdes (et les grandes ailes même s'il existe une grande mobilité et une grande torsion entre le corps et les ailes) sont approchés par les ptérygoïdes plutôt que par les zones en L puisque ces dernières sont très proches des petites ailes.

c. Les lésions entre le présphénoïde et le postsphénoïde peuvent correspondre à n'importe laquelle des positions de la symphyse sphéno-basilaire en lésion. De même, le pré-sphénoïde et l'ethmoïde peuvent faire partie de la « réaction en chaîne » de distorsions que l'on retrouve dans la compression des parties condylaires (voir chapitre XI). L'anormalité des orbites du mongolien trouve son origine dans la distorsion du pré- et du postsphénoïde qui altère les relations normales des grandes et petites ailes.

d. L'ensemble grande aile-ptérygoïde peut présenter une anomalie, l'aile étant déplacée vers le milieu et le ptérygoïde latéralement ou vice versa. Ce phénomène peut être unilatéral ou bilatéral. L'effet compensatoire frontal sur les grandes ailes et les zones en L peut entraîner la distorsion. Lorsque toutes les articulations sont libres, les os reprendront leurs relations et leurs contours normaux.

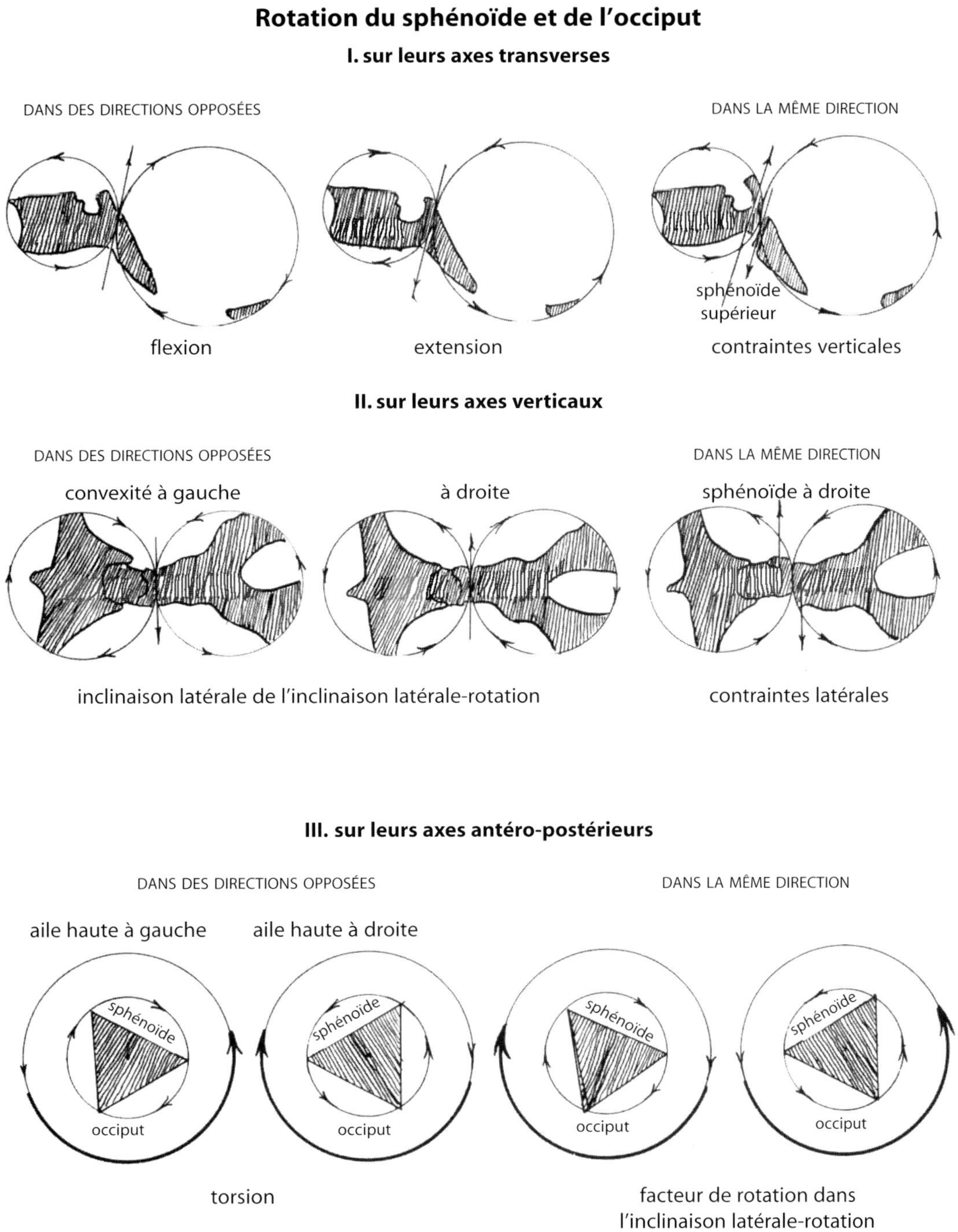

Fig. 33. Axes de mouvement dans les lésions sphéno-basilaires.

IV. Synthèse des lésions de la symphyse sphéno-basilaire

LA PROCÉDURE À SUIVRE EN CAS DE LÉSION SPHÉNO-BASILAIRE COMPLEXE est la suivante :

1. Lésion sphéno-basilaire sans blocage périphérique
   a. Trouvez le point d'équilibre de tension membranaire en flexion ou en extension et maintenez-le délicatement.
   b. Trouvez le point d'équilibre dans la torsion et maintenez-le.
   c. Trouvez le point d'équilibre dans l'inclinaison latérale-rotation et maintenez-le.
   d. Ajoutez un déplacement vertical ou latéral et maintenez-le.
   e. Procédez à la décompression si indiqué.
   f. Dirigez la puissance du liquide à partir du vertex et caudalement et laissez la marée et la tension des membranes faire la correction.
2. Lésion sphéno-basilaire avec blocage périphérique.
   a. De nombreux modèles sphéno-basilaires résultent de fixations présentes ailleurs. La symphyse peut être relativement immobile parce que les grandes ailes, ou d'autres parties, sont maintenues par les annexes. Les méthodes de vérification des sutures individuelles seront détaillées dans les chapitres indiqués, qu'ils soient ou non mentionnés dans la liste ci-dessous. La procédure nécessaire peut comprendre la correction de la lésion primaire d'abord, puis la lésion sphéno-basilaire. Certaines de ces lésions périphériques plus importantes sont l'occipito-mastoïdienne (voir chapitre VII), la sphéno-squameuse (voir chapitre VII), la pariéto-occipitale (voir chapitre VIII) et la condylo-atloïdienne (voir chapitre XI).
   b. Le blocage des ailes devrait faire l'objet d'une analyse plus spécifique.
      1) La grande aile. Le blocage se manifeste par la fixation. Les symptômes peuvent comprendre des effets aussi lointains que la dysménorrhée (hypophyse) et les syndromes vagaux ou d'autres désordres des centres physiologiques dus à une fluctuation anormale du liquide. Libérez d'abord la périphérie, ensuite la symphyse sphéno-basilaire.
      2) La petite aile. Le blocage se manifeste par une restriction entre le frontal et le sphénoïde, sans empêcher la liberté des zones en L. Les symptômes comprennent l'aphasie motrice (circonvolution frontale inférieure), l'entassement de l'artère cérébrale moyenne, la déficience fonctionnelle dans de nombreuses structures orbitaires, etc. La correction devrait se faire par la rotation du sphénoïde sur tous ses axes (voir ci-dessus) afin d'arriver au point d'équilibre et à la séparation en « crochet de bûcheron » (voir chapitre VIII) du frontal et du sphénoïde.
3. Lésion sphéno-basilaire avec blocage périphérique et déformation
   a. Les étapes à suivre sont la correction de la lésion primaire, la décompression sphéno-basilaire, la correction sphéno-basilaire, le modelage de la déformation et la libération de la tension membranaire par une méthode telle que le déploiement de la base.
   b. Le déploiement de la base. Les index soulèvent les temporaux des processus

jugulaires. Les majeurs guident les parties condylaires (voir chapitre XI) et un annulaire fait pivoter l'écaille de l'occipital jusqu'au point d'équilibre. L'autre auriculaire effectue un modelage de l'inion. Un assistant maintient le sacrum en flexion respiratoire ou effectue une séparation frontale (voir chapitre VIII). L'application minutieuse et délicate de cette technique aidera la normalisation du mécanisme complet.

V. Synthèse des principales sutures

SAGITTALE

Flex : S'étend postérieurement. Dépression au bregma (Ext : le contraire).

Tor : Du côté de la grande aile haute postérieurement et de l'autre côté antérieurement.

ILR : Vers la convexité, surtout au niveau du lambda.

CORONALE

Flex : Dépression au bregma. Antérieurement et latéralement à l'extérieur.

Tor : L'extrémité inférieure se déplace antérieurement du côté de l'aile haute. Postérieurement du côté de l'aile basse.

ILR : Proéminente et légèrement antéro-latérale à la convexité. Plate et légèrement postéro-médiane à la concavité.

LAMBDOÏDALE

Flex : Inférieure et latérale à l'astérion.

Tor : Proéminente du côté de l'aile haute. Plate du côté de l'aile basse.

ILR : Proéminente à la convexité. Plate à la concavité.

PARIÉTO-MASTOÏDIENNE

Flex : Antéro-latérale.

Tor : Proéminente du côté de l'aile haute. En dépression du côté de l'aile basse.

ILR : Proéminente latéralement à la convexité. En dépression à la concavité.

PARIÉTO-SQUAMEUSE

Flex : Séparation par glissement.

Tor : Séparation par glissement du côté de l'aile haute. Rapprochement du côté de l'aile basse.

ILR : Séparation à la convexité et rapprochement à la concavité.

SPHÉNO-SQUAMEUSE

Flex : Au-dessus du pivot s-s antéro-latéral. En dessous du pivot s-s supérieurement.

Tor : Du côté de l'aile haute, séparation au-dessus et rapprochement en dessous du pivot s-s. Le contraire du côté de l'aile basse.

ILR : A la convexité, la suture se déplace latéralement et la grande aile se déplace postérieurement pour chevaucher la squameuse au-dessus du pivot. Elle est abaissée derrière le pivot. Le contraire à la concavité.

OCCIPITO-MASTOÏDIENNE

Flex : L'occiput fait une circumduction antérieure sous la mastoïde, la forçant à se déplacer latéralement.

Tor : Basse du côté de l'aile haute. Haute du côté de l'aile basse.

ILR : L'occiput se déplace vers le bas et l'arrière du côté de la convexité, vers le haut et

l'avant du côté de la concavité.
SYMPHYSE MENTONNIÈRE
Flex : Médiane.
Tor : Vers le côté de l'aile haute (temporal en rotation externe).
ILR : Vers le côté de la convexité (temporal en rotation externe).
REMARQUE : Toutes ces relations peuvent être altérées par un traumatisme et devenir non physiologiques.

PARTIE II. LE SACRUM

I. Anatomie appliquée

A. OSTÉOLOGIE

Le sacrum est constitué de 5 vertèbres modifiées qui fusionnent complètement environ au même âge que la symphyse sphéno-basilaire (25 ans). Les deux vertèbres supérieures, où s'attachent les membranes rachidiennes, s'unissent toutefois plus tôt : au même âge que les composantes du sphénoïde et de l'occiput (7-8 ans). Le sacrum est suspendu entre les iliums par des ligaments articulaires solides et est relié à l'occiput par le « lien central », des membranes durales fortes qui recouvrent la moelle (de la coupe pelvienne à la coupe crânienne). Les articulations sacro-iliaques ont une forme en L, ou une forme d'oreille, l'angle du L (la jonction des bras auriculaires supérieur et inférieur) pointant antérieurement au niveau de l'axe transverse (extrémité de la crête sacrée médiane de la deuxième sacrée). La combinaison des courbures de ces bras auriculaires est parfois appelée la ligne courbée. Elle est accompagnée de la flexion et de l'extension respiratoire du sacrum qui coïncident avec le mouvement crânien.

B. LE MOUVEMENT ARTICULAIRE

Voir chapitre I pour plus de détails. En flexion respiratoire, l'apex se déplace vers l'avant et la base en direction céphalique sur un axe transverse situé à l'extrémité de la crête sacrée médiane de la deuxième sacrée.

C. LES EFFETS SUR LES ANNEXES ET L'ANALYSE RAISONNÉE DU TRAITEMENT

C'est une loi fondamentale que les perturbations, le mauvais alignement, la restriction ou la fixation en un endroit quelconque du mécanisme respiratoire primaire affectera l'ensemble, y compris le sacrum.
Les lésions sacro-iliaques et crâniennes sont liées. Ainsi, les fixations sacrées influenceront les membranes de tension réciproque, causant des dérangements dans la tête tels que l'interférence avec le drainage veineux des hémisphères cérébraux ou avec la fluctuation du liquide céphalo-rachidien. Le blocage sacro-iliaque d'un côté peut également être accompagné du blocage sphéno-basilaire ou occipito-mastoïdien du même côté. Une force qui emporte la pointe du sacrum vers l'arrière, comme lors de l'accouchement, peut être transmise vers le haut, provoquant un double blocage occipito-mastoïdien. La liberté de mouvement dans

l'usage fonctionnel ou postural des articulations sacro-iliaques dépend de la liberté de mouvement respiratoire ou des phases physiologiques. Libérer les mouvements physiologiques du sacrum, c'est aider à libérer le mouvement articulaire crânien et vice versa.

II . Mécanismes de lésion

A. CONSIDÉRATIONS GÉNÉRALES

Il existe une relation réelle entre le modèle de la symphyse sphéno-basilaire et les articulations sacro-iliaques chez le nouveau-né. Le modèle des condyles occipitaux et les facettes de l'atlas sont définis à la naissance ou peu de temps après, et l'ossification se termine à l'âge de 7 ou 8 ans.

Les anomalies dans cette région et celles qu'elles provoquent plus bas se développeront ensemble et se stabiliseront au même âge, puisque l'ossification a lieu en même temps dans les deux régions. Il est très possible que le développement de courbures spinales, d'anomalies de la colonne, de jambes courtes, d'altérations des facettes, etc., dépendent grandement d'anomalies coexistant à la base crânienne.

B. CLASSIFICATION DES LÉSIONS

1. La flexion respiratoire où la base se déplace en direction céphalique et l'apex en direction antérieure sur un axe transverse.
2. L'extension respiratoire, le contraire de ce qui est décrit ci-dessus. Ce que l'on appelle « SACRUM ANTÉRIEUR » est une hyperextension, où la base s'est déplacée vers le bas d'entre les iliums et est maintenue en suspension ligamentaire. Ce faisant, elle produit une entrave sur les membranes de tension réciproque, souvent suffisante pour altérer la fonction de suspension du fulcrum de Sutherland, retarder le drainage veineux de la grande veine cérébrale et ainsi produire la congestion veineuse dans les hémisphères cérébraux. En même temps, la mobilité et la motilité du corps pinéal peuvent se voir limitées et accompagnées de dérangements fonctionnels. Ce type de situation peut être lié aux désordres mentaux chez la femme lors des menstruations ou associé à l'accouchement et devrait être considéré comme étant en relation avec les perturbations du ligament large et les déplacements de l'utérus, la ptose et les tensions fasciales.
3. La torsion dans laquelle la rotation s'effectue sur un axe antéro-postérieur, la base abaissée d'un côté.
4. L'inclinaison latérale-rotation qui ajoute au mouvement décrit ci-dessus sur un axe antéro-postérieur l'inclinaison latérale sur un axe vertical de sorte que la base se déplace ventralement du côté bas et dorsalement de l'autre.

Chapitre VII

L'OS TEMPORAL

« Il est essentiel de se former une image mentale des surfaces articulaires des os crâniens ; premièrement pour reconnaître le fait de la mobilité articulaire crânienne, deuxièmement pour diagnostiquer la fixation articulaire anormale dans une gamme normale de mouvement et troisièmement pour le traitement. »

William G. Sutherland, D.O., D.Sc. (Hon.)

Chapitre VII

L'OS TEMPORAL

I. Anatomie appliquée

A. OSTÉOLOGIE

1. SITUATION. Les faces latérales et la base du crâne. Il contient les organes de l'ouïe et de l'équilibre. Il s'articule avec la mâchoire inférieure.

2. PARTIES

   a. L'écaille, antérieure et supérieure.

   b. La partie mastoïdienne, processus épais, conique, postérieur. Absente à la anissance.

   c. La partie pétreuse, projection médiane à la base du crâne.

3. DESCRIPTION

   a. La partie squameuse, semblable à une écaille, est plus ou moins à angle droit avec la partie pétreuse.

      1) La surface temporale (externe) est lisse, légèrement convexe. Elle est l'origine du processus zygomatique qui s'élève au-dessus de la fosse mandibulaire et se termine par une pointe en dentelée, qui surplombe obliquement le processus temporal du zygoma.

      2) La surface cérébrale est imprimée par les artères et les circonvolutions du cerveau.

      3) Le bord, biseauté à l'extérieur le long du côté inférieur, devient au niveau du pivot sphéno-squameux un biseau interne qui s'étend jusqu'à l'incisure pariétale.

   b. La partie mastoïdienne, rugueuse et convexe.

      1) Ses limites sont supérieurement, la suture pariéto-mastoïdienne, antérieurement, le méat acoustique interne et postérieurement, la suture occipito-mastoïdienne.

      2) Le processus mastoïde pointe antéro-inférieurement et contient les cellules mastoïdiennes et l'antre.

      3) Postéro-médianement se trouve l'incisure mastoïdienne ou la fosse du muscle digastrique. La limite interne est le sillon du sinus sigmoïde.

4) Le bord pariétal ou supérieur et le bord occipital ou postérieur sont biseautés presque à angle droit de la surface de l'os. Le bord occipital est convexe. Il peut présenter un biseau externe sur la moitié inférieure et interne sur la moitié supérieure.

c. La partie pétreuse, de forme pyramidale.

1) Sa base se confond avec la partie mastoïdienne.

2) L'apex présente un sillon pour le rebord du processus basilaire et borde le foramen déchiré à l'orifice médian du canal carotidien.

3) Elle a trois surfaces.

a) La surface postérieure fait face à la fosse crânienne et contient le méat acoustique interne et l'aqueduc du vestibule.

b) La surface antérieure fait face à la fosse crânienne moyenne et contient l'empreinte trigéminale et le hiatus du canal du grand nerf pétreux.

c) La surface inférieure donne naissance au muscle tenseur du tympan, au muscle péri-staphylin interne et à l'aponévrose pharyngienne. Elle contient l'ouverture inférieure du canal carotidien, la fosse jugulaire, la surface articulaire jugulaire, le processus styloïde et le foramen stylo-mastoïdien.

4) Elle a trois bords ou angles.

a) Le bord supérieur possède un sillon pour le sinus pétreux supérieur dans la marge de l'attache de la tente. Le rebord présente une incisure pour la racine du nerf trijumeau. L'attache de la tente se prolonge en avant pour former le ligament pétro-sphénoïdal, au-dessus du sinus pétreux inférieur et du VIe nerf crânien.

b) Le bord postérieur est creusé pour le sinus pétreux inférieur et présente une incisure pour la veine jugulaire.

c) Le bord antérieur se confond avec la partie squameuse, sauf au centre où elle forme le bord postérieur du foramen déchiré.

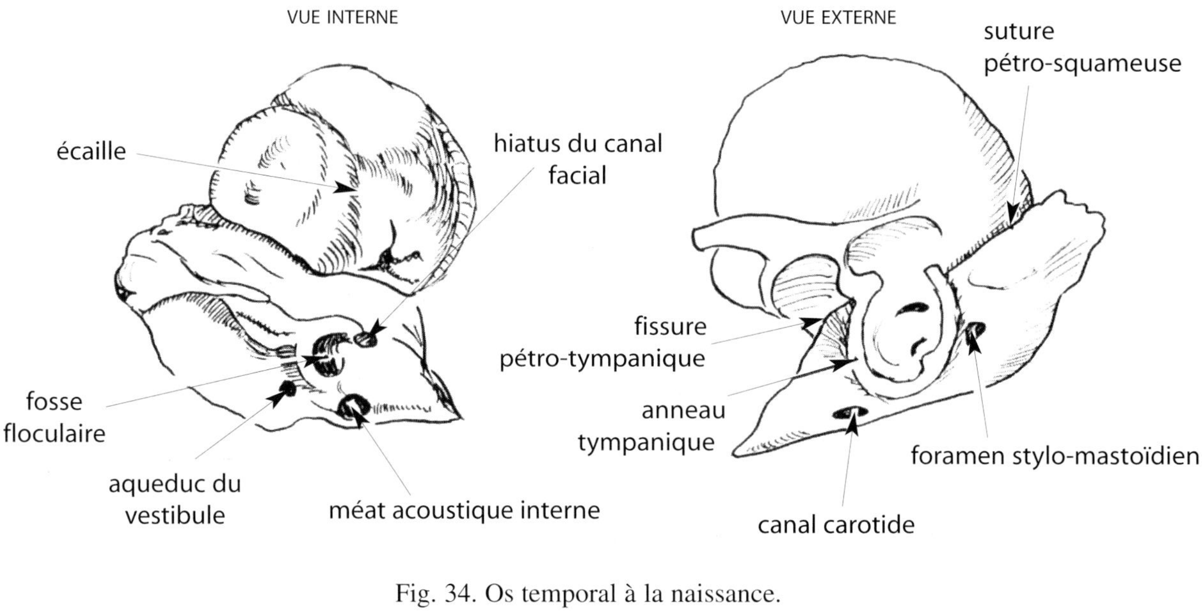

Fig. 34. Os temporal à la naissance.

4. OSSIFICATION

a. L'écaille et l'anneau tympanique ne font qu'un à la naissance et sont d'origine membranaire.

b. La partie pétreuse est d'origine cartilagineuse. Le processus mastoïde ne se développe pas avant la fin de la première année.

c. Ces deux unités doivent retenir toute notre attention puisque des lésions intra-osseuses peuvent se former entre elles avant l'unification osseuse complète.

5. ARTICULATIONS

a. Avec l'occiput. Le bord postérieur de la région mastoïdienne avec le rebord mastoïdien. La surface jugulaire de la partie pétreuse avec le processus jugulaire. Le sillon le long de l'apex pétreux avec le rebord (lingula) le long du processus basilaire.

b. Avec le pariétal. Le bord supérieur de la région mastoïdienne avec l'angle inférieur postérieur. Le bord postérieur et supérieur de l'écaille avec le bord inférieur.

c. Avec le sphénoïde. L'apex pétreux avec le processus pétreux du dos de la selle. Le bord antérieur de la partie pétreuse avec le bord postérieur de la grande aile. Le bord antérieur et inférieur de l'écaille avec le bord squameux de la grande aile.

d. Avec le zygoma. Le processus zygomatique de l'écaille avec le processus temporal.

e. Avec la mandibule. La fosse mandibulaire avec le processus condylaire.

Remarque : Le changement de biseau de la suture occipito-mastoïdienne (condylo-squamo-mastoïde ou pivot c-s-m), s'il existe, est en ligne horizontale directe avec le changement de la suture sphéno-squameuse ou pivot s-s.

B. MOUVEMENT PHYSIOLOGIQUE DU TEMPORAL. Comme ailleurs, le mouvement physiologique du temporal fait partie du mécanisme respiratoire primaire par lequel la fluctuation du liquide céphalo-rachidien et l'action des membranes de tension réciproque et de la motilité inhérente du système nerveux central implémentent le mécanisme articulaire des os crâniens.

1. En rotation externe, synchrone avec la flexion sphéno-basilaire, LA PARTIE PÉTREUSE DU TEMPORAL tourne autour d'un axe arbitraire qui va de la surface jugulaire jusqu'à l'apex pétreux, transportant le bord supérieur antéro-latéralement vers l'extérieur du crâne. Dans le mécanisme articulaire mentionné ci-dessus, le temporal est déplacé par l'action de l'occiput en plus de celle des membranes, etc. Quand l'occiput fait une circumduction lors de la flexion, les processus jugulaires se déplacent antérieurement comme « pivot-point d'appui » pour permettre aux temporaux de s'écarter. De même, la partie basilaire, qui converge antéro-supérieurement, se place comme une cale entre les parties pétreuses, les faisant rouler antéro-latéralement (articulation pétro-basilaire en « tenon et mortaise ») et en soulevant les apex. Le bord supérieur de l'écaille se déplace antéro-latéralement tandis que la pointe du processus zygomatique se déplace inférieurement ; la pointe du processus mastoïde et la fosse mandibulaire se déplacent toutes deux postéro-médianement.

2. En rotation interne, on observe le schéma inverse.

C. EFFETS SUR LES ANNEXES ET ANALYSE RAISONNÉE DU TRAITEMENT

L'os temporal a été appelé le « fauteur de troubles » de la tête. Il est peut-être simplement victime des circonstances. En effet, il est lié à de nombreuses structures importantes, à l'intérieur comme à l'extérieur, il est soumis aux traumatismes transmis par la mâchoire, la voûte et les os basilaires avec lesquels il s'articule, il est influencé par la traction des muscles cervicaux en contrainte posturale, et enfin il est situé entre le sphénoïde et l'occiput, tous deux dominants dans leur sphère.

1. LES OS. La restriction du mouvement sera observée particulièrement dans le cas de lésions du zygoma, du sphénoïde et de l'occiput. La compression du pivot sphéno-squameux s'avère fondamentale dans les cas de migraine et la suture mastoïdienne est importante dans de nombreux syndromes traumatiques.

2. LES NERFS. Suivant le trajet des nerfs crâniens, on peut observer les implications suivantes : le troisième et le quatrième peuvent être affectés par la torsion des prolongements de la tente (de l'apex pétreux aux processus clinoïdes) ; le ganglion trigéminé est contenu dans un sac dural et est ainsi soumis aux tensions durales ; le VIe nerf crânien est souvent compressé par le ligament pétro-sphénoïdal ; la contrainte durale peut impliquer le septième et le huitième au niveau du méat acoustique interne et le septième peut subir d'autres problèmes au niveau du foramen stylo-mastoïdien ; les IXe, X^e et XIe nerfs crâniens passent à travers le foramen jugulaire de sorte qu'un désordre à ce niveau peut se refléter dans la large distribution de ces nerfs, particulièrement le nerf vague. Il convient de se rappeler le plexus carotidien et les nerfs grands et petits pétreux, ces derniers étant soumis aux tensions durales autour de l'hiatus du canal du nerf grand pétreux.

3. LES ARTÈRES. La carotide interne qui passe à travers l'apex pétreux fournit deux tiers du sang à la cavité crânienne. L'artère occipitale, méningée moyenne et temporale doivent également être envisagées.

4. LES VEINES. Les veines jugulaires transportent 95 % du sang quittant la tête. Toute entrave au drainage libre au niveau des foramens ou le long de la voie des sinus sigmoïde et pétreux peut avoir une importance considérable.

5. LES CONDUITS ENDOLYMPHATIQUES. Le conduit endolymphatique repose dans les plis duraux autour de l'aqueduc du vestibule. En raison de son lien entre l'utricule et la saccule, cette relation est importante dans les cas de vertiges et de désordres auditifs. A chaque fluctuation du liquide céphalo-rachidien correspond une vague de l'endolymphe qui stimule la circulation dans l'oreille interne. Les lésions peuvent interférer avec la fluctuation libre ou peuvent troubler le parallélisme des canaux semi-circulaires et donc l'équilibre. Cela peut expliquer les réactions violentes des candidats aviateurs passant le test de rotation.

6. LES MUSCLES. Un muscle souffrant d'une altération de la relation entre son origine et son insertion peut fonctionner anormalement. Chacun des douze muscles ou plus attachés au temporal et à ses structures dépendantes comme la trompe auditive peut y être impliqué.

7. LES MEMBRANES DE TENSION RÉCIPROQUE. Les larges pôles d'attache latéraux de la tente le long des parties pétreuses favorisent les restrictions membranaires, les troubles de fluctuation et le retard du drainage veineux. Les centres physiologiques vitaux du quatrième ventricule et la large influence du fulcrum de Sutherland sont à mentionner.

8. LA TROMPE AUDITIVE. La partie cartilagineuse est attachée à la surface inférieure du temporal et s'étend sous la partie pétreuse. Une rotation interne fixée de l'os temporal maintient une fermeture partielle ou complète de la trompe accompagnée de bruits très aigus. Lorsqu'on la maintient ouverte par une rotation interne fixée, des bourdonnements ou des sons graves peuvent être perçus. L'ostéopathie dans le champ crânien offre de nouveaux espoirs aux patients souffrant de bruits crâniens et du syndrome de Ménière.
9. LE FASCIA CERVICAL. Une tension affectera les nerfs, les vaisseaux et les conduits lymphatiques, l'ancrage pré-trachéal jusqu'au péricarde et au diaphragme. L'os hyoïde sera inférieur du côté de la rotation externe à cause du jeu du ligament stylo-hyoïdien.

II. Mécanismes de lésion

A. LES LÉSIONS PRIMAIRES OU DE CROISSANCE DU TEMPORAL

1. A la naissance, le temporal est constitué de deux parties : l'écaille avec l'anneau tympanique et la partie pétreuse. Les lésions intra-osseuses peuvent se produire entre ces deux parties et fausser leur développement.
2. Si le temporal seul est lésé, le reste du crâne s'y conformera rapidement, créant des lésions secondaires.
3. Au cours de la vieillesse, lorsque les dents tombent et que la taille des os de la mâchoire diminue, l'altération de l'angle de la mandibule affectera la position des temporaux, à moins qu'une prothèse dentaire adaptée maintienne la séparation normale du maxillaire et de la mandibule. Par le rapprochement de la symphyse mentonnière et des maxillaires antérieurement, il se produit un resserrement des ligaments autour de la fosse mandibulaire qui tend à induire les temporaux en rotation interne.

B LES LÉSIONS DÉCOULANT DE LA POSITION DE L'OCCIPUT

1. La flexion de l'occiput induit une rotation externe des deux temporaux.
2. L'extension produit l'effet inverse.
3. La torsion de la symphyse sphéno-basilaire déplace l'occiput vers le bas d'un côté et le temporal suit ce mouvement pour se retrouver en rotation externe relative. De l'autre côté, c'est l'inverse qui se produit.
4. L'inclinaison latérale-rotation a un effet relativement similaire. La rotation de l'occiput sur un axe antéro-postérieur est comparable mais l'inclinaison latérale sur un axe vertical tend à exagérer la rotation relative des temporaux.

C. LES LÉSIONS TRAUMATIQUES. Le traumatisme peut causer une fixation du temporal en rotation interne ou externe conforme ou contraire au modèle physiologique de mouvement. Ce dernier cas est souvent accompagné de graves syndromes réflexes. Le traumatisme provoque également des contraintes articulo-membranaires au niveau des différentes sutures. Celles-ci seront détaillées plus tard.

III. Diagnostic des lésions

A. L'HISTOIRE

1. Les principales plaintes : surdité, vertiges, névralgies, migraine, paralysie faciale de Bell, tic douloureux, mâchoire décrochée, malocclusion, acouphènes, etc.
2. Les infections : l'otite moyenne, la mastoïdite.
3. Les traumatismes de naissance, les extractions dentaires sévères, les coups sur la tête, directs ou transmis par la colonne, les tensions chroniques du cou, etc.

B. OBSERVATION

1. La position de la tête suggérant une tension cervicale inégale.
2. La position de la symphyse mentonnière ou de la ligne interincisive.
3. L'angle auriculo-squameux et la position de la région mastoïdienne.

C. LA PALPATION DE POSITION

1. La position de l'occiput, sauf si elle est due à un traumatisme.
2. La partie et la pointe mastoïdienne.
3. L'écaille et l'arcade zygomatique.

D. LA PALPATION DE MOUVEMENT (toujours définie par la partie pétreuse)

1. SI L'OCCIPUT EST EN ROTATION SUR SON AXE TRANSVERSE, les deux temporaux effectueront une rotation externe lors de la flexion ou vice versa. Pour le vérifier, entrelacez les doigts sans les serrer sous la zone cervicale supérieure, les éminences thénars sur les parties mastoïdiennes et les pouces le long des processus mastoïdes. Avec un mouvement très léger, « pensez » aux pouces et au mouvement postéro-médian des pointes mastoïdiennes pendant la rotation externe (en prenant soin de ne pas restreindre le mouvement du temporal dans son ensemble) ou aux éminences thénars et au mouvement postéro-médian des parties mastoïdiennes pendant la rotation interne.
2. SI L'OCCIPUT EFFECTUE UNE ROTATION SUR SON AXE ANTÉRO-POSTÉRIEUR, comme dans le cas de la torsion ou de l'inclinaison latérale-rotation, un temporal sera en rotation externe et l'autre en rotation interne. Placez les mains comme ci-dessus et faites rouler les majeurs l'un contre l'autre dans des directions alternées, permettant ainsi aux pouces d'initier la rotation des temporaux dans des directions opposées. Notez si la continuation du mouvement se fait librement ou non.
3. SI UN SEUL TEMPORAL DOIT ÊTRE VÉRIFIÉ, d'une main, formez une coupe sous l'écaille de l'occiput. Contrôlez le temporal de l'autre main. Cela peut se faire en maintenant l'arcade zygomatique entre le pouce et l'index tandis que les annulaires et les auriculaires touchent le processus mastoïde. Comparez la liberté de mouvement de l'occiput en flexion et du temporal en rotation externe avec la position physiologique inverse. C'est également une bonne position pour vérifier la liberté de mouvement dans des directions non physiologiques.
4. LORSQU'UNE SUTURE EST BLOQUÉE À LA SUITE D'UN TRAUMATISME, la région lésée est étudiée en dirigeant la puissance du liquide et en déterminant le degré de lésion (voir pp. 90 à 101).

a. LA PÉTRO-BASILAIRE[1]. C'est un mécanisme en tenon et mortaise, la mortaise étant située sur la partie pétreuse pour le glissement en longueur et le tenon sur l'occiput pour la rotation en charnière.
b. LA PÉTRO-JUGULAIRE[1]. Il existe un ménisque entre le processus jugulaire faisant face latéralement sur l'occiput et la surface jugulaire sur la partie pétreuse.
c. L'OCCIPITO-MASTOÏDIENNE. Cette suture diverge postérieurement du processus jugulaire à l'astérion. Le bord temporal est convexe, glissant ou tournant sur le bord occipital concave dans des directions opposées. L'index et le majeur forment un V en travers de l'articulation temporo-occipitale et la puissance du liquide est dirigée du pôle caudal opposé et du pôle controlatéral de la tête.

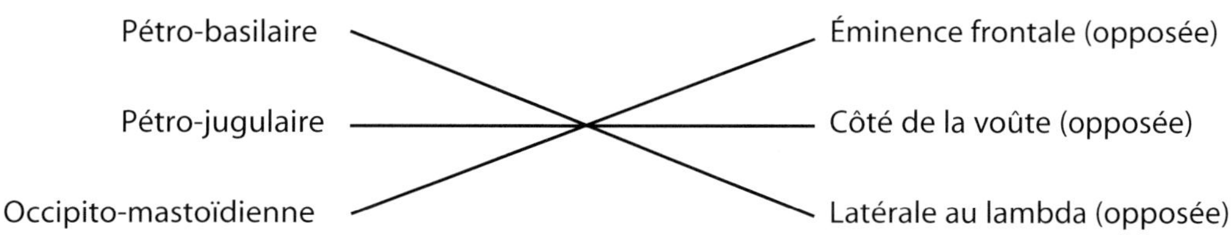

d. LA PARIÉTO-MASTOÏDIENNE. Il y a un contact en V en travers de la suture. Dirigez le liquide du pôle caudal opposé et de l'éminence frontale opposée.
e. LA PARIÉTO-SQUAMEUSE. Il y a un contact en V en travers de la suture. Dirigez le liquide du pôle caudal opposé et du point controlatéral de la tête, en glissant le doigt dirigeant juste au-dessus des lignes temporales tandis que le contact en V glisse le long de la suture du côté opposé et dans la direction opposée.

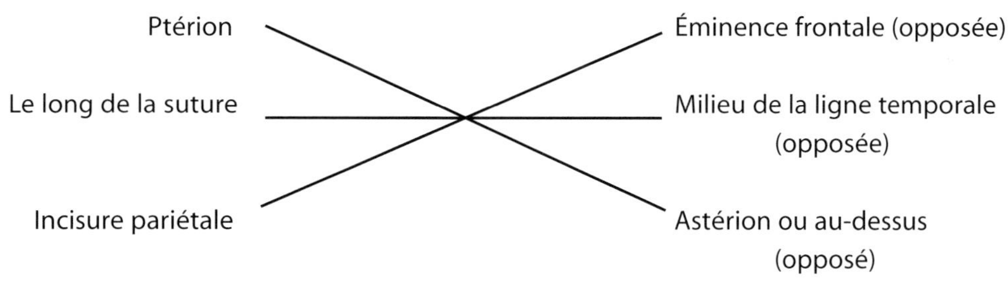

f. LA SPHÉNO-SQUAMEUSE. Appliquez un contact en V avec l'index sur la grande aile et le majeur sur l'écaille du temporal sous le ptérion. Dirigez le liquide du pôle caudal opposé et du pôle controlatéral de la tête.

AU-DESSUS DU PIVOT S-S.

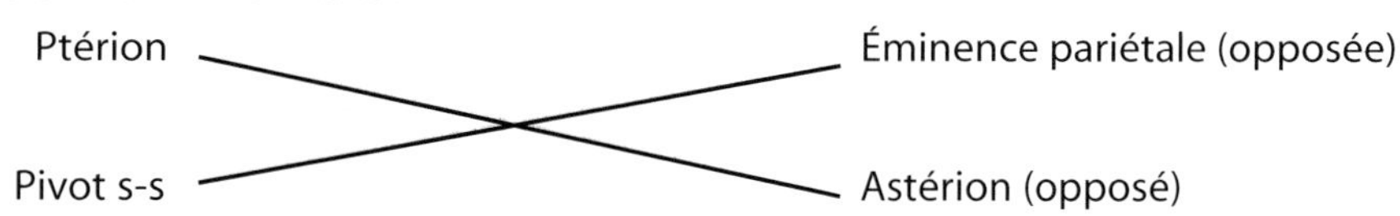

1. Remarque : pour ces sutures, les doigts qui palpent ressentiront une projection de l'impulsion du liquide, même s'ils ne se trouvent pas directement au-dessus de la suture palpée.

POSTÉRIEUR AU PIVOT S-S[1].

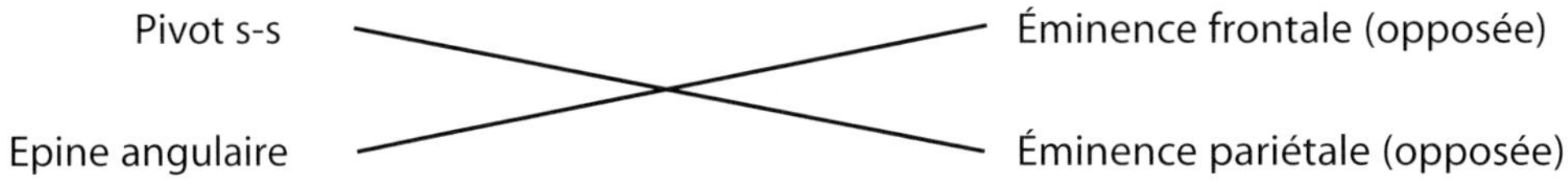

g. LA SPHÉNO-PÉTREUSE. (Seule synchondrose crânienne qui persiste toute la vie. Accommodante pour le mouvement sphéno-basilaire.) Appliquez un contact en V comme pour la sphéno-squameuse. Dirigez le liquide du pôle caudal opposé et du côté opposé de la voûte, en vous déplaçant latéralement à mesure que le liquide est dirigé le long de la suture, du corps du sphénoïde à l'épine angulaire.

h. LA TEMPORO-ZYGOMATIQUE. Appliquez un contact en V au travers de l'articulation. Dirigez le liquide du pôle caudal opposé et de la région lambdoïde opposée.

IV. Correction des lésions

Les sutures les plus fréquemment lésées sont la pétro-basilaire, la pétro-jugulaire (avec le processus jugulaire), l'occipito-mastoïdienne, l'incisure pariétale et le pivot s-s.

A. LA ROTATION EXTERNE

1. Trouvez le point d'équilibre de la tension membranaire en guidant l'écaille occipitale d'une main et le temporal de l'autre (comme au point D, 3 ci-dessus) ; ou n'utilisez qu'une seule main, le pouce dirigeant la partie mastoïdienne et le processus mastoïde et les autres doigts contrôlant l'occiput.
2. Dirigez le liquide du pôle caudal opposé et de l'éminence frontale opposée.
3. La lésion peut être exagérée en tournant délicatement la tête du côté OPPOSÉ.
4. Si la lésion est bilatérale, initiez délicatement les PROCESSUS mastoïdes postéro-médianement vers le point d'équilibre en utilisant les deux pouces ou le pouce et le majeur d'une main. Dirigez le liquide de la ligne médiane caudalement et du vertex.

B. LA ROTATION INTERNE

1. Trouvez le point d'équilibre comme en rotation externe.
2. Dirigez le liquide de la même manière.
3. Pour exagérer, tournez la tête du MÊME côté.
4. Initiez les PARTIES mastoïdiennes postéro-médianement comme ci-dessus.

C. LA TECHNIQUE DE LA TROMPE AUDITIVE (pétro-basilaire bilatérale)

Cette technique est utile dans les cas de bourdonnements mettant en cause la trompe auditive, les affections catarrhales, les oreilles bouchées, etc. Elle est également applicable dans les cas d'engorgement orbitaire et dans tous les cas où l'on désire accélérer le drainage par la veine ophtalmique, les sinus caverneux et pétreux et les foramens jugulaires.

1. Joignez les doigts sous l'occiput pour permettre le levier musculaire et placez les pouces le long des processus mastoïdes. Comprimez-les délicatement postéro-médianement pour maintenir les temporaux en rotation externe, tout en tirant les temporaux vers l'arrière, tout doucement. Cela tend à redresser et à étirer légèrement les trompes

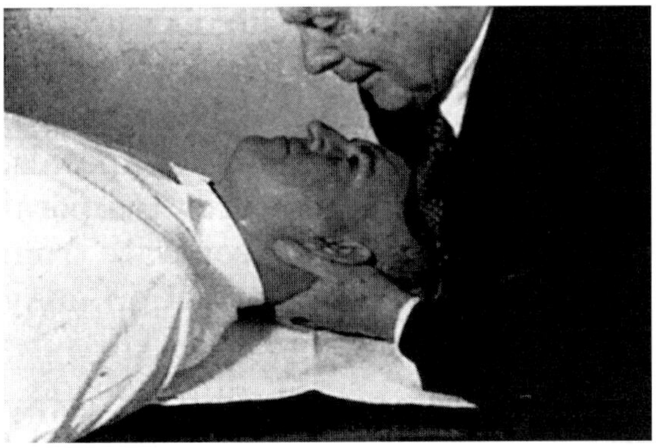

Fig. 35. Technique de la trompe auditive.

auditives. En maintenant cette position, placez l'épaule ou la poitrine sur la glabelle du patient et alternez la pression et le relâchement. Ce pompage est transmis via l'ethmoïde et le sphénoïde pour déplacer les orifices des trompes postérieurement, neutraliser l'étirement et permettre aux trompes de s'affaisser. L'alternance de l'étirement et du relâchement de la partie cartilagineuse ouvre et ferme les trompes et déplace tout liquide présent.

2. L'action de pompe peut encore être augmentée par la coopération du patient sous la forme d'une respiration « par étapes », synchronisée avec la pression saccadée exercée sur le front. La respiration « par étapes » est une respiration profonde par le nez, divisée en quatre ou cinq étapes rythmiques courtes lors de l'inspiration et de l'expiration, avec les mêmes pauses brèves entre chaque étape.

3. Lorsque la procédure expliquée ci-dessus est terminée, assurez-vous de rétablir le rapport normal des temporaux en les soulevant vers l'avant et en tournant les parties pétreuses vers l'intérieur (pression médiane sur les parties mastoïdiennes). Maintenez cette position délicatement pendant que le patient respire profondément à trois reprises.

4. Enfin, vérifiez que le mouvement est libre dans les deux directions.

D. LES LÉSIONS TEMPORO-OCCIPITALES

1. LA PÉTRO-BASILAIRE. L'opérateur place les doigts comme décrit ci-dessus pour la palpation de mouvement (D, 4, c). Le point d'équilibre membranaire est trouvé dans la position physiologique ou non physiologique. Le liquide est dirigé comme décrit ci-dessus (D, 4, c).

2. LA PÉTRO-JUGULAIRE. Suivez les mêmes directions que pour la pétro-basilaire

3. L'OCCIPITO-MASTOÏDIENNE. Les mêmes principes s'appliquent ici aussi. Toutefois, la fréquence des traumatismes de la zone occipito-mastoïdienne et la proximité des parties vitales du mécanisme respiratoire primaire méritent une attention particulière.

a. LES MÉCANISMES DES LÉSIONS

1) Lors de la flexion normale, l'occiput effectue une circumduction antéro-supérieure au niveau de la symphyse et le temporal fait une rotation externe. En extension, c'est le contraire. Un coup à l'arrière de la tête déplace l'écaille de l'occipital antéro-supérieurement et la partie basilaire doit s'abaisser. Ce faisant, elle applique une rotation interne aux temporaux à cause de l'articulation en tenon et mortaise de la pétro-basilaire. Ce mécanisme est sans aucun doute non physiologique. Le bord mastoïdien de l'occiput, forcé antéro-supérieurement, se coince dans le bord occipital de la mastoïde qui est emporté postéro-médianement. Même si l'opposition temporale empêche l'occiput d'aller trop loin, une relation pour le moins anormale apparaît, l'occiput se déplaçant antérieurement et en dépression à proximité de la partie mastoïdienne qui s'est déplacée médianement.

2) Si le coup est porté sur le haut de la tête, il y aura généralement une contrainte verticale au niveau de la symphyse sphéno-basilaire avec une flexion exagérée et une rotation externe marquée des deux temporaux. Un coup d'un côté du vertex peut causer la torsion ou l'inclinaison latérale-rotation avec rotation opposée des temporaux. De toute façon, l'accommodation sera probablement plus grande au niveau des autres sutures temporales et la pathologie plus importante à l'occipito-mastoïdienne (voir également les lésions pariéto-squameuses et des parties condylaires).

3) Les résultats sont graves et leurs effets d'une grande portée. Il y aura une tension accrue sur la tente du côté de la lésion en particulier là où son attache croise la suture occipito-mastoïdienne et à sa jonction avec la faux (fulcrum de Sutherland). Le drainage veineux par les sinus latéraux et ailleurs sera dérangé. La fluctuation du liquide céphalo-rachidien sera gênée, affectant les centres physiologiques vitaux sur le plancher du quatrième ventricule. La tente peut refouler le cervelet vers le bas sur le toit du quatrième ventricule et la combinaison des influences peut entasser la moelle dans le foramen magnum, etc. La correction doit donc s'effectuer très précautionneusement. La proximité du sinus sigmoïde et du ganglion basal du nerf vague imposent la prudence. Des réactions graves peuvent survenir. Prévenez le patient, corrigez lentement et doucement, laissez le patient se reposer ensuite et appliquez des techniques de diminution au cas où des symptômes indésirables apparaissent (voir chapitre V).

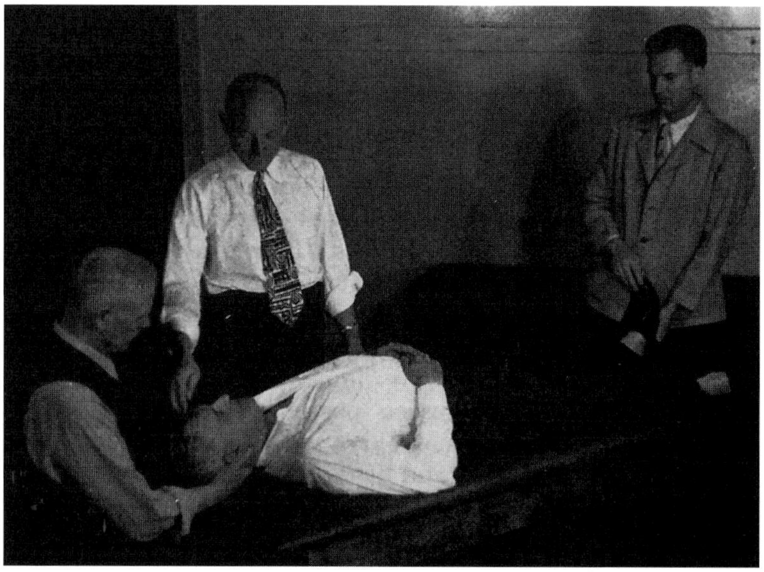

Fig. 36. Technique occipito-mastoïdienne avec assistance pour la direction du liquide.

b. LA CORRECTION DES LÉSIONS

Plusieurs principes sont applicables pour la réduction de la lésion et la technique doit donc s'adapter aux besoins de chaque cas. Puisque l'occiput s'est déplacé vers le haut et vers l'avant par rapport à la partie mastoïdienne et que ces deux éléments sont obligés de se rapprocher, une séparation en V est indiquée pour le désengagement, au moyen du pouce et de l'index.

La tension exercée sur les membranes augmente leur capacité à réduire la lésion lorsque le liquide céphalo-rachidien est dirigé de l'éminence frontale opposée et du pôle caudal opposé. Le désengagement est également important dans les sutures occipito-mastoïdiennes où il existe un changement réel de biseau et un point de pivot comparable au pivot s-s de la suture sphéno-squameuse. S'il est présent, on l'appelle le PIVOT C-S-M de la jonction de la partie condylaire et de la partie squameuse de l'occiput à la partie mastoïdienne du temporal.

1) LÉSIONS CHRONIQUES (exagération). Dans les cas chroniques dont les symptômes ne sont pas trop aigus, l'exagération de la position de lésion peut être utilisée. L'écaille de l'occipital est déplacée vers l'avant et vers le haut, faisant basculer la partie basilaire vers le bas, imprimant un mouvement de rotation interne à la partie pétreuse et abaissant son apex en soulevant le processus mastoïde antéro-latéralement. Si on opte pour cette méthode, la grande aile devra être comprimée médianement au niveau de sa surface latérale pour permettre la rotation interne du temporal.

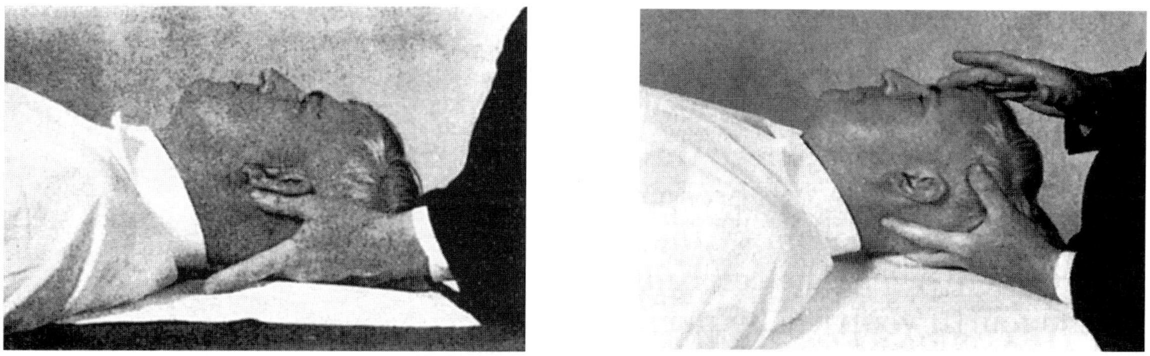

Fig. 37. Correction occipito-mastoïdienne avec contact en V et direction du liquide.

2) LÉSIONS AIGUËS (action directe). Si la lésion est récente ou s'accompagne d'effets graves, on appliquera l'action directe. La paume et les doigts d'une main maintiennent l'écaille de l'occiput vers l'arrière et vers le bas. L'autre main imprime une rotation externe du temporal et le soulève latéralement pour l'éloigner de l'occiput.

3) MÉTHODE ALTERNATIVE (mouvement non physiologique). Une troisième méthode, appliquée avec douceur et précaution, peut être utilisée dans les deux cas. Par cette technique, on met en place une tension accrue sur les membranes avec un minimum de dérangement pour les relations osseuses. L'écaille de l'occiput est retenue vers l'arrière et vers le bas, élevant la partie basilaire comme dans la technique de l'action directe, tandis que le temporal effectue une

rotation interne. L'occiput peut être maintenu dans la position de l'exagération de la lésion et le temporal en rotation externe. L'occiput peut pivoter en position de flexion et le temporal en rotation interne, ou vice versa.

E. LES LÉSIONS TEMPORO-PARIÉTALES

1. LA PARIÉTO-MASTOÏDIENNE. Le contact en V le plus efficace s'effectue probablement avec le pouce d'une main sur la partie mastoïdienne et le processus mastoïde du temporal. Le pouce de l'autre main contrôle le pariétal adjacent pour atteindre le point d'équilibre de tension. Le liquide est dirigé par le majeur de la même main à partir de l'éminence frontale du côté opposé.

2. LA PARIÉTO-SQUAMEUSE. Ici, le pouce contrôle le pariétal tandis que l'index et le majeur de la même main sur l'écaille et la mastoïde du temporal cherchent le point d'équilibre. Le liquide est dirigé de l'éminence frontale opposée vers l'incisure du pariétal, en arrière le long du côté de la voûte tandis que le contact en V avance le long de la suture et enfin de l'astérion vers le ptérion opposé (voir le point D, 4, e ci-dessus).

F. LES LÉSIONS SPHÉNO-TEMPORALES

1. LA SPHÉNO-SQUAMEUSE. Elle peut se diviser en trois parties : la suture au-dessus de la crête infratemporale (biseau interne sur le temporal) ; le changement de biseau ou pivot s-s de la crête ; et la suture postéro-médiane à la crête (biseau externe ou inférieur sur le temporal). Comme ailleurs, ce changement de biseau empêche le chevauchement de la grande aile et du temporal. Les surfaces articulaires permettent un léger balancement sur un plan sagittal et un peu de mouvement médio-latéral.

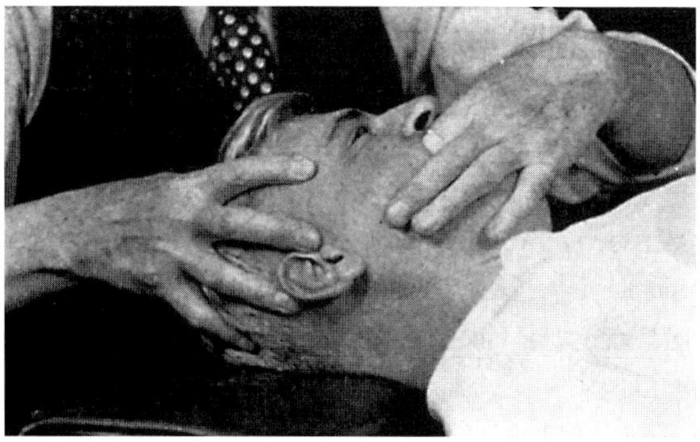

Fig. 38. Technique sphéno-squameuse sur la tête.

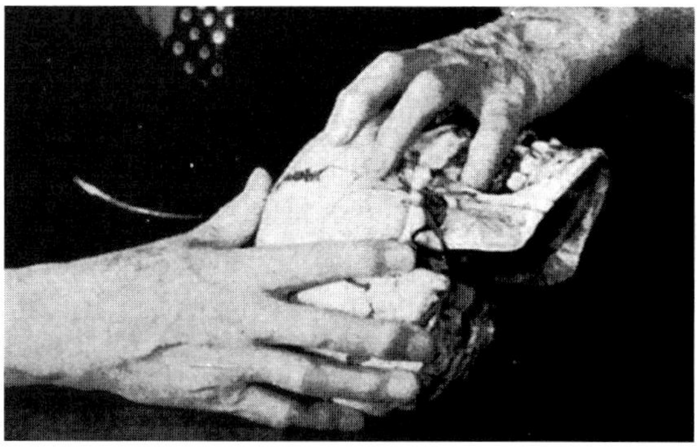

Fig. 39. Technique sphéno-squameuse sur le crâne.

Comme l'indiquent les illustrations, les contacts sur le sphénoïde se trouvent à la racine du processus ptérygoïde ou à la surface inférieure et à la surface latérale de la grande aile. Le temporal peut être contrôlé par un doigt ou le pouce placé dans le sillon squamo-mastoïdien ou par un doigt posé à la fois sur les parties squameuse et mastoïdienne comme sur l'illustration ci-dessus où les deux index touchent le sphénoïde. La surface latérale de la grande aile est poussée médianement, ce qui fait basculer la surface inférieure vers le bas, l'aile revient vers l'avant, la désengageant du temporal qui est retenu vers l'arrière pour la décompression. Ensuite, par un mouvement de balancement d'un os sur l'autre, la tension membranaire s'équilibre et la marée contribue à la correction de la lésion comme décrit dans la section de palpation de position ci-dessus (D, 4, f). La compression du pivot sphéno-squameux est la LÉSION SPÉCIFIQUE SOUVENT PRÉSENTE DANS LES VRAIS CAS DE MIGRAINE. Le Dr Sutherland a affirmé que si le temporal est complètement libéré, on ne devrait jamais échouer dans un cas de migraine. Il sera souvent nécessaire de corriger la symphyse sphéno-basilaire également, qui sera généralement en position d'inclinaison latérale-rotation. Les grandes ailes peuvent être bloquées à cause d'un traumatisme survenu pendant l'enfance et il faut s'efforcer de restaurer la mobilité. En cas de traumatisme à la base, les deux pivots s-s peuvent être bloqués. Débloquez un côté à la fois.

2. LA SPHÉNO-PÉTREUSE. Pour la correction, la grande aile est maintenue par l'index d'une main à sa jonction avec le ptérygoïde. Elle peut également être maintenue par l'auriculaire, avec l'index de la même main sur la surface temporale de la grande aile. Le temporal est contrôlé par le pouce de l'autre main, à l'avant du méat acoustique externe. L'articulation est délicatement désengagée et balancée jusqu'au point d'équilibre de sorte que le liquide puisse être dirigé pour la correction (voir D, 4, g). C'est une autre région dans laquelle le traumatisme a une importance déterminante, en particulier les extractions dentaires.

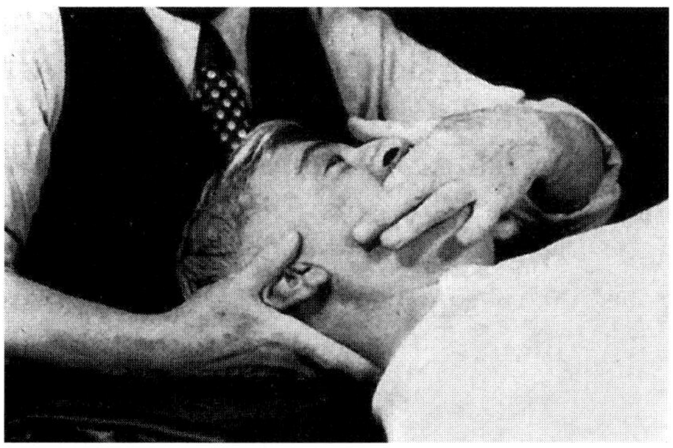

Fig. 40. Technique sphéno-pétreuse avec l'index.

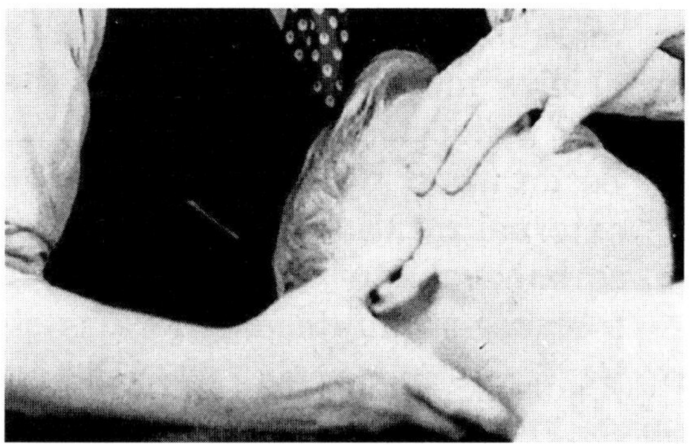

Fig. 41. Technique sphéno-pétreuse avec l'auriculaire.

a. LES MÉCANISMES DES LÉSIONS. Les traumatismes dentaires provoquent souvent une contrainte articulo-membranaire comprenant non seulement la jonction sphéno-temporale mais également les maxillaires, la mandibule, la fluctuation du liquide céphalo-rachidien et l'ensemble du mécanisme articulaire.

1) Dans le siège du dentiste, les deux temporaux sont maintenus en rotation interne et déplacés légèrement vers le centre par l'appuie-tête en V qui compresse la région mastoïdienne des deux côtés.

La rotation interne est exagérée par la poussée des condyles dans la fosse mandibulaire à cause de la bouche maintenue ouverte et de la mâchoire étirée par les muscles masticateurs.

2) Pour l'extraction d'une dent supérieure, l'effet de levier est inférieur et généralement tant médian que latéral. La tubérosité du maxillaire, celle du palatin et celle du ptérygoïde sont balancées d'un côté à l'autre, provoquant généralement une fixation basse et latérale accompagnée d'une lésion sphéno-pétreuse.

3) Pour l'extraction d'une dent inférieure, la rotation interne du temporal augmente du côté de l'extraction parce que la traction vers le haut exercée sur la dent augmente la pression de la mandibule dans la fosse mandibulaire de ce côté.

L'effet de levier appliqué sur la dent vers le plan médian tendra à désengager la mandibule de la fosse mandibulaire du côté opposé. Toutefois, cela est contré par le ligament sphéno-mandibulaire qui part de l'épine angulaire inféro-latéralement à la lingula mandibulaire. La traction ligamentaire sur l'épine angulaire est suffisante pour faire basculer la grande aile vers le haut de ce côté (lésion de torsion).

Retournant du côté de l'extraction, il y a une rotation interne excessive du temporal, la grande aile est basse et la sphéno-pétreuse est réellement en difficulté

b. LES EFFETS DES LÉSIONS

1) Le temporal en rotation interne et les lésions associées. C'est UNE CAUSE COURANTE DE TIC DOULOUREUX en raison de la tension sur l'enveloppe durale incluant le ganglion trigéminé ou de l'obstruction du mouvement libre des liquides qui le parcourent. Il peut également exister des troubles de l'ouïe, de l'équilibre, des fonctions de la trompe auditive, etc. Le patient peut se plaindre de bourdonnements, de malocclusion et d'effets lointains dus à l'implication des membranes crâniennes, du liquide céphalo-rachidien, du drainage veineux, etc. Le processus ptérygoïde peut être en entassement à cause d'un glissement latéral avec le maxillaire et le processus coronoïde de la mandibule qui s'est déplacée sur une ligne médiane avec le temporal en rotation interne.

2) La fixation du sphénoïde et les lésions associées. Non seulement le ganglion ptérygo-palatin peut être en entassement et subir un dérangement fonctionnel, mais l'implication peut comprendre n'importe quelle partie des cavités orbitaires et nasales, des sinus et de leurs structures associées.

c. LA CORRECTION DES LÉSIONS

1) L'action directe. La correction de la lésion sphéno-pétreuse s'effectue comme décrit dans le paragraphe précédent (F 2) et les lésions associées, comme celle du maxillaire, doivent recevoir une attention adéquate si nécessaire (voir chapitre IX).

2) L'exagération de la lésion en demandant au patient de mordre sur le doigt de l'opérateur inséré entre l'angle de la branche avec le corps de la mandibule et l'aspect inférieur du processus ptérygoïde peut aider à l'obtention du point d'équilibre.

G. LES LÉSIONS TEMPORO-ZYGOMATIQUES

Le processus temporal recouvre le processus zygomatique et tous deux s'éversent en rotation externe et s'inversent en rotation interne, avec un léger abaissement et une légère élévation. Ainsi, tandis que ces deux bras démarquent les sphères d'influence sphénoïdale et occipitale, ils se déplacent ensemble dans le même arc. De tous les mouvements physiologiques de la symphyse sphéno-basilaire, c'est seulement en inclinaison latérale-rotation qu'un mouvement opposé apparaît à cette suture. Même si le zygoma est en rotation interne et le temporal en rotation externe du côté de la convexité, la flexibilité des composants de l'arcade zygomatique absorbera une grande partie de cette différence. Si un traumatisme altère leurs positions relatives, une arête peut se former à la suture. Une légère compression peut également apparaître, suggérant un désengagement lors du traitement.

Pour la correction, appliquez le contact en V en travers de l'articulation ou placez un doigt à l'intérieur de la joue comme point d'appui afin de contrôler le zygoma et utilisez un autre doigt sur le temporal pour arriver au point d'équilibre. Dirigez le liquide à partir du pôle caudal opposé et de la région lambdoïdale opposée.

H. LES LÉSIONS TEMPORO-MANDIBULAIRES

La symphyse mentonnière se déplace du côté du temporal en rotation externe. Des fixations articulaires des os temporaux peuvent entraîner le mauvais alignement des fosses mandibulaires et un mouvement anormal de la mandibule comparable à une roue voilée sur un axe courbe. La surocclusion ou la malocclusion sont des symptômes courants. Un processus ptérygoïde peut se déplacer latéralement au point d'entasser le processus coronoïde, compliquant encore les choses (voir les effets des lésions sphéno-pétreuses ci-dessus).

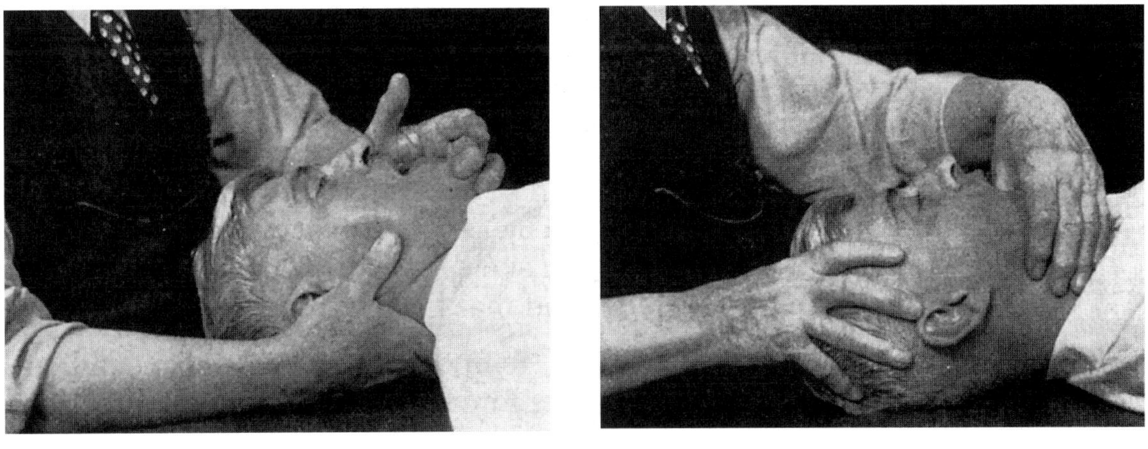

Fig. 42. Correction d'une lésion temporo-mandibulaire par la méthode du Dr A. T. Still.

« Je place la main à l'arrière et sur l'angle de la mâchoire de mon patient et la maintiens fermement, puis je demande au patient d'ouvrir la bouche. En même temps, je place l'autre main sur son menton et je le déplace vers l'avant et vers le bas avec un mouvement ferme de rotation. Ce mouvement, s'il est appliqué convenablement, replace la mandibule en position normale.

« J'enroule maintenant un mouchoir autour de mon pouce et je le place loin dans la mâchoire, au niveau de la dent de sagesse. Je place mon autre main sur le côté de la tête et du pouce, je presse la mâchoire vers le bas en lui imprimant un mouvement transverse. »

A.T. Still, *Research & Practice*, p. 360.

I. LES LÉSIONS INTRA-OSSEUSES

A la naissance, le temporal est en deux parties, la partie pétreuse et l'écaille. Le processus mastoïde ne se développe qu'à la fin de la première année de vie. Une lésion entre ces deux éléments, si elle n'est pas reconnue, sèmera le trouble puisque l'un est en général en rotation interne et l'autre en rotation externe. Le traitement consiste à amener les deux éléments au point d'équilibre et à diriger la marée vers la suture qui les sépare.

J. LES LÉSIONS DES OSSELETS

Le Dr T. F. Schooley a attiré l'attention sur le fait que le traitement des osselets de l'ouïe est possible par une approche indirecte qui peut s'avérer précieuse dans certains types de surdités, d'inconfort auditif dû aux transports aériens, etc.

La technique vise à créer une tension équilibrée dans les ligaments articulaires des osselets de même que dans les fibres du muscle tenseur du tympan. La bouche du patient légèrement ouverte pour abaisser le processus coronoïde, l'opérateur place le bout de l'index ou du majeur juste avant le tragus et fait glisser la peau et le cartilage sur le méat acoustique externe, de sorte qu'une partie de la pulpe du doigt se place dans le canal. Le doigt effectue ensuite une rotation dans les deux directions pour déterminer le point d'équilibre de tension dans les tissus. De cette manière, on produit indirectement une rotation de la membrane tympanique jusqu'au point d'équilibre où elle est maintenue jusqu'au réajustement des tissus et à leur retour à une tonicité normale. En raison du fait que le manche du malléus est attachée à la surface interne de la membrane tympanique, tous les osselets sont influencés, leurs ligaments articulaires équilibrés et le déblocage anatomique garanti pour tous les autres tissus mous de l'oreille externe et moyenne. De même, puisque le muscle tenseur du tympan s'attache à la racine du manche du malléus, il s'équilibre également.

La normalisation de ces tissus améliore généralement l'acuité auditive dans les cas où le mécanisme de conduction est impliqué et entraîne un sentiment de liberté et de bien-être de tout l'appareil auditif.

Chapitre VIII

LES OS DE LA VOÛTE

« Le Dr Sutherland a synthétisé les faits connus de l'anatomie et de la physiologie avec ses découvertes et toutes celles qui sont liées à la science de l'ostéopathie révélée par le Dr Andrew Taylor Still. Il a développé une procédure précise et organisée de diagnostic structurel dans le domaine jusqu'ici incomplètement exploré de l'anatomie et de la physiologie cranio-sacrée. Il a interprété la portée de ces découvertes dans de nombreux problèmes cliniques généralement considérés comme irrémédiables parce que d'étiologie inconnue. »

Anne L. Wales, D.O.

Chapitre VIII

LES OS DE LA VOÛTE

La voûte prend naissance dans des tissus membraneux qui permettent l'accommodation. La flexibilité des positions structurelles ainsi que la mobilité des sutures dentelées sont des caractéristiques constantes tout au long de la vie. Les signes de cette mobilité peuvent s'observer dans n'importe quelle dentelure en biseau.

PARTIE I. L'OS FRONTAL

I. Anatomie appliquée

A. OSTÉOLOGIE

1. SITUATION. La partie antérieure de la voûte au-dessus du squelette de la face.
2. PARTIES
   a. L'écaille forme le front et couvre le cerveau antérieur.
   b. La partie orbitaire forme le plancher de la fosse crânienne antérieure et le toit de l'orbite.
   c. La partie nasale forme le toit de la cavité nasale antérieure.
3. DESCRIPTION
   a. L'écaille
      1) La surface externe ou frontale peut être divisée par la suture métopique, s'étendant du nasion au bregma en passant par la glabelle. De part et d'autre se trouvent une éminence frontale, un bord supra-orbitaire qui se termine en processus zygomatique et les lignes temporales au-dessus de la fosse temporale.
      2) La surface interne ou cérébrale est divisée par le sillon sagittal qui s'étend jusqu'à la crête frontale et qui est marqué par les circonvolutions cérébrales, etc.
      3) Le bord postérieur semi-circulaire s'articule avec :
         a) Le pariétal le long de la suture coronale, qui présente un biseau interne en son milieu et un biseau externe latéralement.
         b) Le sphénoïde au niveau de la région en L rugueuse et triangulaire inféro-latéralement.

b. La partie orbitaire. Elle est constituée de deux lames triangulaires à angle droit avec l'écaille.

1) La surface cérébrale s'adapte au lobe frontal. La surface orbitaire présente un bord postérieur fin et dentelé, biseauté pour la petite aile inférieurement, supérieurement ou les deux.

2) L'incisure ethmoïdale repose entre ces lames. Le quart antérieur s'articule avec les os lacrymaux. Le reste complète les sinus ethmoïdaux avec l'ethmoïde. Les sinus frontaux sont plus antérieurs.

c. La partie nasale est antérieure à l'incisure ethmoïdale.

1) Le bord nasal s'articule aux deux os nasaux et aux deux maxillaires.

2) L'épine nasale descend pour s'articuler avec la lame perpendiculaire de l'ethmoïde.

4. OSSIFICATION (en membrane). Il s'agit de deux os jusqu'à la sixième année et dans 10 % des cas, la séparation persiste toute la vie. L'épine nasale se développe aux alentours de la douzième année.

5. ARTICULATIONS

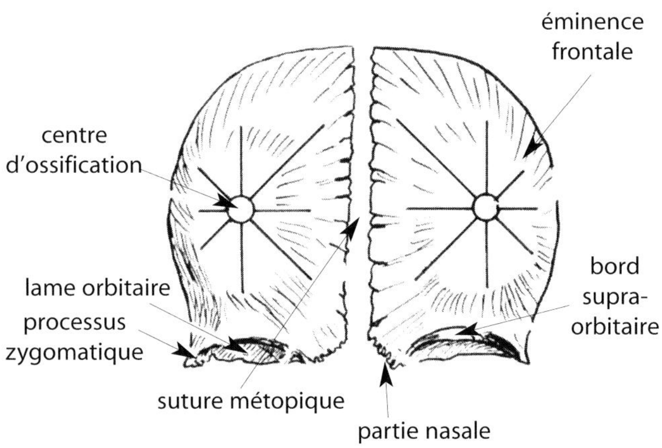

Fig. 43. Os frontaux à la naissance.

a. Avec le pariétal. Le long de la suture coronale.

b. Avec le sphénoïde. Le bord postérieur de la partie orbitaire avec la marge antéro-supérieure du corps, ainsi que le bord antérieur de la petite aile. La marge inférieure de l'écaille avec le bord frontal de la grande aile.

c. Avec l'ethmoïde. La marge médiane de la lame orbitaire avec la lame criblée. Les trois quarts postérieurs de l'incisure ethmoïdale avec le labyrinthe ethmoïdal.

d. Avec le lacrymal. Le quart antérieur de l'incisure ethmoïdale avec le bord supérieur.

e. Avec l'os nasal. Le bord médian de la partie nasale avec le bord supérieur. L'épine nasale avec la crête.

f. Avec le maxillaire. Le bord latéral de la partie nasale avec le processus frontal.

g. Avec le zygoma. Le processus zygomatique avec le processus frontal.

B. LE MOUVEMENT PHYSIOLOGIQUE DE L'OS FRONTAL. Il est considéré comme LE MOUVEMENT DE DEUX OS puisqu'il existe une flexibilité persistante au niveau de la suture métopique même dans les 90 % des cas chez qui la suture se ferme (durant la sixième année). Comme ailleurs, le mouvement physiologique fait partie du mécanisme respiratoire primaire. En ce qui concerne le mécanisme articulaire :

1. En rotation externe, synchrone avec la flexion sphéno-basilaire, l'os frontal est induit en rotation par le sphénoïde grâce aux interdigitations de la zone en L de telle manière que la glabelle se déplace postérieurement et légèrement vers le haut ; le processus zygoma-

tique se déplace antéro-latéralement : le bord postérieur de la lame orbitaire se déplace latéralement pour élargir l'incisure ethmoïdale.

2. En rotation interne, c'est l'inverse qui se produit.

C. EFFETS SUR LES ANNEXES ET L'ANALYSE RAISONNÉE DU TRAITEMENT. L'os frontal réclame l'attention parce qu'il est intimement lié aux yeux et au nez, les os de la face y sont suspendus, il est exposé à de nombreux traumatismes et est souvent responsable du blocage du reste du mécanisme.

1. LES OS. Les fixations de l'articulation fronto-ethmoïdale entraînent une restriction du fonctionnement de la faux et donc du reste du mécanisme respiratoire primaire. Au ptérion, les os de l'intérieur vers l'extérieur (par ordre alphabétique) sont : le frontal, le pariétal, le sphénoïde et le temporal. Un coup sur le front, qui coince le frontal à l'intérieur des autres os, peut causer la fixation des grandes ailes et ainsi limiter le mouvement de la symphyse sphéno-basilaire.
2. LES VEINES. Le sinus sagittal supérieur prend son origine et s'élargit le long de la suture métopique dans l'attache de la faux du cerveau.
3. LES MUSCLES. Les chutes sur le frontal dans la petite enfance peuvent aboutir à un déséquilibre du muscle oblique supérieur et à la déviation oculaire. L'altération de la relation fronto-sphénoïdale modifie la distance entre l'origine et l'insertion du muscle, ou son passage par la poulie, engendrant une anomalie de fonctionnement. D'autres muscles orbitaires peuvent être impliqués. La trémulation du coin de l'œil en est un signe courant.
4. LE CONTENU CRÂNIEN. Les lobes frontaux contrôlent le mouvement volontaire et sont le centre des expressions conscientes, intellectuelles et du caractère. Soyez attentif au frontal, en particulier du côté gauche, en cas de problèmes de comportement de l'individu par rapport à son entourage. Le nez et les yeux seront abordés plus longuement dans le chapitre IX. Le frontal a une importance considérable dans son influence sur la circulation et son fonctionnement. Le rétrécissement de l'incisure ethmoïdale et la restriction de mouvement des labyrinthes ethmoïdaux sont de première importance dans l'étiologie de la sinusite.
5. LES MEMBRANES. Par les attaches de la faux du cerveau, les lésions frontales affectent les membranes de tension réciproque, la fluctuation du liquide céphalo-rachidien et le mécanisme respiratoire primaire davantage que les lésions des autres os.
6. LA PEAU. Les défauts de la peau recouvrant un os peuvent résulter de la lésion de cet os.
7. LES NERFS. Dans le cas de troubles olfactifs, veillez bien à l'incisure ethmoïdale et à un possible entassement de la lame criblée.

II. Mécanismes de lésion

A. LES LÉSIONS PRIMAIRES FRONTALES OU DE CROISSANCE. En raison de leur exposition, les deux os frontaux sont soumis à des distorsions à la suite d'un traumatisme de naissance ou comme accommodation à une anomalie sphénoïdale. Le roulement de la grande aile et du frontal l'un sur l'autre peut entraîner la zone en L vers l'avant et produire un front bas, en pente (en « toboggan »), ou vers l'arrière et produire un front haut et bombé (en

« saut à ski »). Ceci peut être d'origine développementale, dû à un traumatisme de naissance ou provenir d'une lésion post-natale.

B. LES LÉSIONS DÉCOULANT DE LA POSITION DU SPHÉNOÏDE

1. La flexion du sphénoïde déplacera le frontal antérieurement aux angles latéraux avec un élargissement de l'incisure ethmoïdale et un recul relatif de la glabelle et de la suture métopique. Ce faisant, le frontal s'éloigne du chevauchement des pariétaux au niveau du ptérion et les crêtes supra-orbitaires semblent plus proéminentes tandis que les éminences frontales le sont relativement moins (« toboggan »). Il s'agit d'une ROTATION EXTERNE.
2. L'extension du sphénoïde inverse cette image, avec la ROTATION INTERNE du frontal. La suture métopique peut présenter une arête et les éminences frontales sont plus proéminentes (« saut à ski »).
3. La torsion du sphénoïde entraîne le frontal du côté de la grande aile haute en rotation externe relative tandis que du côté de la grande aile basse, il est en rotation interne relative. Leurs caractéristiques respectives sont décrites ci-dessus.
4. En inclinaison latérale-rotation, le schéma est relativement pareil. Toutefois, l'inclinaison latérale-rotation du sphénoïde sur son axe vertical accentue la position de lésion du frontal.

C. LES LÉSIONS TRAUMATIQUES. Le traumatisme frontal est assez courant. En plus de son impact sur une suture particulière, la force du coup se transmet souvent à d'autres parties de la tête. Les coups supra-orbitaires entraînent le frontal entre les pariétaux et tendent à bloquer les grandes ailes. Un traumatisme dans la région des éminences frontales peut affecter la suture coronale d'un côté ou des deux. Les coups portés sur le bregma affectent plutôt l'articulation fronto-sphénoïdale. Les petites ailes et l'incisure ethmoïdale en subissent les conséquences.

III. Diagnostic des lésions

A. L'HISTOIRE

1. Les plaintes avérées comme les maux de tête frontaux, les troubles oculaires, les pathologies nasales, les tendances anti-sociales, etc.
2. Les traumatismes survenus à la naissance ou plus tard. Les déséquilibres oculaires consécutifs au traumatisme.

B. OBSERVATION

1. Les angles zygomatiques, antérieurs ou postérieurs.
2. La glabelle et la suture métopique, proéminentes ou non.
3. Les éminences frontales et leur relative proéminence.

C. LA PALPATION DE POSITION

1. La position relative des angles zygomatiques, de la glabelle et de la suture métopique, de même que la relative proéminence de l'éminence frontale.

D. LA PALPATION DE MOUVEMENT

1. TESTEZ LA ROTATION INTERNE ET EXTERNE par le mouvement des angles latéraux. Placez les pouces près du bregma, les index près de la glabelle légèrement sur le côté de la suture métopique et les annulaires près des processus zygomatiques. Induisez le frontal en rotation externe en laissant le liquide poursuivre le mouvement et sentez l'élargissement de l'incisure ethmoïdale postérieurement. Faites l'inverse pour la rotation interne et comparez les résultats. Vous pouvez immobiliser un os frontal tout en initiant le mouvement de l'autre.

2. LORSQU'UNE SUTURE A SUBI UN TRAUMATISME, la zone lésée est analysée en dirigeant le potentiel du liquide vers cette région pour déterminer le degré de lésion (voir chapitre III).

a. LA SUTURE FRONTO-SPHÉNOÏDALE. Appliquez un contact en V sur l'articulation. Dirigez le liquide de l'éminence pariétale opposée ou de la région lambdoïdale et du pôle caudal opposés. Le contact se déplace antérieurement à partir du pivot lambdoïdal à mesure que le liquide céphalo-rachidien est dirigé postérieurement le long du long bras de la zone en L ; ou médianement, tandis que le liquide céphalo-rachidien est dirigé médianement le long du petit bras du L vers les petites ailes.

b. LA SUTURE FRONTO-ZYGOMATIQUE. Appliquez un contact en V sur la suture et dirigez le liquide à partir de l'éminence pariétale opposée et de la région caudale opposée.

c. LA SUTURE FRONTO-MAXILLAIRE. Appliquez un contact en V sur la suture et dirigez le liquide à partir du pariétal opposé immédiatement latéral au lambda et du pôle caudal opposé.

d. LA SUTURE FRONTO-ETHMOÏDALE. Utilisez le contact en V fronto-maxillaire et dirigez le liquide de l'éminence pariétale opposée et de la zone caudale opposée.

e. LA SUTURE FRONTO-PARIÉTALE. Appliquez un contact en V sur la suture et dirigez le liquide à partir du pôle caudal opposé et de points sur une ligne imaginaire reliant l'astérion opposé à l'éminence pariétale opposée, en déplaçant le contact supérieurement à mesure que les doigts descendent le long de la suture coronale.

IV. Correction des lésions

Les lésions du frontal qui accompagnent des lésions sphénoïdales fondamentales peuvent être corrigées avec celles-ci comme décrit dans le chapitre VI.

A. LE MODELAGE. Cette méthode peut être utilisée à tout âge, mais s'avère particulièrement efficace chez les enfants. Le traumatisme de naissance est souvent la cause de la malformation.

1. Si un centre d'ossification est trop proéminent, il faut l'aplatir par une légère pression tandis que les pariétaux, le sphénoïde, etc. sont éloignés pour permettre un étalement périphérique. Le liquide est dirigé autour des bords du frontal pour assister le mouvement.

2. Si un centre d'ossification est trop aplati, il faudra s'efforcer de le bomber vers le centre tout en dirigeant le liquide à partir de la suture occipito-mastoïdienne opposée pour aider à reformer un dôme.

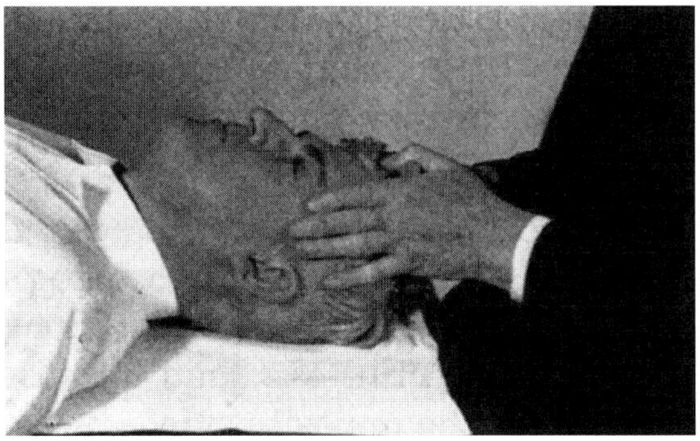

Fig. 44. Séparation du frontal.

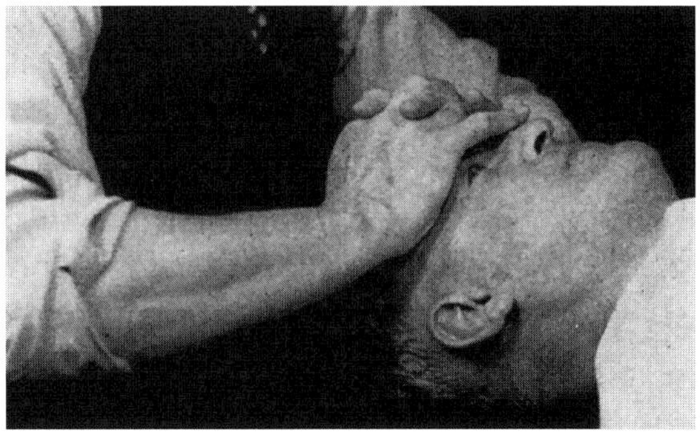

Fig. 45. Soulèvement du frontal.

B. LA ROTATION EXTERNE OU SÉPARATION FRONTALE (Elargissement de l'incisure ethmoïdale). Les os frontaux sont déplacés vers la position qu'ils adoptent lors de la flexion de la symphyse sphéno-basilaire. Bloquez les pouces sur la suture métopique et soulevez les angles latéraux du frontal vers l'avant au moyen des index. Les pouces peuvent abaisser légèrement la glabelle pour favoriser la rotation externe et l'élargissement de l'incisure ethmoïdale. Après avoir atteint le point d'équilibre de tension membranaire, dirigez le liquide de l'inion et de la ligne médiane caudalement. Cette technique provoque la dilatation du sinus ethmoïdal et frontal et est toujours indiquée dans les cas de sécrétions postnasales chroniques.

C. LA ROTATION INTERNE OU SOULÈVEMENT FRONTAL (Rétrécissement de l'incisure ethmoïdale). Entrelacez les doigts au-dessus de la suture métopique et touchez les angles latéraux du frontal avec les éminences hypothénars. Comprimez légèrement les côtés du frontal vers l'intérieur pour les désengager des angles frontaux des pariétaux, puis soulevez-les vers l'avant. Cela rétrécit l'incisure ethmoïdale et tend les membranes de tension réciproque. Dirigez le liquide de la ligne médiane caudalement et à partir de l'inion.

D. LA FRONTO-SPHÉNOÏDALE OU « CROCHET DE BÛCHERON »

1. LA GRANDE AILE

a. L'opérateur est assis du côté opposé à la lésion. Il place la main le plus près possible du vertex au-dessus du front de sorte que l'index ou le majeur touche délicatement mais fermement la fosse juste sous la ligne temporale du côté opposé ou du côté de la lésion tandis que le pouce repose du côté proximal du frontal comme point de levier. Cette main constitue le « crochet de bûcheron » ou point d'appui pour imprimer le mouvement à la suture fronto-sphénoïdale opposée.

b. L'autre main sert à contrôler le sphénoïde avec l'index sur la lame ptérygoïde

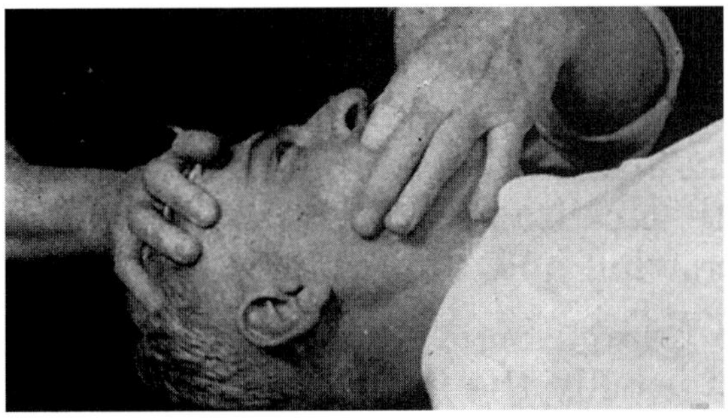

Fig. 46. Technique fronto-sphénoïdale ou du « crochet de bûcheron ».

latérale (du côté de la lésion). Il peut s'avérer nécessaire de demander au patient de déplacer la mâchoire latéralement pour faire de la place ou d'utiliser l'auriculaire.

c. Désengagez l'articulation en soulevant le frontal de la région en L au moyen du « crochet de bûcheron » tout en maintenant le sphénoïde en direction caudale. La zone en L est ensuite roulée vers l'avant ou l'arrière ou les deux éléments sont déplacés dans des directions opposées pour permettre le désengagement et l'équilibre articulaire. Cela signifie que si la grande aile est haute du côté de la lésion, il peut être avantageux d'aider le désengagement en exagérant la rotation externe du frontal de ce côté et vice versa. Si le frontal est déplacé d'un côté par rapport à la grande aile, le désengagement contribue au replacement de l'articulation.

d. Dirigez le liquide de l'éminence pariétale opposée ou de la zone lambdoïdale ainsi que caudalement.

2. LA PETITE AILE

a. Elle est particulièrement soumise à la contrainte à cause de la rotation du corps du sphénoïde auquel elle est attachée. Le traumatisme peut la toucher par le frontal avec lequel elle s'articule ou par la tente en raison de l'insertion de ses prolongements dans les processus clinoïdes antérieurs qui font partie des petites ailes.

b. Procédez au contact comme ci-dessus. Le sphénoïde et le frontal se déplacent en faisant glisser leurs surfaces articulaires dans un plan antéro-supérieur ou antéro-inférieur, selon la direction du biseau, et dans une direction latérale l'un sur l'autre pour obtenir le désengagement et l'équilibre. Le déplacement du frontal vers l'avant permet de le désengager de la petite aile que l'on maintient postérieurement par un doigt de l'autre main en contact avec la racine du ptérygoïde. Le liquide est dirigé à partir du pôle caudal et lambdoïdal opposé.

c. Une méthode alternative est la tension à deux voies (voir chapitre VI). Les auriculaires maintiennent l'occiput vers l'arrière, augmentant ainsi la tension sur la tente et les clinoïdes antérieures pour retenir les petites ailes postérieurement. Les majeurs maintiennent la grande aile en arrière. Les index soulèvent les angles latéraux du frontal vers l'avant jusqu'au point d'équilibre et le liquide est dirigé du lambda par les annulaires.

E. LA FRONTO-ZYGOMATIQUE

Appliquez un contact en V sur la suture pour atteindre le point d'équilibre, si nécessaire en procédant au désengagement par le « crochet de bûcheron » comme indiqué ci-dessus. Le V peut être formé par l'index et le majeur d'une main qui maintiennent le zygoma tandis que l'index et le pouce de l'autre engagent le frontal. Dirigez le liquide à partir de l'éminence pariétale opposée et caudalement.

F. LA FRONTO-MAXILLAIRE
Utilisez le contact en V et le désengagement si nécessaire, avec le « crochet de bûcheron ». Pour former le V, l'index touche le côté latéral du processus alvéolaire. Le pouce et le majeur de l'autre main touchent les angles latéraux du frontal, l'index au niveau de l'incisure fronto-nasale pour la palpation. Dirigez le liquide à partir du pariétal opposé.

G. LA FRONTO-NASALE
Appliquez un contact en V sur la suture et le désengagement si nécessaire.

H. LA FRONTO-ETHMOÏDALE
L'incisure peut être élargie ou rétrécie au moyen de la séparation frontale ou du soulèvement frontal comme décrits ci-dessus.

I. LA FRONTO-PARIÉTALE (Coronale). Suspectez cette lésion, qui est toujours traumatique, lorsque les grandes ailes sont bloquées et les angles inférieurs du frontal maintenus en arrière.

1. Le désengagement. Appliquez le soulèvement frontal en suivant une ligne antérieure directe. Le poids de la tête peut constituer une bonne contreforce, ou un assistant peut maintenir les pariétaux et diriger le liquide à partir de l'inion. Dans le cas d'une lésion unilatérale, appliquez la compression intérieure et soulevez du côté de la fixation seulement.
2. L'exagération. Placez une main sur l'os frontal opposé à la lésion. Placez l'autre main sur l'éminence pariétale du côté de la lésion. Trouvez le point d'équilibre. Dirigez le liquide à partir du côté opposé de l'inion et caudalement.
3. Une méthode alternative est la tension à deux voies (voir chapitre VI) seul ou avec un assistant.

J. L'INTRA-OSSEUSE OU FRONTO-FRONTALE

1. Pour la suture métopique, procédez au désengagement ou au rapprochement comme indiqué, maintenez la position au point d'équilibre et dirigez le liquide à partir de l'inion et caudalement.
2. Si les grandes ailes se sont déplacées médianement et les ptérygoïdes latéralement de sorte qu'un frontal chevauche l'autre, un autre type de traitement est nécessaire pour séparer les frontaux et élargir l'incisure.
    a. Utilisez le « crochet de bûcheron » pour tirer les angles du frontal latéralement.
    b. Appuyez sur les centres d'ossification et amenez les frontaux en flexion.
    c. Ne touchez pas au sphénoïde avant d'avoir libéré l'incisure ethmoïdale.

PARTIE II. L'OS PARIÉTAL

I. Anatomie appliquée

A. OSTÉOLOGIE

1. SITUATION. Les côtés et le toit du crâne entre le frontal et l'occiput.
2. PARTIES. Une lame quadrilatère.
3. DESCRIPTION
   a. Deux surfaces.
      1) La surface externe convexe. Lignes temporales et éminence pariétale.
      2) La surface interne concave. Il existe un sillon qui loge le sinus sagittal supérieur tout au long de l'attache marginale de la faux. L'empreinte des circonvolutions cérébrales, des granulations arachnoïdiennes et des vaisseaux sanguins est présente.
   b. Quatre bords
      1) Le bord sagittal aux dentelures profondes plus larges à l'arrière.
      2) Le bord coronal ou frontal présente un biseau externe médianement et un biseau interne latéralement.
      3) Le bord lambdoïdal ou occipital est biseauté comme le bord coronal.
      4) Le bord squameux présente des ondulations aux dentelures épaisses postérieurement pour l'incisure pariétale et la mastoïde. Le biseau devient externe antérieurement.
   c. Quatre angles
      1) Au bregma. Angle antéro-supérieur ou frontal. Fontanelle antérieure.
      2) Au ptérion. Angle antéro-inférieur ou sphénoïdal. Fontanelle sphénoïdale.
      3) Au lambda. Angle postéro-supérieur ou occipital. Fontanelle postérieure.
      4) A l'astérion. Angle postéro-inférieur ou mastoïdien. Fontanelle mastoïdienne. Sinus latéral et tente à l'intérieur.
4. OSSIFICATION (en membrane). Deux noyaux à sept semaines fusionnent pour devenir un centre vers l'âge de trois mois.
5. ARTICULATIONS
   a. Avec l'autre pariétal à la suture sagittale.
   b. Avec le frontal à la suture coronale.
   c. Avec l'occiput à la suture lambdoïdale.
   d. Avec la pointe de la grande aile du sphénoïde au ptérion.
   e. Avec les bords squameux et mastoïdien du temporal aux sutures pariéto-squameuse et pariéto-mastoïdienne et dans l'incisure pariétale.

B. LE MOUVEMENT PHYSIOLOGIQUE DES PARIÉTAUX. Il fait partie du mécanisme respiratoire primaire et est décrit comme une rotation externe et interne sur un axe arbitraire qui, pour chaque os, s'étend d'un point du bord coronal légèrement latéral au bregma dans une direction postéro-latérale à l'éminence pariétale.

1. En rotation externe, synchrone avec la flexion sphéno-basilaire, le pariétal effectue une rotation autour de cet axe pour amener l'angle sphénoïdal antérieurement et latéralement

tandis que l'angle mastoïdien est entraîné latéralement et antérieurement. Ce faisant, la marge sagittale est légèrement abaissée et séparée de l'autre pariétal, surtout en arrière. Toutes les autres parties se conforment au mouvement des parties sphénoïdales, temporales, occipitales et frontales avec lesquelles elles s'articulent.

2. En rotation interne, le mouvement est inversé.

C. LES EFFETS SUR LES ANNEXES ET L'ANALYSE RAISONNÉE DU TRAITEMENT

1. LES OS. Les pariétaux subissent une grande quantité de traumatismes. Ils accommodent également de nombreuses anomalies à la base. Les cornes pariétales indiquent une résistance périphérique entravant les modèles de croissance normaux. Les fixations de la suture coronale limitent le mouvement sphéno-basilaire. Une arête sagittale indique l'entassement du sinus sagittal qui constitue un facteur possible d'épilepsie idiopathique.

2. LES ARTÈRES. L'artère méningée moyenne se trouve en dessous de l'écaille du pariétal. Le soulèvement et le désengagement des pariétaux sont une aide précieuse dans les cas d'hypertension et de céphalées congestives.

3. LES VEINES. Le sinus sagittal, sigmoïde et latéral ainsi que l'attache de la faux du cerveau et une petite partie de la tente sont concernés. Le flux sanguin est retardé lorsque les membranes sont en déséquilibre. Le soulèvement pariétal et l'équilibrage des membranes sont importants pour la congestion veineuse.

4. LE LIQUIDE CÉPHALO-RACHIDIEN. La zone para-sagittale est la localisation principale situation des granulations arachnoïdiennes par lesquelles une grande quantité de liquide céphalo-rachidien quitte les lits d'eau du cerveau. Un mouvement physiologique normal des pariétaux est essentiel ainsi que la liberté normale de la dure-mère.

(Remarque : Selon Meyers, *A.O.A.J.*, 1/32, l'épilepsie est un désordre du métabolisme aqueux du corps. La masse fluidique doit bouger, sinon des problèmes apparaîtront. La stase dans la voûte crânienne fait pression sur le cortex. L'épilepsie montre une quantité plus importante de liquide intracrânien et une pathologie dans le passage des granulations arachnoïdiennes. Plus il y a de liquide, plus les tissus cérébraux s'atrophient.)

5. LE CONTENU DU CRÂNE. Chez l'enfant en bas âge, une partie de chaque lobe du cerveau repose en dessous des os pariétaux. Chez l'adulte, ces os recouvrent les centres moteurs et sensoriels importants qui coordonnent la stimulation périphérique et formulent la réponse musculaire.

II. Mécanismes de lésion

A. LES LÉSIONS PRIMAIRES OU DE DÉVELOPPEMENT

Puisque les pariétaux se développent à partir de membrane, ils sont particulièrement soumis aux distorsions telles que les proéminences des centres d'ossification appelées cornes pariétales. La synostose anormale des sutures est responsable de l'oblitération anormale des fontanelles et accompagne l'idiotie microcéphale et le mongolisme. La pression *in utero* peut être en cause. Les chapitres X et XI se consacreront à ce sujet en détail.

B. LES LÉSIONS ASSOCIÉES À LA POSITION DU TEMPORAL ET DE L'OCCIPUT

1. LA ROTATION EXTERNE. Tandis que l'occiput tourne en flexion et que les temporaux effectuent leur rotation externe, les pariétaux se déplacent antéro-latéralement dans l'incisure pariétale pour abaisser la voûte et élargir le diamètre transversal de la tête.
2. LA ROTATION INTERNE présente le schéma inverse.
3. LA TORSION. Le pariétal du côté de l'aile haute est en rotation externe et vice versa. Cela rend la suture sagittale légèrement oblique, s'éloignant du côté de l'aile haute au niveau du bregma et s'en rapprochant au niveau du lambda.
4. L'INCLINAISON LATÉRALE-ROTATION. La suture sagittale se déplace du côté de la convexité. De ce côté, le pariétal sera en position de rotation externe relative et du côté de la concavité, en position de rotation interne relative.

C. LA LÉSION TRAUMATIQUE

Le traumatisme peut être direct à un endroit du pariétal ou indirect suite à une chute sur les pieds ou les fesses. Il peut être unilatéral ou bilatéral et affecter une ou plusieurs sutures.

1. LE TRAUMATISME AU BREGMA (Pariéto-frontal). L'os est poussé vers le bas au bregma et sur le côté au ptérion. Cela limite la grande aile et la sphéno-basilaire. La suture sagittale s'abaisse ou un des pariétaux est plus bas que l'autre. Les condyles occipitaux sont forcés postérieurement dans les facettes de l'atlas (occiput postérieur bilatéral).
2. LE TRAUMATISME AU VERTEX (Pariéto-squameux). L'os est comprimé inférieurement entre les temporaux et les sutures squameuses s'engagent. Il y a une exagération de la rotation externe des temporaux et de la flexion de la sphéno-basilaire. Si le traumatisme est unilatéral, on observe un mauvais positionnement des condyles occipitaux. Un condyle est antérieur et l'autre postérieur, produisant la rotation externe et interne correspondante des temporaux.
3. LE TRAUMATISME AU LAMBDA (Pariéto-occipital). Il y a une impaction de la suture lambdoïde selon le biseau. Les condyles occipitaux sont comprimés profondément dans les facettes de l'atlas, provoquant une flexion exagérée de la sphéno-basilaire ainsi qu'une compression. Les temporaux sont fixés en rotation externe extrême ou, si le traumatisme est unilatéral, un condyle peut être antérieur et l'autre postérieur produisant la rotation correspondante des temporaux.

III. Diagnostic des lésions

A. L'HISTOIRE

1. Les plaintes telles que maux de tête, épilepsie idiopathique, douleur locale ou désordre circulatoire.
2. Le traumatisme à la naissance ou plus tard.

B. OBSERVATION

1. Les centres d'ossification, les cornes pariétales, etc.
2. Les sutures, élevées ou abaissées, les zones aplaties.
3. Les repères, bregma, lambda, ptérion et astérion. Les anomalies de position ou de rapport avec les annexes.

C. LA PALPATION DE POSITION

1. Vérifiez les résultats de l'observation.
2. Syndromes spécifiques dus au traumatisme.
   a. LA PARIÉTO-FRONTALE. Le bregma est abaissé et les angles antéro-inférieurs sont antéro-latéraux. L'occiput est postérieur sur l'atlas.
   b. LA PARIÉTO-SQUAMEUSE. La suture sagittale est aplatie et les pariétaux sont évasés latéralement. Les temporaux sont en rotation externe, l'écaille chevauchant les pariétaux, ou, si la direction du traumatisme a touché un côté en particulier, seul un temporal sera en rotation externe et l'autre en rotation interne. La sphéno-basilaire est généralement en flexion et les condyles occipitaux sont poussés inférieurement dans les facettes de l'atlas.
   c. LA PARIÉTO-OCCIPITALE. Le lambda est abaissé et l'occiput postérieur à cette zone. Les temporaux sont soit tous deux en rotation externe ou l'un en rotation externe et l'autre en rotation interne comme ci-dessus. La sphéno-basilaire est en flexion et les condyles occipitaux sont entraînés antéro-inférieurement dans les facettes de l'atlas.

D. LA PALPATION DE MOUVEMENT

1. Le mouvement en rotation externe ou interne est déterminé par la même application de la voûte que celle utilisée pour déterminer la flexion ou l'extension de la sphéno-basilaire (voir chapitre VI). Les angles mastoïdiens des pariétaux reçoivent un mouvement latéral et légèrement antérieur pour produire une rotation externe et vice versa. Observez et comparez le mouvement dans chaque direction d'un os ou des deux.
2. Les sutures individuelles qui peuvent subir un blocage traumatique sont contrôlées au moyen du contact en V et le liquide est dirigé à partir des pôles controlatéraux pour la suture coronale, squameuse et lambdoïde mais de la ligne médiane pour la suture sagittale. La grande aile est souvent bloquée d'un ou deux côtés. Dans le cas du traumatisme des pariétaux, vérifiez également la flexion excessive de la sphéno-basilaire, la rotation des temporaux et le rapprochement de la condylo-atloïdienne.

IV. Correction des lésions

A. LE MODELAGE (Lésions intra-osseuses). C'est une caractéristique importante du traitement pariétal, qui applique les mêmes principes généraux qu'ailleurs.

1. LES RÉGIONS PROÉMINENTES comme la corne pariétale chez l'enfant en bas âge sont corrigées par une pression légère sur l'apex de la proéminence. Les pouces sont entrelacés pour faire effet de levier et les doigts de l'autre main dirigent le liquide vers le périmètre du pariétal pour contribuer à libérer la restriction qui a empêché l'os de s'étendre normalement pendant la croissance et a produit un bombement. Le modelage se fait essentiellement à partir du plus haut point et vers les bords à étendre.
2. LES ZONES APLATIES sont « plissées » vers le point central pour produire un dôme. En supposant un cas où le vertex est haut et le pariétal aplati antéro-latéralement, l'éminence thénar et les phalanges moyennes des deuxième et troisième doigts sont comprimées

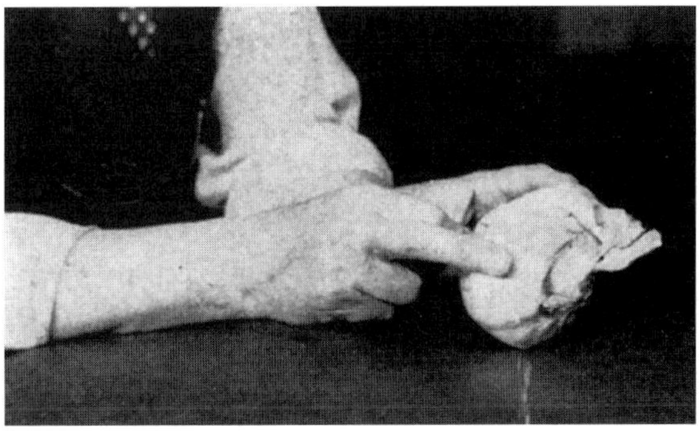

Fig. 47. Modelage du pariétal chez le nouveau-né.

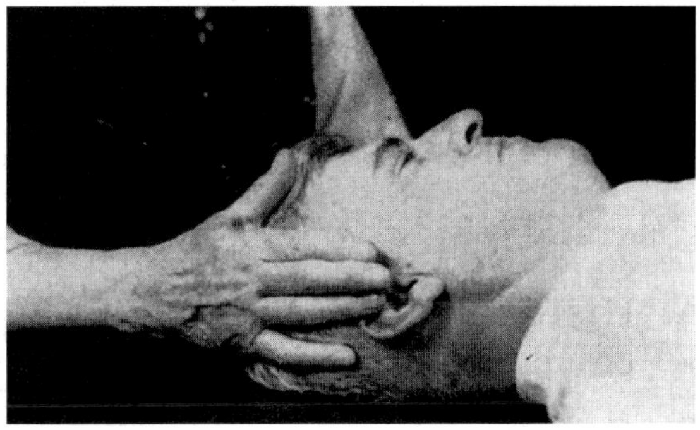

Fig. 48. Modelage du pariétal chez l'adulte.

vers l'intérieur et se rapprochent. Le liquide est alors dirigé des angles latéraux de l'occiput et caudalement vers le centre de la zone aplatie ou abaissée pour la pousser vers l'extérieur.

3. Dans le cas d'un manque général de mouvement dans la voûte, comprimez les pariétaux vers les centres d'ossification, abaissez les « coins » pour les libérer des annexes et tournez autour de l'éminence jusqu'au point d'équilibre. Le liquide céphalo-rachidien est ensuite dirigé à partir de l'éminence frontale opposée et du pôle caudal.

B. LA ROTATION EXTERNE

Suivant l'approche par la voûte, les pariétaux sont induits en rotation externe en utilisant les phalanges proximales du majeur et de l'annulaire seules, comme pour le contrôle de la flexion de la symphyse sphéno-basilaire (voir chapitre VI). Lorsque le point d'équilibre est atteint, le liquide est dirigé de la ligne médiane caudalement.

C. LA ROTATION INTERNE.

C'est l'inverse de la situation ci-dessus (« remplissant les gouttières »).

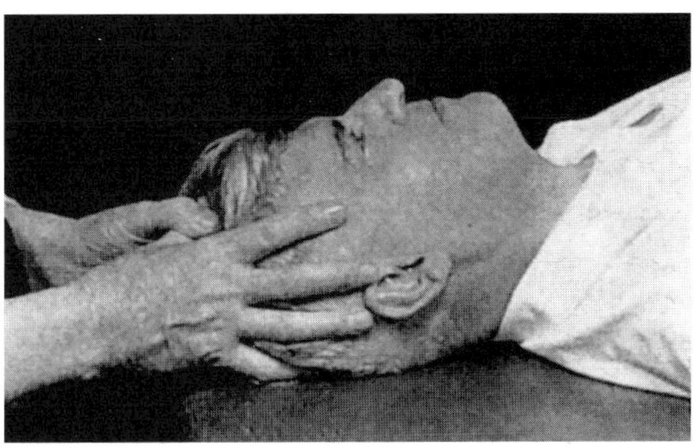

Fig. 49. Soulèvement du pariétal.

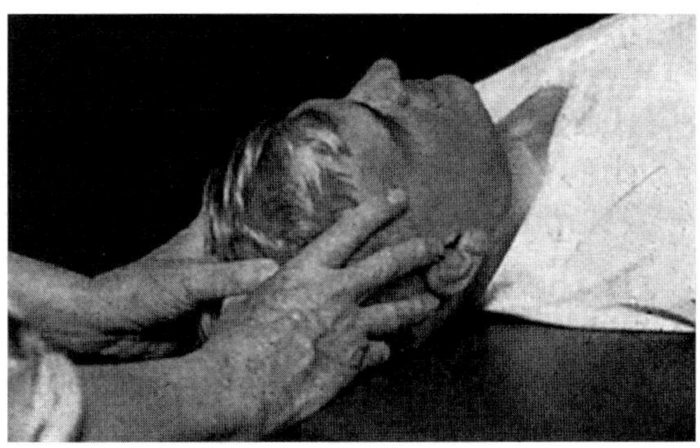

Fig. 50. Séparation du pariétal.

D. LE SOULÈVEMENT PARIÉTAL

Cette technique est très utile en cas de congestion de la tête, d'insomnie, d'hypertension et de conditions tendues en général. Avec le contact de la voûte, les pariétaux sont comprimés en leur milieu en s'éloignant de la grande aile et de l'écaille du temporal, puis soulevés en position de rotation externe pour libérer les canaux de drainage veineux situés dessous. Le soulèvement peut être accentué par un ou plusieurs contacts digitaux selon la restriction de mouvement crânien.

E. LA SÉPARATION PARIÉTALE

C'est une méthode qui élargit la suture sagittale et effectue une rotation externe des pariétaux. Croisez les pouces sur la suture sagittale juste avant le lambda de sorte que le pouce droit touche l'angle postéro-médian du pariétal gauche et inversement. Les doigts entraînent le bord inférieur de chaque pariétal antéro-latéralement. Avec les pouces, abaissez délicatement les pariétaux pour les libérer du chevauchement de l'occiput au niveau du lambda et faites-les dériver le long de la suture sagittale en dirigeant le liquide de la ligne médiane caudalement. Cette action directe permet de creuser la suture sagittale du lambda vers l'avant tout en laissant les pouces à leur point d'application d'origine sur les angles supérieurs postérieurs. Elle est utilisée en cas d'épilepsie idiopathique lorsque la suture est relativement fixée en position d'extension avec une tendance à la formation d'une crête. Le flux veineux dans le sinus sagittal est ainsi accéléré et l'équilibre liquidien du cerveau se rétablit.

F. LES LÉSIONS SUTURALES

1. LA PARIÉTO-FRONTALE. Appliquez un contact en V sur la suture et abaissez les composants sous-jacents (pariétal, moitié supérieure ; frontal, moitié inférieure) pour les désengager. Puis, faites-les « dériver » jusqu'au point d'équilibre et dirigez le liquide à partir du pôle caudal opposé et des points situés sur une ligne imaginaire reliant l'astérion opposé à l'éminence pariétale opposée, en le guidant supérieurement pendant que les doigts de contact descendent le long de la suture coronale. (Voir *The Cranial Bowl*, pp. 75-80 pour des techniques alternatives.)
2. LA PARIÉTO-SPHÉNOÏDALE. Puisque la grande aile recouvre le biseau extérieur de l'angle sphénoïdal du pariétal de chaque côté, le traumatisme des pariétaux peut bloquer les grandes ailes. Placez un doigt sur la grande aile ou la lame ptérygoïde latérale pour contrôler le sphénoïde et l'autre main sur le pariétal pour amener les deux os au point d'équilibre. Dirigez le liquide de la zone lambdoïde opposée et caudalement.
3. LA PARIÉTO-SQUAMEUSE. Appliquez un contact en V du côté de la lésion, le pouce contrôlant le pariétal et l'index ou le majeur se chargeant de l'écaille temporale et de la zone mastoïdienne. Atteignez le point d'équilibre et dirigez le liquide le long de la suture du ptérion à l'incisure pariétale en traversant un arc directionnel inversé de l'astérion opposé à l'éminence frontale (voir chapitre VII).
4. LA PARIÉTO-MASTOÏDIENNE. L'incisure pariétale est le point d'appui sur lequel le pariétal se déplace par rapport au temporal. Gardez bien à l'esprit la convergence antérieure et la divergence postérieure des lignes suturales à l'intérieur de l'incisure. Placez le pouce d'une main sur la partie mastoïdienne et contrôlez-la. Le pouce et l'éminence thénar de l'autre main touchent le pariétal juste au-dessus de la suture et l'entraînent au point

d'équilibre. Le liquide est dirigé avec les doigts libres à partir du frontal opposé et caudalement.

5. LA LAMBDOÏDE. Avec un changement de biseau comme dans le cas de la suture coronale (la pariéto-frontale au-dessus), le désengagement peut être nécessaire. Utilisez le soulèvement pariétal jusqu'au point d'équilibre dans toutes les membranes concernées. Si l'exagération est indiquée, placez une main du côté de l'occiput interpariétal opposé à la lésion. Placez l'autre main sur le centre d'ossification du pariétal du côté de la lésion et déplacez les deux composants jusqu'au point d'équilibre. Dirigez le liquide de l'éminence frontale du côté opposé et du pôle caudal opposé.

Chapitre IX

L'ORBITE ET LE SQUELETTE FACIAL

« Le concept crânien du Dr Sutherland est l'application de la philosophie ostéopathique du Dr A. T. Still au mécanisme crânien. Il ne remplace pas, mais vient compléter les principes ostéopathiques du Dr Still. Il élargit infiniment notre arsenal ostéopathique et nous fournit une approche ostéopathique directe pour […] de nombreux problèmes systémiques. »

Kenneth E. Little, Ph. B., B.S., D.O.

Chapitre IX

L'ORBITE ET LE SQUELETTE FACIAL

I. Ostéologie

A. L'ETHMOÏDE. S'il appartient à proprement parler au groupe osseux crânien (voir p. 28), nous l'envisageons ici en raison de sa relation avec la cavité nasale.

1. SITUATION. Il est accroché au frontal et entre dans la formation de l'orbite, du nez et de la fosse crânienne antérieure.
2. QUATRE PARTIES
   a. La lame criblée ou toit moyen de la cavité nasale.
   b. La lame perpendiculaire ou tiers supérieur de la cloison de la cavité nasale.
   c. Deux labyrinthes ethmoïdaux entre le nez et l'orbite.
3. DESCRIPTION
   a. La lame criblée est un rectangle horizontal, plat, percé des trous par lesquels passent les nerfs olfactifs et creusé d'un sillon pour le bulbe. De sa surface antéro-supérieure part la crista galli dont le prolongement postérieur est la crête médiane.
   b. La lame perpendiculaire est un quadrilatère plat et vertical.
   c. Le labyrinthe ethmoïdal est un labyrinthe oblong suspendu à la lame criblée. Il contient les cellules ethmoïdales. La surface latérale est la lame orbitaire, formant la paroi médiane de l'orbite. Les cornets se situent sur la surface médiane.
4. OSSIFICATION. L'ethmoïde est d'origine cartilagineuse avec trois centres d'ossification, un dans la lame perpendiculaire et un dans chaque labyrinthe ethmoïdal. La fusion a lieu vers l'âge de 5 ou 6 ans.
5. ARTICULATIONS
   a. Avec le frontal. La lame criblée et le bord supérieur du labyrinthe ethmoïdal avec l'incisure ethmoïdale. Le bord antérieur de la lame perpendiculaire avec l'épine du frontal.
   b. Avec le sphénoïde. Le bord postérieur de la lame criblée avec l'épine ethmoïdale. Le bord postérieur de la lame perpendiculaire avec la crête. Le bord postérieur des labyrinthes ethmoïdaux avec les surfaces antéro-latérales du corps.
   c. Avec le palatin. Le bord inférieur du labyrinthe ethmoïdal avec le processus orbitaire.
   d. Avec le nasal. Le bord antérieur de la lame perpendiculaire avec la crête.
   e. Avec le vomer. Le bord postéro-inférieur de la lame perpendiculaire avec la moitié postérieure du bord supérieur ou antérieur.

f. Avec le cornet nasal inférieur. Le processus unciforme avec le processus ethmoïdal.

g. Avec le maxillaire. Le bord inférieur du labyrinthe ethmoïdal avec le bord médian de la surface orbitaire. Le bord antérieur du labyrinthe ethmoïdal avec le processus frontal. L'extrémité antérieure du cornet nasal moyen avec le processus frontal.

h. Avec le lacrymal. Le bord antérieur du labyrinthe ethmoïdal avec le bord postérieur du lacrymal.

6. LE MOUVEMENT PHYSIOLOGIQUE. L'axe de la lame perpendiculaire est transverse, immédiatement inférieur à la partie antérieure de la crista galli. En tant qu'os médian, cette partie subit la flexion, l'extension, etc., tandis que les labyrinthes ethmoïdaux participent également à la rotation interne et externe des os faciaux comme les maxillaires. Cela contribue à l'expansion.

a. En flexion, synchrone avec la flexion sphéno-basilaire, l'ethmoïde effectue une rotation de sorte que l'extrémité de la crista galli se déplace postérieurement, l'extrémité postérieure de la lame criblée se déplace inférieurement et le labyrinthe ethmoïdal se déplace latéralement.

b. En extension, c'est l'inverse qui se produit.

B. LE MAXILLAIRE

1. SITUATION. Il fait partie de l'orbite, du palais et du nez et constitue le support des dents supérieures.

2. PARTIES. Le corps avec les sinus et quatre processus.

3. DESCRIPTION

a. Le corps est pyramidal et présente trois surfaces, une base et un apex.

1) La surface antérieure fait partie de la joue et contient le foramen infra-orbitaire, l'incisure nasale et l'épine nasale.

2) La surface infratemporale est postéro-latérale et se termine à la tubérosité.

3) La surface orbitaire contient la fissure orbitaire inférieure et le canal infra-orbitaire. Son bord médian fait partie du canal lacrymo-nasal, comporte une incisure pour l'os lacrymal, des irrégularités pour le labyrinthe ethmoïdal, puis devient rugueux pour le processus orbitaire du palatin. Le bord postérieur, arrondi (partie supérieure de la tubérosité), forme la limite inférieure de la fissure orbitaire inférieure.

4) La base ou surface nasale présente le hiatus du sinus, l'incisure lacrymo-nasal, la crête du cornet et l'articulation rugueuse pour le palatin.

b. Processus

1) Le processus frontal se projette vers le haut à partir du corps antéro-médian. Sa surface médiane est nasale.

2) Le processus zygomatique est rugueux et triangulaire.

3) Le processus alvéolaire est en forme de croissant et est le support des dents.

4) Le processus palatin se projette transversalement du corps inféro-médian et constitue les trois quarts antérieurs du palais dur. Son bord médian forme une arête supérieurement, se terminant en face dans l'épine nasale antérieure, et peut former une crête inférieurement comme le torus palatinus.

c. Le sinus maxillaire dans le corps. L'ouverture est relativement large (hiatus maxillaire) mais est considérablement réduite lorsque les processus du palatin, de l'ethmoïde, du lacrymal et du cornet nasal inférieur (p-e-l-ci) s'y fixent.

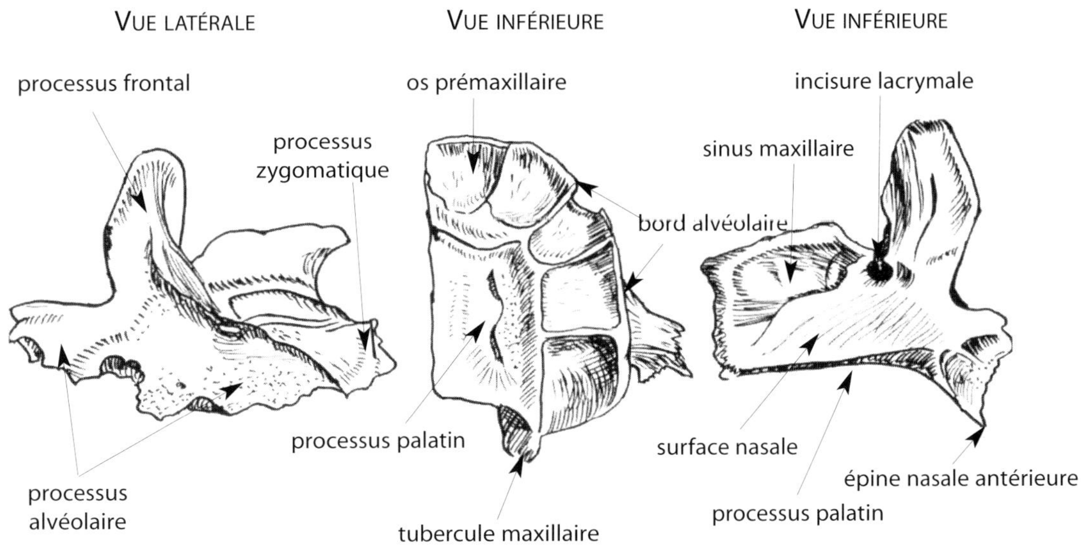

Fig. 51. Os maxillaire à la naissance.

4. OSSIFICATION. L'os se forme à partir de la membrane et est en deux parties à la naissance : le prémaxillaire ou os incisif et le maxillaire.

5. ARTICULATIONS

a. Avec le frontal. Le bord supérieur du processus frontal avec la partie latérale du bord nasal.

b. Avec le nasal. Le bord antérieur du processus frontal avec le bord latéral.

c. Avec le lacrymal. Le bord postérieur du processus frontal avec le bord antérieur. Le bord médian de la surface orbitaire avec le bord inférieur.

d. Avec l'ethmoïde. La surface médiane du processus frontal avec le bord antérieur du labyrinthe ethmoïdal. La surface médiane du processus frontal avec le cornet nasal moyen. Le bord médian de la surface orbitaire avec le bord inférieur du labyrinthe ethmoïdal.

e. Avec le palatin. La tubérosité avec la surface latérale de la partie perpendiculaire. Le bord médian de la surface orbitaire avec le processus orbitaire. Le bord postérieur du processus palatin avec le bord antérieur de la lame horizontale.

f. Avec le cornet nasal inférieur. La crête du cornet avec la partie antérieure du bord latéral. La base du hiatus avec le processus maxillaire.

g. Avec le vomer. La crête nasale du processus palatin avec le bord inférieur.

h. Avec le zygoma. L'apex du corps avec le processus maxillaire.

i. Avec l'autre maxillaire. Le bord médian du processus palatin.

6. LE MOUVEMENT PHYSIOLOGIQUE DU MAXILLAIRE

a. En rotation externe, synchrone avec la flexion sphéno-basilaire, le maxillaire se déplace comme s'il était suspendu par le processus frontal. Les tubérosités se déplacent latéralement pour élargir le « fer à cheval » de l'arcade alvéolaire postérieurement. Le bord postérieur du processus frontal se déplace latéralement de sorte que le processus se trouve dans un plan plus coronal. L'apex se déplace antéro-latéralement.

b. En rotation interne, chaque partie se déplace dans la direction opposée.

C. LE ZYGOMA

1. SITUATION. La proéminence de la joue, reliant le visage au crâne.
2. PARTIES. Un tubercule, deux surfaces, quatre bords et leurs processus.
3. DESCRIPTION

a. Le tubercule est l'éminence brute, arrondie, située à la surface extérieure.

b. Les surfaces. Externe, elle est lisse et convexe, avec le tubercule. Interne, elle est lisse et concave.

c. Les bords. Le bord orbitaire est épais et arrondi, formant un tiers de la circonférence de l'orbite ; le bord temporal est incurvé ; le bord massétérien est épais et rugueux pour le muscle ; le maxillaire est rugueux pour l'articulation.

d. Les processus. Le processus orbitaire est dirigé postéro-médianement et fait partie de la paroi latérale de l'orbite et de la paroi antérieure de la fosse temporale ; le processus frontal est dirigé supérieurement ; le processus infra-orbitaire est dirigé antéro-médianement ; le processus temporal est dirigé postérieurement pour soutenir le processus zygomatique du temporal.

4. OSSIFICATION. Formé dans la membrane, l'os s'unit au cinquième mois de la vie fœtale.
5. ARTICULATIONS

a. Avec le maxillaire. Le processus infra-orbitaire avec l'apex.

b. Avec le frontal. Le processus frontal avec le processus zygomatique.

c. Avec le temporal. Le processus temporal avec le processus zygomatique.

d. Avec le sphénoïde. Le processus orbitaire avec le bord zygomatique de la grande aile.

6. LE MOUVEMENT PHYSIOLOGIQUE DU ZYGOMA

a. En rotation externe, synchrone avec la flexion sphéno-basilaire, le zygoma roule antéro-latéralement de sorte que le bord orbitaire se déplace latéralement pour augmenter le diamètre supéro-médian–inféro-latéral de l'orbite (orbite large) ; le processus frontal se déplace antéro-latéralement avec le processus zygomatique du frontal : le processus temporal se déplace inféro-latéralement.

b. En rotation interne, chaque partie se déplace dans la direction opposée.

D. LE PALATIN

1. SITUATION. Aspect postérieur de l'orbite, du nez et de la mâchoire supérieure.
2. PARTIES. Lame horizontale et lame perpendiculaire, trois processus et une incisure.
3. DESCRIPTION

a. La lame horizontale

1) La surface supérieure ou nasale est lisse et concave ; la surface inférieure ou orale est irrégulière et plate.

2) Le bord antérieur est rugueux pour l'articulation avec le maxillaire ; le bord latéral relie la lame perpendiculaire et présente une incisure pour le grand foramen palatin ; le bord postérieur est libre, incurvé et pointu et supporte le palais mou ; le bord médian forme une large articulation, avec l'autre palatin ayant la forme d'une crête nasale qui se termine à l'arrière par l'épine nasale postérieure.

b. La lame perpendiculaire

1) La surface latérale ou maxillaire est rugueuse pour l'articulation et contribue à former le canal grand palatin. La surface médiane ou nasale est lisse et creusée pour chaque conduit et supporte les crêtes ethmoïdale et conchale.

2) Le bord supérieur est constitué de deux processus séparés par une incisure ; le bord antérieur chevauche l'ouverture du sinus avec le processus maxillaire ; le bord inférieur rejoint la lame horizontale ; le bord postérieur est rugueux pour l'articulation.

c. Les processus

1) La tubérosité (pyramidale) se projette postéro-latéralement. Sa surface antéro-latérale est rugueuse pour l'articulation avec la tubérosité maxillaire ; sa surface postéro-supérieure présente trois sillons pour y loger la lame ptérygoïde médiane, le prolongement de la fosse ptérygoïde et la lame ptérygoïde latérale.

2) Le processus sphénoïdal se projette supéro-médianement à partir du bord supérieur pour contacter le corps du sphénoïde. Au centre se trouve la cavité nasale ; latéralement, la fosse ptérygo-palatine ; antérieurement, le foramen ptérygo-palatin et postérieurement l'articulation avec le ptérygoïde.

3) Le processus orbitaire forme une petite partie du plancher de l'orbite. Postérieurement, il s'articule avec le sphénoïde ; médianement, avec le labyrinthe ethmoïdal ; antérieurement avec le maxillaire et latéralement et postérieurement il entoure le foramen ptérygo-palatin.

d. L'incisure ptérygo-palatine devient un foramen avec, plus haut, le corps du sphénoïde. Il est entouré antérieurement par le processus orbitaire, postérieurement par le processus sphénoïdal et inférieurement par la lame perpendiculaire.

4. OSSIFICATION. Elle est d'origine membranaire. Les lames horizontale et verticale sont de taille égale à la naissance.

5. ARTICULATIONS

a. Avec le sphénoïde. Le bord postérieur de la lame perpendiculaire avec le processus ptérygoïde. Le tubercule crée un sillon avec le processus ptérygoïde. La surface supérieure du processus sphénoïdal avec la surface inférieure du corps. La surface postérieure du processus orbitaire avec la surface antérieure du corps.

b. Avec le maxillaire. Le bord antérieur de la lame horizontale avec le bord postérieur du processus palatin. La surface latérale de la lame perpendiculaire avec la tubérosité. Le processus maxillaire de la lame perpendiculaire avec la base du hiatus. La surface antérieure du processus orbitaire avec le bord médian de la surface orbitaire.

c. Avec l'ethmoïde. La surface médiane du processus orbitaire avec la partie postérieure du bord inférieur du labyrinthe ethmoïdal. La crête ethmoïdale de la lame perpendiculaire avec l'extrémité postérieure du cornet nasal moyen.
d. Avec le vomer. La crête nasale de la partie horizontale avec la partie postérieure du bord inférieur.
e. Avec le cornet nasal inférieur. La crête du cornet avec la partie perpendiculaire du bord latéral.
f. Avec le palatin. Le bord médian avec la lame horizontale.

6. LE MOUVEMENT PHYSIOLOGIQUE DE L'OS PALATIN
a. En rotation externe, synchrone avec la flexion sphéno-basilaire, le palatin est déplacé par le sphénoïde de la manière suivante : le tubercule se déplace latéralement avec le processus ptérygoïde ainsi que postérieurement et inférieurement mais dans une moindre mesure en raison du mouvement de « navette » entre les lames ptérygoïdes convexes et les sillons concaves du tubercule (processus pyramidal). La suture interpalatine se déplace postéro-inférieurement avec le vomer et le maxillaire. Les processus orbitaire et sphénoïdal se déplacent inférieurement avec le corps du sphénoïde.
b. En rotation interne, chaque partie se déplace en direction opposée.

E. LE CORNET NASAL INFÉRIEUR

1. SITUATION. Il est suspendu à la paroi latérale dans la cavité nasale.
2. PARTIES. Deux surfaces, bords et extrémités.
3. DESCRIPTION. C'est un os en forme de lame courbée.
a. La surface latérale concave s'enroule autour du méat inférieur. La surface convexe médiane présente un sillon longitudinal.
b. Le bord inférieur est libre, arrondi et épais. Le bord supérieur attaché s'étend vers l'avant jusqu'à la crête conchale du maxillaire ; il s'élève sous la forme d'un processus lacrymal et d'un processus ethmoïdal qui rejoignent le processus unciforme sur le labyrinthe ethmoïdal ; il descend sous la forme d'un processus maxillaire sur une partie du hiatus ; s'étend vers l'arrière jusqu'à la crête conchale du palatin.
c. Les extrémités sont le bout antérieur large, plat et émoussé et la pointe postérieure effilée, longue et étroite.
4. OSSIFICATION. D'origine cartilagineuse.
5. ARTICULATIONS
a. Avec le maxillaire. L'extrémité antérieure du bord supérieur avec la crête conchale. Le bord supérieur du processus maxillaire dans la partie inférieure du hiatus.
b. Avec le lacrymal. Le bord supérieur du processus lacrymal avec le processus conchal.
c. Avec le palatin. L'extrémité postérieure du bord supérieur avec la crête conchale.
d. Avec l'ethmoïde. Le bord supérieur du processus ethmoïdal avec le processus unciforme.
6. LE MOUVEMENT PHYSIOLOGIQUE DU CORNET NASAL INFÉRIEUR
a. En rotation externe, synchrone avec la flexion sphéno-basilaire, le cornet nasal inférieur se déplace par son contact avec les os adjacents de telle sorte qu'il paraît se

dérouler dans la cavité nasale et permet une plus grande liberté au passage de l'air.
b. En rotation interne, on observe le mouvement opposé.

F. LE LACRYMAL

1. SITUATION. Sur la paroi centrale de l'orbite.
2. PARTIES. Deux surfaces et quatre bords.
3. DESCRIPTION. C'est le plus petit os facial. Il est fin et présente une forme quadrilatère.
   a. La surface médiane complète les deux alvéoles et fait face au méat moyen. La surface latérale ou orbitaire est divisée par une arête verticale, devant laquelle se trouve l'incisure lacrymale.
   b. L'os lacrymal a quatre bords : antérieur, postérieur, supérieur et inférieur.
4. OSSIFICATION. D'origine membranaire.
5. ARTICULATIONS
   a. Avec le maxillaire. Le bord antérieur avec le côté postérieur du processus frontal. Le bord inférieur avec le côté médian de la surface orbitaire.
   b. Avec le frontal. Le bord supérieur avec le quart antérieur du bord de l'incisure ethmoïdale.
   c. Avec l'ethmoïde. Le bord postérieur avec le côté antérieur du labyrinthe ethmoïdal.
   d. Avec le cornet nasal inférieur. Le processus conchal avec le processus lacrymal.
6. LE MOUVEMENT PHYSIOLOGIQUE DE L'OS LACRYMAL
   a. En rotation interne, synchrone avec la flexion sphéno-basilaire, le lacrymal se déplace par ses contacts avec l'annexe dans une direction qui tend à élargir le canal lacrymo-nasal.
   b. En rotation interne, on observe le mouvement opposé.

G. L'OS NASAL

1. SITUATION. Il forme le pont du nez.
2. PARTIES. Deux surfaces et quatre bords.
3. DESCRIPTION
   a. La surface faciale ou externe est concave verticalement et convexe horizontalement. La surface nasale ou interne est concave horizontalement.
   b. Le bord supérieur est épais et présente des dentelures pour l'articulation ; le bord latéral est fin et biseauté pour l'articulation ; le bord inférieur est fin pour le cartilage ; le bord médian est large et rugueux pour l'articulation et forme la crête nasale.
4. OSSIFICATION. D'origine membranaire.
5. ARTICULATIONS
   a. Avec le maxillaire. Le bord postérieur rejoint le bord antérieur du processus frontal.
   b. Avec l'autre os nasal le long de la ligne médiane.
   c. Avec le cartilage latéral du nez, inférieurement.
   d. Avec le frontal. Le bord supérieur avec l'aspect médian de la partie nasale. La crête de la suture internasale avec l'épine frontale.
   e. Avec l'ethmoïde. La crête nasale avec le bord antérieur de la lame perpendiculaire.
6. LE MOUVEMENT PHYSIOLOGIQUE DE L'OS NASAL
   a. En rotation interne, synchrone avec la flexion sphéno-basilaire, l'os nasal est

emporté par le maxillaire et le frontal de sorte que le bord postérieur se déplace latéralement et la suture internasale se déplace postérieurement.
b. En rotation interne, on observe le mouvement opposé.

H. LE VOMER

1. SITUATION. C'est la portion postéro-inférieure du septum de la cavité nasale.
2. PARTIES. Deux lames fusionnées en une, formant donc un os simple.
3. DESCRIPTION. Lame plate aux deux surfaces et quatre bords.
Le bord supérieur est plus épais et forme un sillon profond entre les ailes ; (tous les bords du vomer présentent une fente ou fissure formée par la séparation des deux lames et l'articulation ainsi créée est appelée schindylèse ou clivage) ; le bord inférieur est irrégulier ; le bord antérieur présente une zone inférieure et une zone supérieure ; le bord postérieur, non-articulaire, est donc lisse et arrondi.
4. OSSIFICATION. D'origine membranaire.
5. ARTICULATIONS
a. Avec le sphénoïde. Le bord supérieur (aile) avec le rostrum.
b. Avec le palatin. Le quart postérieur du bord inférieur avec la crête nasale.
c. Avec le maxillaire. Les trois quarts antérieurs du bord inférieur avec la crête nasale.
d. Avec l'ethmoïde. La portion supérieure du bord antérieur avec la partie postéro-inférieure de la lame perpendiculaire.
e. Avec le cartilage de la cloison. La portion inférieure du bord antérieur.
6. LE MOUVEMENT PHYSIOLOGIQUE DU VOMER
a. En flexion, synchrone avec la flexion sphéno-basilaire, le vomer est déplacé par le sphénoïde et en partie par les autres annexes, de sorte que le bord supérieur est postéro-inférieur au rostrum et le bord inférieur suit les crêtes nasales ou contribue à leur mouvement postéro-inférieur. Simultanément, l'extrémité antérieure s'élève.
b. En extension, on observe le mouvement opposé.

PARTIE I. L'ORBITE

I. Anatomie appliquée

A. PRINCIPAUX COMPOSANTS ET SITUATION

L'orbite est un cône souple constitué de sept os (douze au total pour les deux orbites). Tous ces os doivent disposer d'une liberté de mouvement totale pour que l'œil soit sain et que les muscles extrinsèques fonctionnent normalement. La muqueuse périostée est en continuité avec la dure-mère et donc intimement associée aux lésions crâniennes. Il existe des voies directes pour le liquide céphalo-rachidien jusqu'à la sclère, voire le bulbe de l'œil complet, qui dépend également de la normalité des relations structurelles et du mouvement.

1. LE FRONTAL forme le toit de l'orbite et le tiers supérieur du bord. Il soutient l'attache de la poulie du grand oblique, contient le sinus frontal et soutient la base des lobes frontaux du cerveau.

2. Le corps et les ailes du SPHÉNOÏDE forment les cloisons arrière et latérales, séparées par les fissures orbitaires supérieures. Ces cloisons latérales sont les parties les plus mobiles des cavités orbitaires. Entre elles et le plancher se trouvent les fissures orbitaires inférieures qui s'élargissent et rétrécissent au cours de la respiration. Aux apex des cônes orbitaires se situent les canaux optiques autour desquels partent tous les muscles extrinsèques à l'exception du petit oblique.
3. LES MAXILLAIRES forment la plus grande partie du plancher et le tiers intérieur du bord. De ces os partent les petits muscles obliques inférieurs au centre des sillons et canaux infra-orbitaires, recouvrant les sinus.
4. LES ZYGOMAS sont les composants les plus mobiles formant le reste des parois latérales et une partie du plancher. Ils terminent le tiers extérieur du bord.
5. LES PALATINS, par leurs processus orbitaires, complètent le plancher et sont situés de manière à empêcher une tension excessive sur les nerfs infra-orbitaires par le biais de leur fonction de « réducteurs de vitesse » entre le mouvement maxillaire et le mouvement sphénoïdal.
6. L'ETHMOÏDE contribue aux parois médianes par ses labyrinthes ethmoïdaux. Ceux-ci contiennent les cellules ethmoïdales et les sillons qui aident à former les foramens ethmoïdaux antérieur et postérieur pour les nerfs nasaux et les canaux lacrymo-nasaux.
7. LES LACRYMAUX forment une petite partie des parois médianes.

B. LE MOUVEMENT

A mesure que le sphénoïde subit la flexion, les bulbes des yeux deviennent plus proéminents, les zygomas réalisent une éversion supérieure, l'orbite s'élargit obliquement et devient moins profonde. Les muscles extrinsèques se déplacent vers l'avant en relation intégrée et il y a un léger changement de distance pupillaire.

C. LES EFFETS SUR LES ANNEXES ET L'ANALYSE RAISONNÉE DU TRAITEMENT

1. LES OS. Le mouvement normal des os qui forment l'orbite est d'une importance particulière pour les maladies des yeux, du nez et des sinus. La stase veineuse est un signe important, et résulte de fixations osseuses. Durant l'accouchement, l'application incorrecte des forceps au contact de la zone frontale peut mener à de graves fixations avec pour résultat des conditions telles que la diplopie. Le traumatisme est courant dans cette région, à la naissance ou plus tard. Le strabisme en est une séquelle fréquente. Le traumatisme est souvent transmis par les os orbitaires pour produire des fixations ailleurs comme via l'arcade zygomatique et le temporal jusqu'à la suture occipito-mastoïdienne.
2. LES NERFS. Les nerfs qui entrent par l'apex de l'orbite (les branches du plexus caverneux, le IIe, IIIe, IVe, VIe et une partie du Ve nerf crânien) peuvent être irrités par la tension de la dure-mère, soit à l'endroit où elle les recouvre, soit au passage de ces nerfs par rapport à des zones spécialisées de la dure-mère comme le ligament sphéno-pétreux. Les branches du nerf nasal qui passent par les foramens ethmoïdaux peuvent également être influencées par des lésions du mécanisme.
3. LES ARTÈRES. Elles sont affectées de la même manière, en particulier la carotide, l'artère ophtalmique et les branches orbitaires.

4. LES VEINES. La veine ophtalmique se draine dans le sinus caverneux puis dans les sinus pétreux. Son flot est accéléré par l'action de pompage du mouvement respiratoire de l'articulation pétro-sphénoïdale. Il est retardé par la tension excessive exercée sur les parois du sinus caverneux, par les lésions des composants osseux, par le rétrécissement de la fissure orbitaire supérieure et d'autres causes similaires. La congestion veineuse peut mener à une tension accrue, au glaucome, etc.
5. LES MUSCLES. Les muscles extrinsèques de l'œil méritent une attention particulière en raison de la fréquence à laquelle les lésions du frontal, du sphénoïde, des maxillaires et des temporaux provoquent un déséquilibre (voir ci-dessous). Les trémulations périphériques de l'œil (muscle orbiculaire de l'œil) peuvent être liées aux lésions zygomatiques impliquant l'alimentation nerveuse.
6. LE BULBE DE L'ŒIL. Les lésions crâniennes peuvent provoquer la congestion et l'inflammation. La conjonctivite disparaît parfois subitement lorsque les zygomas et les autres os orbitaires recouvrent leur liberté de mouvement. Le modelage du bulbe de l'œil est en rapport étroit avec la fatigue oculaire.

a. L'HYPERMÉTROPIE se caractérise par un bulbe de l'œil raccourci dans lequel la rétine se trouve face au point où convergent les rayons lumineux. Les lésions de flexion de la sphéno-basilaire peuvent constituer un facteur décisif. Leur correction tend à allonger le bulbe de l'œil.
b. LA MYOPIE et un bulbe de l'œil allongé qui tend à déplacer la rétine vers l'arrière du point focal peuvent accompagner les lésions d'extension sphéno-basilaire.
c. L'ASTIGMATISME et les irrégularités du contour du bulbe de l'œil peuvent provenir de pressions du tissu mou ou de tensions musculaires.

II. Mécanismes de lésion

A. LES LÉSIONS ORBITAIRES PRIMAIRES OU DE DÉVELOPPEMENT. Voir les os individuels.

B. LES LÉSIONS ASSOCIÉES À LA POSITION DU SPHÉNOÏDE. Voir le chapitre II.

C. LES LÉSIONS TRAUMATIQUES. Il s'agit essentiellement de positions non-physiologiques du frontal, des zygomas ou des maxillaires par rapport au sphénoïde. Puisque le traumatisme est TRÈS SOUVENT LA CAUSE DU STRABISME, envisageons ses mécanismes ci-dessous.

I.O	(IIIe N)	S.D.	(IIIe N)
E.D.	(VIe N)	I.D.	(IIIe N)
S.O.	(IVe N)	I.D.	(IIIe N)

Diagramme des muscles et de leurs nerfs.

1. CONSIDÉRATIONS ANATOMIQUES
Les quatre muscles droits s'insèrent à l'avant de l'équateur du bulbe de l'œil et le déplacent dans la direction indiquée par leurs noms respectifs. Les muscles droits supérieur et inférieur font également bouger le bulbe de l'œil sur un axe médian. Le muscle oblique supérieur déplace le bulbe vers le bas et l'extérieur. Le muscle oblique inférieur le déplace vers le haut et l'intérieur.

2. LES MÉCANISMES DE LÉSION

Le strabisme convergent est la forme la plus courante. Déterminez s'il est constant ou fluctuant, si le patient peut le maîtriser et s'il est constamment présent ou seulement engendré par la fatigue ou le surmenage.

a. Selon la loi de Davis, si l'origine et l'insertion d'un muscle sont séparées pendant un laps de temps, le muscle perd du tonus et se relâche. S'ils sont rapprochés, le muscle se contracte. L'efficacité de l'action musculaire est ainsi gênée.

b. Les problèmes d'alimentation nerveuse d'un muscle peuvent entraîner des résultats divers. L'irritation est parfois responsable d'une stimulation excessive, forçant le muscle à devenir dominant. La défectuosité ou la paralysie complète permettra au muscle opposant de devenir partiellement ou complètement dominant.

c. L'œil incapable d'effectuer une rotation latérale peut être causé par une faiblesse du muscle droit externe en raison du dérangement du VIe nerf crânien ou d'un muscle droit interne spastique dû à un problème au IIIe nerf crânien.

d. La paralysie partielle du muscle droit externe est courante. Suivez le parcours du VIe nerf à partir du pont sous le ligament sphéno-pétreux et à travers le sinus caverneux jusqu'à l'orbite. Recherchez les lésions du temporal, du sphénoïde ou du frontal. Si la déviation est en amont, suspectez l'oblique supérieur et sa relation avec le frontal. Si la déviation est en aval, envisagez l'oblique inférieur et le maxillaire.

e. La fibrillation comme celle consécutive aux blessures de naissance suggère une lésion du mésencéphale impliquant le noyau des IIIe, IVe et VIe nerfs crâniens. Le nystagmus des lésions de naissance provient de lésions du noyau vestibulaire.

III. Diagnostic des lésions

A. L'HISTOIRE

Les plaintes principales sont les maladies ou les traumatismes tels que l' « œil au beurre noir », l'extraction dentaire grave, l'opération nécessitant l'utilisation d'un appareil buccal, la possibilité de lésions de naissance, les coups portés sur cette région, les pathologies liées à l'œil ou au nez, la sinusite, les maux de tête, la fatigue oculaire, etc. Le strabisme accompagné de fièvre suggère un degré d'encéphalite.

B. L'OBSERVATION

Notez l'asymétrie faciale et les positions osseuses non physiologiques ou les fixations. Reportez-vous aux découvertes d'observation liées à l'orbite aux chapitres II, III, et VI.

C. LA PALPATION DE POSITION ET DE MOUVEMENT. Voir les os individuels.

IV. Correction des lésions

A. CORRIGEZ LA POSITION DE TOUS LES COMPOSANTS de l'orbite. Voir ci-dessous et le chapitre VI pour le sphénoïde et le chapitre VIII pour le frontal.

B. LE MODELAGE ORBITAIRE. Il consiste à diriger les zygomas et les frontaux dans les positions que ces os adopteraient en rotation externe et interne. On l'appelle également l'élargissement et le rétrécissement des orbites.

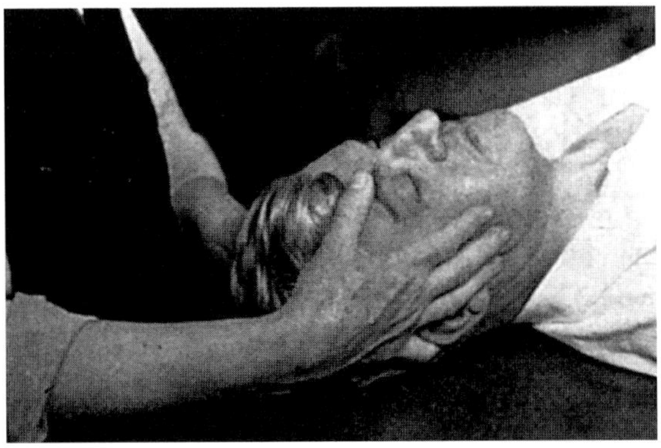

Fig. 52. Elargissement de l'orbite.

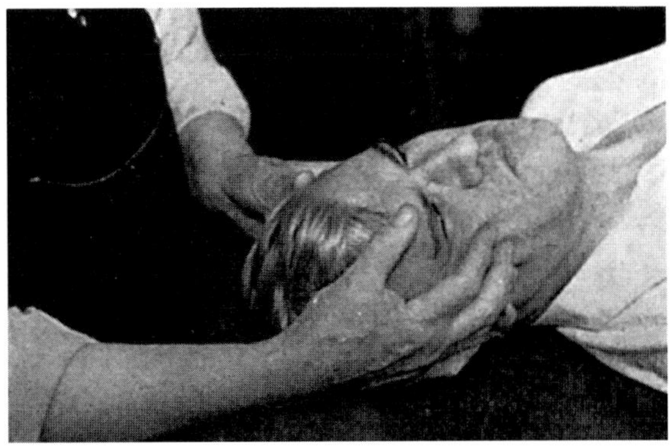

Fig. 53. Rétrécissement de l'orbite.

1. Pour procéder à l'ÉLARGISSEMENT, maintenez la glabelle vers l'arrière du bout du pouce tandis que la racine de l'index déplace l'angle latéral du frontal vers l'avant et l'extrémité de l'index appuie médianement et postérieurement sur la surface malaire du zygoma. C'est la position d'inspiration ou de rotation externe lors de la flexion de la symphyse sphéno-basilaire.
2. Pour procéder au RÉTRÉCISSEMENT, déplacez l'angle latéral du frontal postérieurement au moyen du pouce et levez antérieurement, supérieurement et latéralement le bord inférieur du zygoma pour le faire rouler en rotation interne ou en position d'expiration.
3. Cette technique peut s'appliquer UNILATÉRALEMENT en dirigeant le liquide à partir de la zone lambdoïdale opposée pour procéder au modelage de l'orbite vers la position que l'on maintient. Elle peut s'appliquer BILATÉRALEMENT et en synchronisation ou en alternance, lentement et en rythme pour activer les liquides de l'orbite de manière bénéfique.

C. LE TRAITEMENT SUPPLÉMENTAIRE bénéfique de l'orbite
1. La compression du quatrième ventricule pour le changement fluidique (voir chapitre V).
2. La technique du ganglion ptérygo-palatin pour une stimulation nerveuse autonome (voir ci-dessous).
3. La technique d'accélération du liquide céphalo-rachidien pour une stimulation physiologique (voir chapitre V).

4. La technique pétro-basilaire pour le drainage veineux (voir chapitre VII).
5. La technique du soulèvement frontal pour la libération du mouvement orbitaire et l'amélioration de la fonction musculaire et du bulbe de l'œil (voir chapitre VIII).
6. La correction sphéno-basilaire pour la normalisation de la fissure orbitaire supérieure et l'amélioration du drainage veineux (voir chapitre VI).
7. La normalisation de la position et du mouvement des maxillaires pour la mobilisation du plancher de l'orbite et l'amélioration de la fonction de son contenu (voir ci-dessous).
8. La correction fronto-ethmoïdale pour la libération de l'incisure (voir chapitre VIII).
(Remarque : Il est bon de vérifier les lunettes après la correction crânienne. Prévenez le patient qu'il aura probablement besoin de verres à correction plus faible après le traitement).

PARTIE II. LE SQUELETTE FACIAL

I. Anatomie appliquée

A. OSTÉOLOGIE

1. SITUATION. Il se trouve sous le frontal et est antérieur au sphénoïde.
2. PARTIES. Il est constitué de 14 os.
   a. 6 os pairs : palatins, zygomas, maxillaires, nasaux, lacrymaux et cornets inférieurs.
   b. 2 os simples : vomer et mandibule.
   Excepté la mandibule, les zygomas et les maxillaires, ces os restent fins et délicats tout au long de la vie et conservent ainsi une grande flexibilité.
3. DESCRIPTION
   a. La zone orbitaire (voir ci-dessus).
   b. La zone nasale. La CAVITÉ NASALE EST ENTOURÉE :
      1) Au centre par le vomer, le cartilage et la lame perpendiculaire de l'ethmoïde.
      2) Latéralement par les cornets, les labyrinthes ethmoïdaux et les maxillaires.
      3) Inférieurement par les maxillaires et les palatins.
      La zone nasale DÉPEND DU SPHÉNOÏDE selon le schéma suivant :
      1) De la zone en L dépend le frontal.
         a) Du frontal dépendent les os nasaux, les maxillaires, les lacrymaux, les zygomas (aussi en relation directe avec le sphénoïde) et l'ethmoïde (aussi en relation directe avec le sphénoïde).
         b) Des maxillaires dépendent l'ethmoïde et les palatins, les cornets.
      2) Des processus ptérygoïdes dépendent les palatins.
      3) Du corps dépendent le vomer, l'ethmoïde et les palatins.
   c. La zone buccale DÉPEND DU SPHÉNOÏDE ET DE L'OCCIPUT.
      1) Des processus ptérygoïdes dépendent les palatins.
         a) Des palatins dépendent les maxillaires.
      2) De l'occiput dépendent les temporaux.
         b) Des temporaux dépend la mandibule.
4. L'OSSIFICATION est d'origine membranaire sauf pour les cornets (et l'ethmoïde).

B. MOUVEMENT ARTICULAIRE

1. L'AXE DE MOUVEMENT. Le Dr Sutherland compare les os de la face à l'extrémité d'une planche à bascule, la selle turcique étant l'autre extrémité. Lorsque le sphénoïde balance sur son axe transverse en flexion, les os faciaux sont amenés en rotation externe, plus ou moins dans une direction inféro-latérale. Ensuite, le mouvement opposé complète le cycle.
2. LES FORCES PRODUISANT LE MOUVEMENT. Le sphénoïde, directement ou indirectement. Pour plus de détails, voir le chapitre II.
3. LE MOUVEMENT PRODUIT. Pour plus de détails, voir le chapitre II et ci-dessus.
   a. L'ethmoïde, qui est en réalité un os basilaire, est si intimement lié à la région nasale que nous l'avons inclus dans cette analyse. Il doit se dégager lorsque la glabelle va postérieurement. Au sein de l'orbite, il s'articule avec les maxillaires et les frontaux. Lorsqu'ils effectuent leur rotation externe, les labyrinthes ethmoïdaux suivent le mouvement et se séparent de la lame perpendiculaire. Celai ouvre la cavité nasale, la charnière se situant au niveau de la lame criblée le long des bords de l'incisure ethmoïdale. L'air est ainsi littéralement pompé à l'intérieur et à l'extérieur des cellules ethmoïdales. Les opérations chirurgicales effectuées en vue de corriger le manque d'espace de respiration sont souvent un échec du point de vue de la sensation du patient. Le résultat ne tient pas au manque d'espace mais au manque de mouvement.
   b. Souvenez-vous que le mouvement physiologique du mécanisme de réception réciproque ptérygo-palatin est comparable à des « rails et glissière ». Ce mouvement de balancement ou de glissement du « réducteur de vitesse » doit être distingué de la déviation latérale qui caractérise la lésion du mécanisme. En d'autres termes, la flexion et l'extension sont en général des mouvements physiologiques tandis que la torsion ou l'inclinaison latérale-rotation par laquelle un processus ptérygoïde s'écarte trop latéralement par rapport au tubercule palatin peut être pathologique.
   c. Le vomer peut être poussé vers le bas entre les maxillaires au début de la vie et former une arête sur le palais dur, connue sous le nom de torus palatinus. Les dentelures de la suture intermaxillaire ou interpalatine accommodent le fait que l'une est plus basse que l'autre lorsque le sphénoïde tourne sur son axe antéro-postérieur.

C. LES EFFETS SUR LES ANNEXES ET L'ANALYSE RAISONNÉE DU TRAITEMENT

Il est évident que les os de la face revêtent une importance capitale dans les nombreuses pathologies qui touchent cette région. Le traumatisme est courant. Ses effets locaux sont souvent atténués par la flexibilité des composants. La transmission de force peut produire des fixations à la voûte ou à la base. L'interférence mécanique avec un mouvement physiologique d'une partie de la face peut toucher l'intégralité.

1. LES OS. La limitation du mouvement peut avoir des effets lointains. Si la symphyse sphéno-basilaire ou la voûte ne se corrigent pas, observez le maxillaire ou le zygoma qui peuvent vous en fournir la raison. Les mauvaises positions ou les fixations du maxillaire sont courantes après les extractions dentaires. Les processus frontaux sont généralement

tournés l'un vers l'autre de manière à faire pression sur les cornets, à rétrécir les fissures orbitaires inférieures, à réduire l'expansion nasale et le mouvement palatin, à entraver le fonctionnement du ganglion ptérygo-palatin et donc la circulation et le trophisme nerveux de toute la région. La libération de la fixation est de loin préférable à l'opération chirurgicale. On lui préférera la « chirurgie digitale » dans le nez. La limitation du mouvement des os de la face est un facteur déterminant pour les maladies locales. Un bon exemple est le rôle des palatins dans le rhume des foins, l'asthme, la rhinite, la sinusite, etc.

2. LES NERFS. Le nerf olfactif peut se voir influencé lorsque les maxillaires sont poussés l'un contre l'autre, produisant une poussée sur le vomer, la lame perpendiculaire et la lame criblée. La lame criblée subira également une pression en cas de rétrécissement de l'incisure ethmoïdale. L'entassement du ganglion ptérygo-palatin peut provoquer une pathologie de la sphère orale, nasale, rétronasale, orbitaire et pharyngée. De nombreux nerfs plus petits peuvent en subir les conséquences comme les branches du Ve et du VIIe nerfs crâniens.

3. LES MEMBRANES DE TENSION RÉCIPROQUE. La fixation de l'incisure fronto-ethmoïdale limite le mouvement de la faux et de la tente.

4. LES VEINES. Le rétrécissement de la fissure orbitaire inférieure avec rotation interne du maxillaire peut gêner le drainage des veines orbitaires dans le plexus ptérygoïdien.

5. LES SINUS. En cas d'écoulement rétronasal, observez l'incisure fronto-ethmoïdale.

   a. Le sinus maxillaire. Le balancement du maxillaire et le mouvement synchrone du palatin produisent une aspiration légère sur l'antre. Simultanément, le zygoma a une action semblable à celle d'une ventouse, par le biais de l'influence combinée du temporal, du sphénoïde et du frontal.

   b. Le sinus sphénoïdal est influencé par le mouvement du corps et des grandes ailes ainsi que par l'action de ventouse du vomer.

   c. Le sinus ethmoïdal et le sinus frontal. La fixation de l'incisure obstrue le drainage et la circulation. La fixation des processus frontaux des maxillaires limite l'excursion de l'ethmoïde et des cornets.

6. LA PEAU. Les défauts limités à la région de distribution nerveuse d'un foramen doivent faire l'objet d'une analyse par la voie crânienne.

7. LES MUSCLES. Les muscles palatins forment une structure homogène et peuvent être touchés. Observez le muscle élévateur du voile du palais à partir du cartilage de la trompe auditive et de l'apex pétreux du TEMPORAL jusqu'à la ligne médiane avec le second temporal ; le muscle tenseur du voile du palais à partir de la fosse scaphoïde à la base de la lame ptérygoïde médiane et l'épine du SPHÉNOÏDE et le cartilage de la trompe auditive jusqu'à l'aponévrose palatine et à l'os palatin ; le muscle palato-glosse à partir de la surface antérieure du palais mou jusqu'à la langue, formant le pilier antérieur ; le muscle palato-pharyngien à partir du palais mou jusqu'au cartilage thyroïdien formant le pilier postérieur ; le palais mou.

   a. La rotation de la partie pétreuse, l'étirement ou le relâchement des muscles tenseur et élévateur du voile du palais peuvent provoquer une traction sur la gorge ou des difficultés à avaler. Cette lésion peut gêner considérablement les chanteurs, surtout dans les notes aiguës.

   b. Les dérangements des amygdales et de la langue peuvent être causés par ce type

de lésion musculaire et s'accompagner de stagnation circulatoire et de gênes de fonctionnement.
c. D'autres effets sont observés dans les muscles et fascias du cou et le drainage lymphatique de la région. Le fascia cervical, partant de la base crânienne, passe par le cou dans le fascia prétrachéal et le péricarde fibreux jusqu'au centre tendineux du diaphragme.

II. Mécanismes de lésion

A. LES LÉSIONS PRIMAIRES OU DE DÉVELOPPEMENT

La principale différence entre la face d'un nouveau-né et celle d'un enfant plus âgé est la distance de l'arcade alvéolaire supérieure à la lame orbitaire du frontal. Cela signifie que les maxillaires grandissent. Les erreurs de développement sont courantes au niveau des maxillaires (voir les lésions intra-osseuses ci-dessous) et à l'intérieur du nez où un palais haut entraîne un septum courbé, la formation d'une épine, l'interférence avec le drainage des sinus et les nombreuses séquelles de fonctions incorrectes du mécanisme crânien dans cette région.

B. LES LÉSIONS ASSOCIÉES À LA POSITION DU SPHÉNOÏDE

Puisque le mouvement de tous les composants faciaux excepté la mandibule dépend directement ou indirectement du sphénoïde, sa position et son mouvement sont fondamentaux pour les mécanismes de lésions faciales.

C. LES LÉSIONS TRAUMATIQUES

Les considérations traumatiques possèdent de nombreuses et diverses ramifications. Les zygomas peuvent subir des lésions directes ou indirectes par l'intermédiaire du frontal, des temporaux, du sphénoïde ou des maxillaires. Il en va de même pour tous les autres os. Avec la fréquence des accidents automobiles, les traumatismes des os faciaux sont très courants. Toutefois, étant donné leur flexibilité et le fait que leurs sutures ne sont pas imbriquées, ces os résisteront à une force considérable avant de se briser. C'est pour cette raison qu'il ne faut jamais oublier la transmission possible des impacts faciaux à d'autres parties du crâne. Recherchez les positions non physiologiques d'un ou plusieurs os. Passez en revue les traumatismes dentaires au chapitre VII avec une attention spéciale pour les lésions des maxillaires. Un coup porté sur la mâchoire produira généralement une rotation interne des temporaux et l'extension de l'occiput. Un coup sur les dents supérieures sous le nez tendra à causer la rotation externe des maxillaires et la flexion de la sphéno-basilaire.
Les interférences mécaniques doivent être envisagées dans la pathologie des lésions. Celles-ci comprennent les opérations et les appareils utilisés au cours de celles-ci, l'habitude de mâcher du chewing-gum, l'absence de dents ou une dentition dont l'occlusion est incorrecte, les habitudes posturales et l'appui fréquent sur le menton ou la joue, la lourdeur des lunettes ou la pression des pince-nez, les pressions faciales au cours du sommeil ou dans le cas du sucement du pouce, etc.

III. Diagnostic des lésions

A. L'HISTOIRE

Les plaintes telles que les désordres nasaux, rétronasaux, pharyngés ou buccaux sont suggestives. Le traumatisme doit être exploré entièrement, qu'il soit accidentel ou lié à des procédures dentaires ou chirurgicales.

B. L'OBSERVATION

Consultez les observations dans les chapitres II et VI. Observez l'asymétrie de toute structure paire et les déviations de position de la mandibule. Les rides de la peau du visage sont significatives. Le pli naso-labial s'approfondit avec le maxillaire en rotation externe, mais le sillon supra-orbitaire, causé par la contraction du muscle corrugateur du sourcil, est déplacé latéralement par la rotation interne du frontal. L'intervalle entre les incisives est significatif. En flexion, les incisives sont alignées mais s'entassent en haut. En extension, elles s'entassent en bas. En torsion, elles tendent à se déplacer postérieurement du côté de l'aile haute et antérieurement du côté de l'aile basse. En inclinaison latérale-rotation, elles sont mal alignées avec l'intervalle inférieur vers la convexité.

C. LA PALPATION DE POSITION

Palpez les processus frontaux des maxillaires, les angles fronto-zygomatiques, les tubérosités et les bords des zygomas, le palais dur, les processus alvéolaires, etc. en comparant les deux côtés (voir chapitres II et VI). Recherchez les saillies au niveau de toutes les sutures comme la suture temporo-zygomatique, comme indication d'un traumatisme. Faites une analyse spéciale de l'os en position non physiologique.

D. LA PALPATION DE MOUVEMENT

1. L'ETHMOÏDE. Placez l'index sur la glabelle et l'annulaire sur la partie inférieure de la suture internasale. Exercez une légère pression supérieurement et postérieurement sur la glabelle pour induire la lame perpendiculaire de l'ethmoïde en position de flexion et observez la quantité de mouvement obtenue par rapport au mouvement consécutif à la pression de l'annulaire pour induire l'extension.
2. LE MAXILLAIRE. Tenez-vous du côté opposé à l'os à étudier et introduisez l'index à l'intérieur de la joue sur la surface extérieure du maxillaire, sous le processus zygomatique. Placez le pouce et l'index de l'autre main sur les articulations fronto-maxillaires pour palper le mouvement. Pour initier la rotation externe, faites rouler le doigt qui se trouve à l'intérieur de la bouche de manière à lever le processus zygomatique et permettre à la tubérosité de balancer latéralement. Pour obtenir l'effet inverse, faites rouler la partie inférieure de l'index vers le centre.
3. LE ZYGOMA. Un doigt touche l'os à l'intérieur et un autre à l'extérieur de la bouche. Initiez n'importe quel os qui s'articule avec le zygoma vers la position qu'il adopte en flexion ou en extension de la sphéno-basilaire et palpez le mouvement entre l'os en question et le zygoma. Les zygomas peuvent être comparés bilatéralement en plaçant les pouces sur le bregma et en laissant les os des joues se nicher entre les phalanges proximales de l'index et du majeur. Induisez délicatement la rotation interne de l'un et la

rotation externe de l'autre et comparez les mouvements. Vous pouvez vérifier chaque articulation en appliquant la séparation en V et en dirigeant la puissance du liquide correctement.

4. LE PALATIN. Tenez-vous du côté à tester. Le pouce d'une main est utilisé pour contrôler la grande aile tandis que l'index de l'autre est inséré délicatement le long des dents supérieures puis poussé jusqu'à la lame horizontale à observer. Déplacez le sphénoïde vers ses positions physiologiques pour déterminer la quantité de mouvement des ptérygoïdes dans les sillons des palatins.

5. LE VOMER. Placez un index sur la suture cruciforme. Contrôlez le sphénoïde du pouce et de l'index de l'autre main sur les grandes ailes. Initiez la flexion et l'extension du sphénoïde pour ressentir le mouvement du vomer avec le rostrum, en sentant à travers le palais. Puis inclinez le sphénoïde sur son axe antéro-postérieur, en relevant et en abaissant la grande aile de chaque côté pour déterminer de quelle manière le mouvement est le plus libre.

IV. Correction des lésions

A. L'ETHMOÏDE

1. Il est principalement influencé par le sphénoïde, le frontal et les maxillaires. Pour ce qui concerne la technique d'élargissement et de rétrécissement de l'incisure, consultez le chapitre VIII. Il peut être maintenu en flexion ou en extension comme décrit ci-dessus à la section « Palpation de mouvement » et le liquide peut être dirigé de l'inion et de la ligne médiane caudalement. Une plus grande libération s'obtiendra par la technique maxillo-frontale (voir chapitre VIII). La flexion et l'extension du sphénoïde et la rotation externe et interne des maxillaires activeront les labyrinthes ethmoïdaux.

2. LES LÉSIONS INTRA-OSSEUSES (Un os basilaire formé à partir de cartilage). Il se compose de trois parties à la naissance, les deux labyrinthes ethmoïdaux et la partie centrale des lames perpendiculaire et criblée. Les distorsions entre le présphénoïde et le post-sphénoïde, pendant la vie intra-utérine ou entre les grandes ailes et le corps avant que l'ossification soit terminée, peuvent produire des lésions intra-osseuses de l'ethmoïde. La lame criblée peut être poussée contre la convexité de l'inclinaison latérale-rotation parce que la grande aile bascule postérieurement, emportant la zone en L du frontal relativement postérieurement (voir chapitre II). Corrigez les lésions par les annexes.

B. LE MAXILLAIRE

Remarque : Il convient d'ajouter ici une note d'avertissement. Il est aisé de déplacer le maxillaire suffisamment pour modifier l' « articulé dentaire ». Lorsqu'un traumatisme a causé une malocclusion accompagnée d'un « point haut » et de douleurs lors de la mastication de sorte que les tubercules de la dent ou l'inlay doivent recevoir un ajustement pour s'imbriquer, la correction de la lésion du maxillaire peut perturber la relation artificielle qui s'est instaurée. Cela doit faire l'objet d'une explication avant de procéder à la correction. Pour les prothèses dentaires, la forme du palais dur peut être suffisamment modifiée pour justifier un changement du dentier supérieur. Il convient d'informer le patient de cette possibilité AVANT le traitement et d'en faire état dans le dossier. Lorsque les empreintes dentaires sont réalisées, demandez au patient d'inspirer profondément pour effectuer une rotation externe maximale des maxillaires. Avec les enfants, il est bon de réaliser un moule en plâtre avant et après la reconstruction crânienne.

1. LE MODELAGE

La localisation des centres d'ossification constitue une connaissance essentielle. On obtient de bons résultats dans les premières années pour les enfants généralement envoyés chez l'orthodontiste. La stimulation des centres de croissance et l'expansion d'une ou des deux arcades alvéolaires (mâchoire inférieure ou supérieure) aidera matériellement le développement. Le modelage du palais dur et des arcades alvéolaires est très important dans les cas de septum courbé ou si les dents ne poussent pas droites. On peut apprendre à la mère les procédures les plus simples comme le contact en V pour élargir les arcades alvéolaires.

2. LA ROTATION EXTERNE ET INTERNE. Tenez-vous du côté opposé à la lésion. Insérez l'index d'une main à l'intérieur de la joue sur la surface externe du maxillaire sous le processus zygomatique. Induisez le maxillaire en rotation interne ou externe en faisant basculer l'index et en laissant le liquide continuer le mouvement jusqu'au point d'équilibre. L'autre main contrôle l'unité ptérygo-palatine par l'intermédiaire de la grande aile. Le liquide est dirigé du lambdoïde opposé.

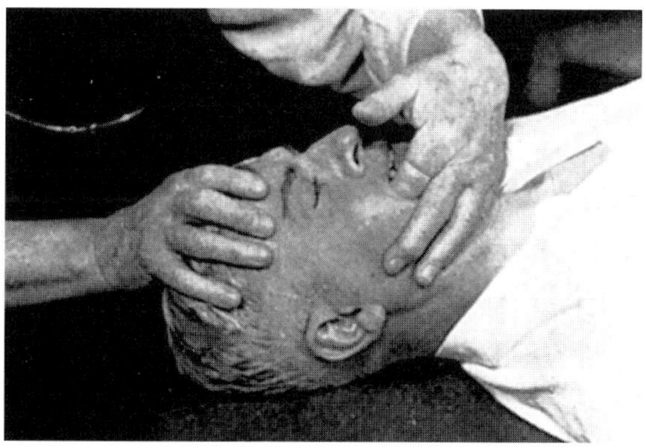

Fig. 54. Technique maxillo-frontale.

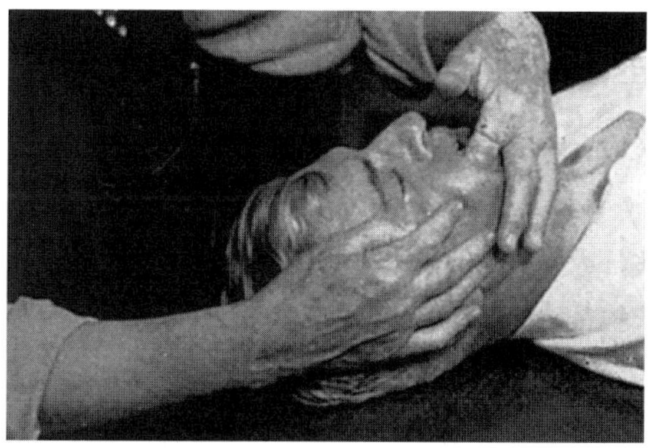

Fig. 55. Technique zygomatique.

3. LA TECHNIQUE MAXILLO-FRONTALE. L'index est inséré latéralement au processus alvéolaire et la face antérieure de la phalange distale sur la tubérosité contrôle le maxillaire. L'autre main soulève l'écaille du frontal pour désengager l'articulation. Déplacez le maxillaire jusqu'au point d'équilibre et dirigez le liquide de l'écaille occipitale du côté opposé (voir également la technique fronto-maxillaire au chapitre VIII).

4. LA TECHNIQUE DU MAXILLO-VOMER. Voir le vomer ci-dessous.

5. LA TECHNIQUE MAXILLO-ZYGOMATIQUE. Voir le zygoma ci-dessous.

6. LA TECHNIQUE MAXILLO-PALATINE. Voir le palatin ci-dessous.

7. LA TECHNIQUE MAXILLO-ETHMOÏDALE. Maintenez le maxillaire et déplacez

l'ethmoïde par l'intermédiaire du frontal jusqu'au point d'équilibre. Dirigez le liquide de l'angle occipital du pariétal opposé.

8. LA TECHNIQUE INTERMAXILLAIRE. Séparez les maxillaires. Ceci peut se faire par la séparation en V avec deux doigts d'une main ou les index des deux mains. Dirigez le liquide du lambda et de la ligne médiane caudalement. Le patient peut appliquer la séparation avec les deux pouces et la tête relâchée vers l'avant pour une pression délicate.

9. LA TECHNIQUE INTRA-OSSEUSE. A la naissance, il existe deux composants, le prémaxillaire ou la partie incisive et le maxillaire à proprement parler. La ligne de démarcation se trouve entre les incisives et les canines. Si le pré-maxillaire se trouve en rotation interne, la lame horizontale antérieure sera étroite et les incisives seront en avant (dents de lapin). Il est possible de trouver également la rotation externe du maxillaire lui-même et une lame horizontale basse et large postérieurement (non physiologique). La position non physiologique inverse s'observe parfois. Le traitement consiste à réaliser un modelage vers la normale (action directe) en dirigeant le liquide pour aider le changement plastique.

C. LE ZYGOMA. Utilisez le bout de l'index ou de l'auriculaire à l'intérieur de la joue sous le corps du zygoma qui joue le rôle du point d'appui pour le désengagement. Appliquez le levier avec un doigt à l'extérieur pour amener l'os vers le point d'équilibre en position de flexion ou d'extension du sphénoïde, ou en rotation externe ou interne des autres articulations si la lésion suturale principale concerne le frontal, le temporal ou le maxillaire. Dirigez le liquide de la région lambdoïdale opposée et caudalement. Voir aussi la technique fronto-zygomatique au chapitre VIII et la technique temporo-zygomatique au chapitre VII.

D. LE PALATIN. Les os palatins méritent une considération particulière au vu de leur importance dans le mécanisme articulaire. Ils ne sont pas seulement des « réducteurs de vitesse » entre le sphénoïde et les maxillaires mais ils sont également dotés d'une fonction d'accommodation en cas de relations perturbées telles que la malocclusion, permettant aux maxillaires de se niveler dans une certaine mesure. Leur relation avec le ganglion ptérygo-palatin est d'une importance fondamentale.

1. LA TECHNIQUE PTÉRYGO-PALATINE

a. Tenez-vous du côté de la lésion. Contrôlez l'unité ptérygoïdienne en maintenant les grandes ailes au moyen du pouce et du majeur. Cet élément de l'articulation doit être déplacé pendant que le palatin est maintenu en position de désengagement. Visualisez les « glissières » ou bords antéro-inférieurs des lames ptérygoïdiennes de chaque côté de la fente glissant dans les sillons du processus pyramidal du palatin.

b. Insérez l'index de l'autre main sur la première molaire qui agira comme point d'appui, et appliquez délicatement la pulpe du doigt sur la lame horizontale du palatin. Visualisez la réception réciproque entre les « glissières » mentionnées ci-dessus et les « rails » ou sillons du processus pyramidal du palatin dans lesquels elles s'insèrent. Observez la divergence postéro-latérale de chacune.

c. Tournez en pronation l'index sur le point d'appui où il croise la première molaire de sorte que la surface antérieure soit en face de la joue. Cela tendra à amener la partie postérieure du palatin latéralement et à la désengager du ptérygoïde le long de la divergence postéro-latérale de l'articulation. La raison en est évidente. Du côté de l'aile basse où le ptérygoïde bascule au centre, l'articulation ptérygo-palatine est entassée et devient plus fermement articulée. Du côté de l'aile haute, toutefois, le ptérygoïde s'est déplacé latéralement davantage que le palatin de sorte qu'il se produit une fixation en dérapage entre les « rails » et les « glissières ». De là, nous amenons le processus pyramidal du palatin plus loin le long des lignes postéro-latérales de la divergence pour restituer la réception réciproque du mécanisme articulaire.

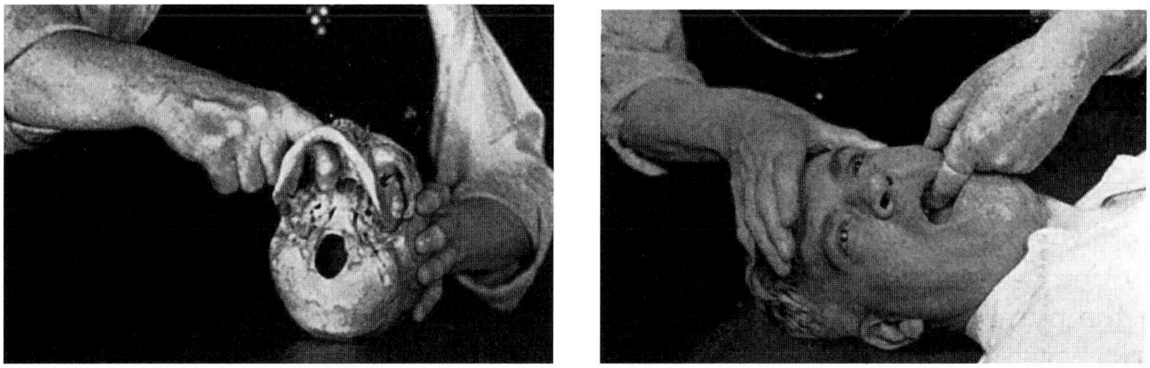

Fig. 56. Technique ptérygo-palatine sur le crâne et sur la tête.

d. Maintenez cette position de désengagement et déplacez la grande aile pour atteindre le point d'équilibre. Cela peut occasionner la flexion, l'extension ou la rotation sur un axe antéro-postérieur du sphénoïde pour obtenir la libération complète. Dirigez le liquide de l'éminence pariétale opposée et caudalement.

2. LA TECHNIQUE PALATO-MAXILLAIRE. Le maxillaire est biseauté supérieurement et il est donc parfois nécessaire de soulever délicatement le palatin pour le désengager. Placez un index à l'arrière du processus palatin du maxillaire. Déplacez l'unité ptérygo-palatine par l'intermédiaire des grandes ailes jusqu'au point d'équilibre. Dirigez le liquide du lambdoïde opposé et caudalement.

3. LA TECHNIQUE PALATO-VOMÉRIENNE. Guidez l'articulation jusqu'au point d'équilibre par le contact avec les grandes ailes et la lame horizontale. Dirigez le liquide de la ligne médiane.

4. LA TECHNIQUE INTERPALATINE. Placez l'index sur la suture interpalatine et maintenez-le pendant que le patient incline la tête vers le bas puis vers le haut pour séparer les deux os. Le liquide peut être dirigé de la ligne médiane.

E. LE VOMER. La position du vomer comme une « entretoise » entre le sphénoïde et le palais dur est importante. Lorsque l'intervalle est trop petit ou tout élément sur le « plancher » perturbé ou compensé, il en résulte une déviation ou un « éperon » dans le septum. En raison de sa position, le vomer influence admirablement la cavité nasale et le sinus sphénoïdal.

1. LE « TIMON DE CHARIOT » OU TECHNIQUE VOMÉRO-MAXILLAIRE

a. Le Dr Sutherland utilise cette analogie de la manière suivante : Considérez le sphénoïde comme un chariot et les processus ptérygoïdes comme les roues. Placez un point d'appui sous le timon du chariot juste en face des roues (au palonnier) puis abaissez l'extrémité antérieure du timon. Les roues doivent se relever.

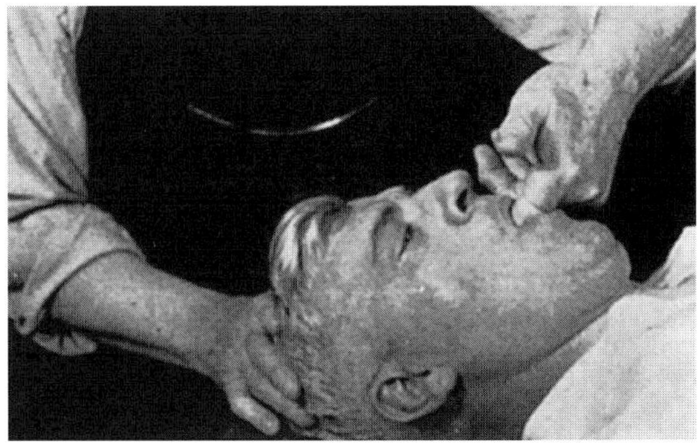

Fig. 57. Technique du vomer ou « timon de chariot ».

b. Insérez la pulpe de l'index sur la suture cruciforme pour faire office de point d'appui. Demandez au patient d'incliner la tête vers l'avant sur le point d'appui. La pression se transmet par la partie postérieure du

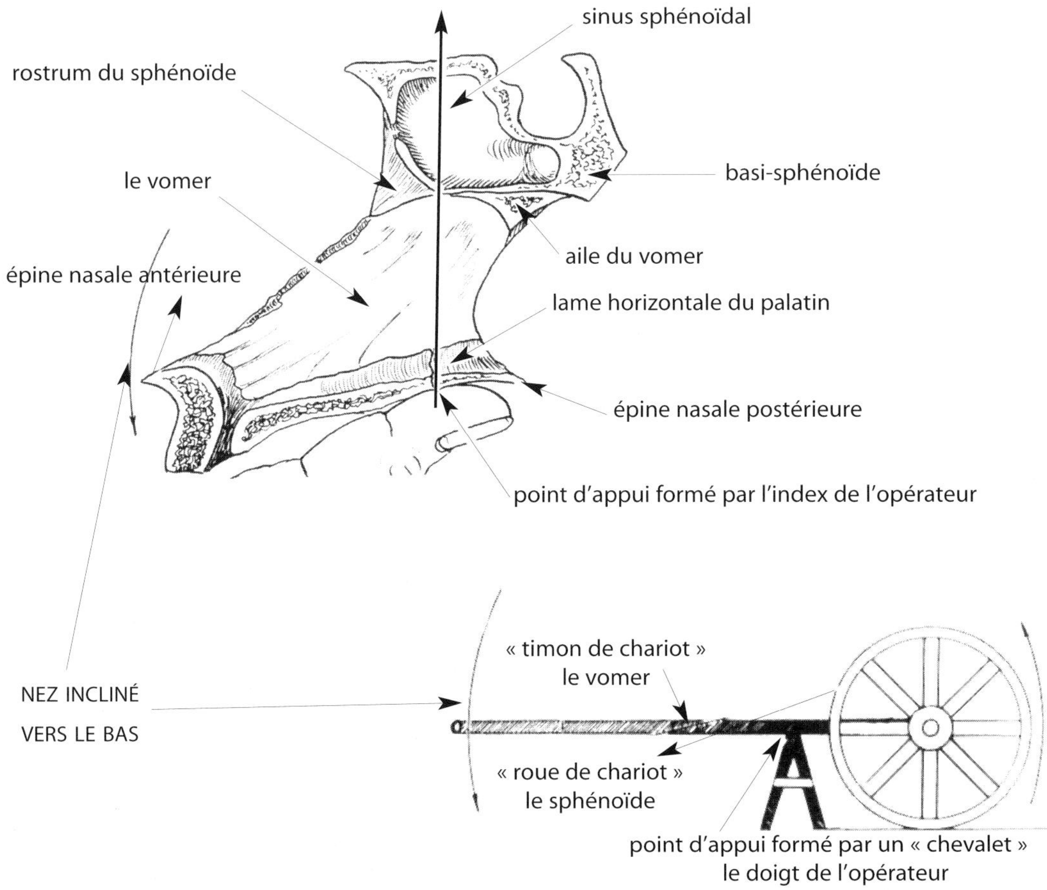

Fig. 58. Diagramme de la technique du « timon de chariot ».

vomer jusqu'au rostrum. Les « roues » du ptérygoïde doivent s'élever et le sphénoïde effectue une extension. Cela peut être exagéré par le mouvement des grandes ailes. La lame perpendiculaire de l'ethmoïde suit le mouvement d'extension.

c. Ce mouvement compresse le sinus sphénoïdal, encourage son contenu à se vider et exagère la position d'extension de l'ethmoïde (la cavité nasale contractée) pour une meilleure correction. Le point d'appui peut ensuite être déplacé vers l'extrémité antérieure de la suture intermaxillaire, ce qui soulèvera l'avant de la lame perpendiculaire, abaissera l'arrière, fera fléchir le sphénoïde et gonfler les sinus à mesure que les labyrinthes ethmoïdaux s'expansent, que l'incisure ethmoïdale s'élargit et que les maxillaires effectuent une rotation externe. Le liquide est dirigé de la ligne médiane.

2. LA TECHNIQUE VOMÉRO-SPHÉNOÏDALE. Maintenez la flexion ou l'extension comme ci-dessus selon la position la plus rapide à obtenir. Faites ensuite tourner le sphénoïde sur son axe antéro-postérieur pour déterminer de quel côté la grande aile s'élève le plus librement. Ayant ainsi trouvé le point d'équilibre, dirigez le liquide de la ligne médiane.

F. DIVERS

1. LES CORNETS. Aucun traitement local indiqué. Les lésions des palatins et des maxillaires peuvent influencer leur fonctionnement.
2. LA MANDIBULE. Pour le traitement, voir le chapitre VII.
3. LES OS NASAUX. Traitez selon l'indication par le contact en V et la direction du liquide.

G. LE GANGLION PTÉRYGO-PALATIN

1. Il est situé dans la fosse ptérygo-palatine formée par la grande aile au-dessus, le palatin au centre, le maxillaire à l'avant et le processus ptérygoïde à l'arrière. Cette fosse est traversée par la seconde division du Ve nerf, l'artère maxillaire interne, le plexus veineux ptérygoïdien, etc.

2. La fonction du ganglion peut être perturbée par les lésions sphéno-basilaires ou toute autre lésion poussant les tissus mous à le coincer entre le corps du sphénoïde et la partie supérieure du palatin. C'est particulièrement le cas dans l'extension sphéno-basilaire. La pathologie qui en résulte peut se situer dans les glandes lacrymales, la muqueuse de toute la région innervée ou dans des régions aussi lointaines que les poumons. Les manifestations locales du dysfonctionnement ptérygo-palatin sont des maladies telles que la leucoplasie, la rhinite atrophique, la perte du goût et le rhume des foins. Ce que l'on appelle le syndrome ptérygo-palatin comprend la rougeur et l'engorgement des muqueuses du nez, la photophobie, les larmoiements et

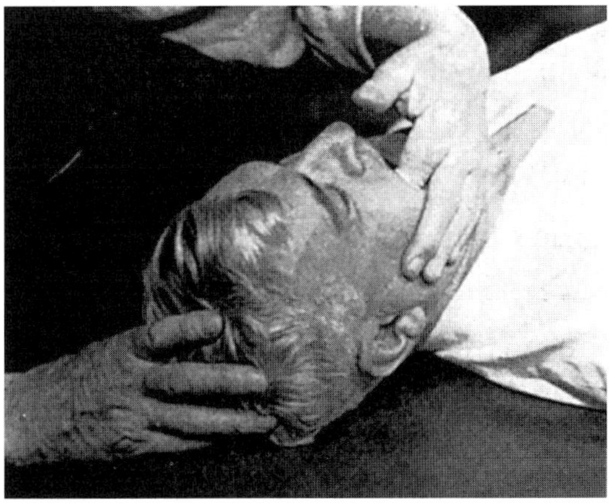

Fig. 59. Technique du ganglion ptérygo-palatin.

la douleur derrière les bulbes des yeux, au niveau du nez, des oreilles, de la nuque et des tempes. L'asthme, le signe pulmonaire d'un dysfonctionnement ptérygo-palatin possible, est incité par une résistance amoindrie de la muqueuse nasale aux protéines étrangères ou par un réchauffement et une humidification inadéquats de l'air entrant dans les poumons.

3. La technique consiste à insérer l'index ou l'auriculaire entre la joue et le processus alvéolaire en demandant au patient de bouger la branche de la mandibule latéralement pour faire de la place et permettre au doigt de suivre la lame ptérygoïdienne latérale jusqu'à l'ouverture latérale de la fosse ptérygo-palatine. Maintenez le bout du doigt fermement dans cette position. Demandez au patient d'incliner la tête du même côté pour produire une pression contre le doigt par les tissus mous dans la fosse ptérygo-palatine, en stimulant ainsi le ganglion. Cette opération est un peu douloureuse et la quantité de pression doit être contrôlée par le patient qui tournera la tête selon son degré de tolérance. L'écoulement de larmes indique la stimulation du ganglion.

H. LA SINUSITE

Le traitement crânien offre de nombreux avantages comme indiqué précédemment. Pour le sinus frontal et les cellules ethmoïdales, élargissez l'incisure ethmoïdale (voir chapitre VIII). Pour le sinus sphénoïdal, utilisez la technique du « timon de chariot » décrite ci-dessus. Pour les sinus, corrigez les lésions des maxillaires et des zygomas comme indiqué ci-dessus. Stimulez le ganglion ptérygo-palatin et assurez-vous de l'amélioration.

Chapitre X

LES NOUVEAU-NÉS ET LES ENFANTS

« La propreté du corps est parente de la propreté de l'âme.
Libérez les eaux de la vie au niveau du cerveau, ôtez toute entrave
et le travail se fera et nous donnera un héritage éternel, la longévité. »

Andrew Taylor Still, D.O.

Chapitre X

LES NOUVEAU-NÉS ET LES ENFANTS

I. Anatomie appliquée du crâne

A. EMBRYOLOGIE

1. LA COUPE CRÂNIENNE est d'origine cartilagineuse. Elle est constituée des éléments suivants : l'occiput excepté l'écaille interpariétale, le sphénoïde excepté la lame ptérygoïde médiane et la partie supérieure des grandes ailes, les temporaux excepté l'écaille et les anneaux tympanaux. L'ethmoïde, les cornets inférieurs, la mandibule et l'hyoïde sont également d'origine cartilagineuse.
2. LA VOÛTE est formée à partir de membrane pour permettre l'accommodation. Les éléments sont contenus entre le périoste crânien à l'extérieur et la dure-mère à l'intérieur, ils s'unissent au niveau des lignes des futures sutures et demeurent ainsi tout le restant de la vie.
3. LA BASE SE FORME AVANT LA VOÛTE, et évolue du mésenchyme au cartilage. Avant la formation complète de la partie membranaire, la chondrification commence dans la partie basilaire de l'occiput et s'étend vers l'avant. Ensuite apparaissent les centres d'ossification.

B. OSTÉOLOGIE DU CRÂNE D'UN NOUVEAU-NÉ

1. CARACTÉRISTIQUES GÉNÉRALES. Les os du crâne, y compris le visage, sont plus ou moins plats et constitués d'une couche d'os spongieux primaire sans dentelures ou « engrenages ». Le crâne est relativement grand par rapport au reste du corps et au visage.
    a. LA VOÛTE se caractérise par des éminences frontales et pariétales larges et visibles. Le diploé, les dentelures et les marques internes de surface sont absents.
    b. LES FONTANELLES sont au nombre de 6, une à chaque angle pariétal. Les ouvertures mastoïdienne et sphénoïdale se ferment en quelques mois. L'ouverture occipitale se ferme au cours de la première année et la fontanelle frontale ou antérieure se ferme au cours de la deuxième année.
    c. LA BASE ne présente pas de processus mastoïde. La symphyse mentonnière et les condyles occipitaux sont au même niveau et il existe un angle obtus au lieu de l'angle droit de l'adulte, entre la base et les ptérygoïdes.
    d. LA FACE est très petite en raison de l'état rudimentaire des parties alvéolaires et de la taille minuscule de la cavité nasale et des sinus maxillaires.

2. PARTICULARITÉS DES OS INDIVIDUELS

a. L'OCCIPUT est constitué de quatre parties distinctes reliées par du cartilage : la base, l'écaille et les deux masses latérales. Le tubercule pharyngien et les processus jugulaires sont absents et il n'y a pas de sillon du sinus transverse. L'écaille est divisée dans une certaine mesure par deux fissures profondes aux angles latéraux.

b. LE SPHÉNOÏDE est constitué de trois parties distinctes unies par du cartilage : le basi-sphénoïde et les lingulae unies au présphénoïde ; les deux ali-sphénoïdes qui soutiennent les lames ptérygoïdes médianes. Le canal cranio-pharyngien est présent. La lame quadrilatère du sphénoïde est cartilagineuse. Il n'y a pas de foramen épineux, le foramen ovale n'est qu'une incisure et le canal ptérygoïdien n'est qu'un sillon.

c. LE TEMPORAL est formé de deux parties, le prémastoïde et l'écaille avec l'anneau tympanal. Le sinus mastoïdien est bien développé, le processus mastoïde absent et les processus styloïdes non ossifiés. Les osselets ont leur taille adulte.

d. LE FRONTAL est en deux parties séparées par la suture métopique. Il n'y a pas d'arcades sourcilières, de sinus ou de lignes temporales.

e. LE PARIÉTAL est assez grand et s'étend quasiment sur tous les lobes du cerveau. Il n'y a pas de sillons pour les sinus.

f. L'ETHMOÏDE est en trois parties, les deux labyrinthes ethmoïdaux séparés par la lame ethmo-vomérienne. Les cellules sont minuscules.

g. LE MAXILLAIRE n'est pas développé verticalement. Une suture incisive est visible, séparant le prémaxillaire du maxillaire à proprement parler. Les cavités alvéolaires atteignent le plancher de l'orbite. Le sinus est une dépression peu profonde.

h. LA MANDIBULE est en deux parties et constitue l'os le plus grand et le plus fort du visage. Une symphyse fibreuse relie les deux parties.

i. LE PALAIS : les lames horizontale et verticale ont la même longueur et la cavité nasale a la même hauteur et la même largeur.

j. LE ZYGOMA est fort et proéminent.

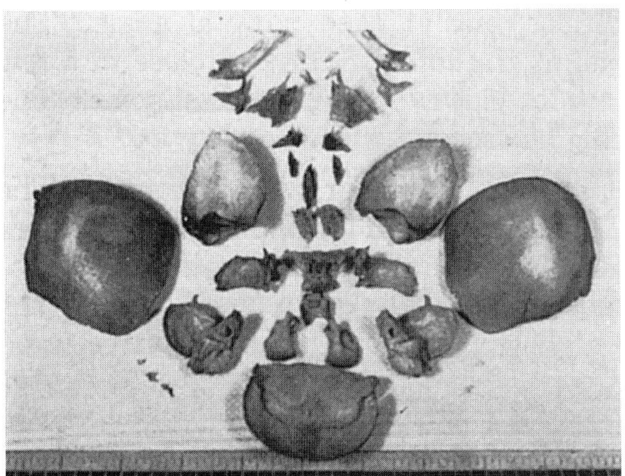

Fig. 60. Os du crâne à la naissance.

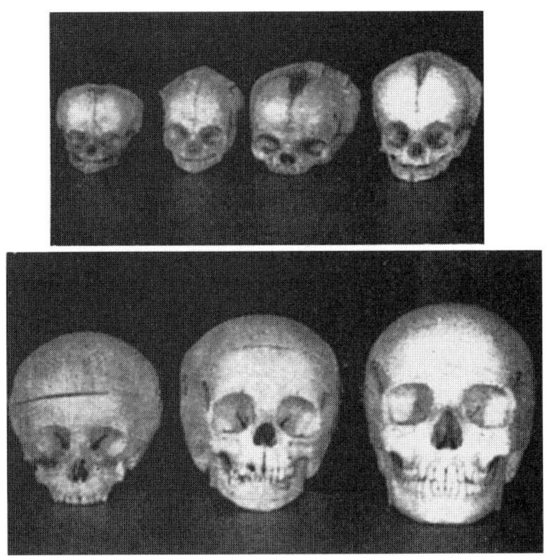

Fig. 61. Crânes d'enfants et de nouveau-nés.

C. OSTÉOLOGIE À UN AN

À un an, le crâne a doublé de volume même s'il est toujours formé d'une seule couche osseuse. Les « engrenages » commencent à se former pour accommoder le mouvement articulaire crânien au reste du mécanisme respiratoire primaire. Les dentelures ne sont encore que suggérées. Une croissance rapide continuera jusqu'à l'âge de sept ans.

Charte d'ossification de la coupe crânienne
formée à partir d'une origine cartilagineuse

CENTRES D'OSSIFICATION

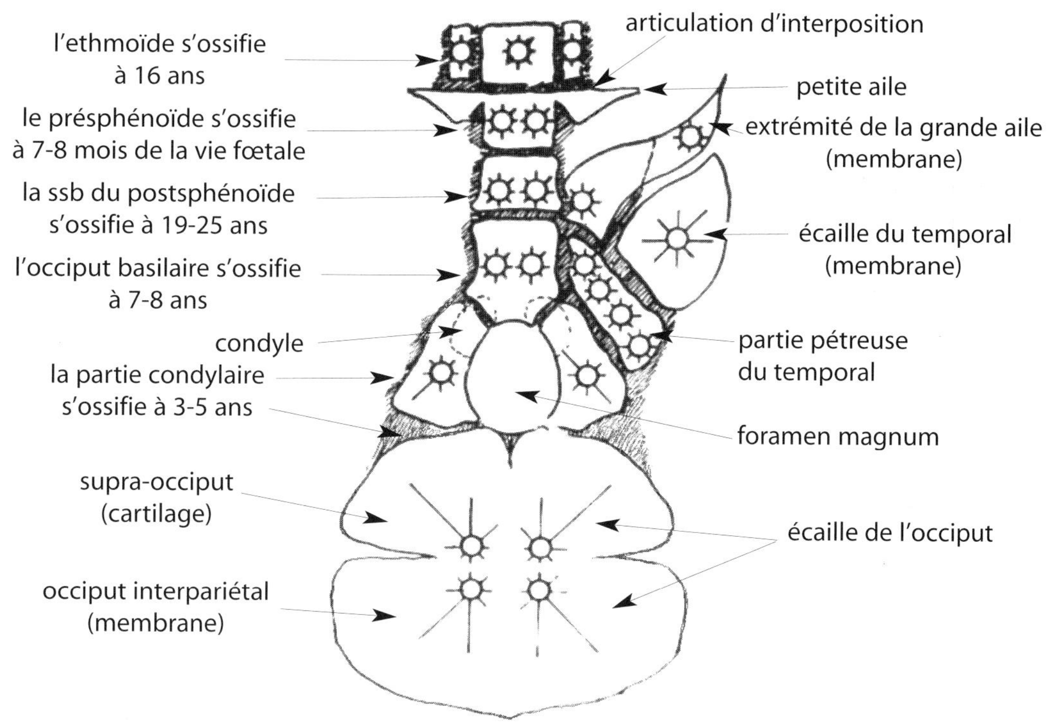

Fig. 62. Diagramme de la base crânienne à la naissance.

1. LE SPHÉNOÏDE s'est uni en un os et l'angle du processus ptérygoïde avec la base est presque droit.
2. L'OCCIPUT est encore en quatre parties mais les fissures de l'écaille ont disparu.
3. LE TEMPORAL est uni en un os et le processus mastoïde commence à se former.
4. LE PARIÉTAL est encore prédominant et grand.
5. LE FRONTAL est encore en deux parties avec une suture métopique ouverte.
6. LE MAXILLAIRE augmente en diamètre vertical mais le palais dur est encore bas.
7. LA MANDIBULE est unie en un os vers la fin de la première année.
8. LA FONTANELLE ANTÉRIEURE doit être fermée à l'âge de dix-huit mois. C'est un bon indice de développement.
9. L'ATLAS est encore en trois parties, unies par du cartilage.

D. OSTÉOLOGIE À TROIS ANS

Les os s'épaississent, les dentelures se forment et s'approfondissent, et les sutures se referment. Il n'y a pas d'« engrenages » avant la quatrième ou la sixième année.

1. LE SPHÉNOÏDE est bien ossifié et les parties sont unies.
2. L'OCCIPUT commence à s'ossifier à la jonction condylo-squameuse.
3. LE TEMPORAL développe un processus mastoïde et le méat acoustique est plus latéral.
4. LE PARIÉTAL présente de grandes dentelures.
5. LE FRONTAL : la suture métopique peut être partiellement fermée.
6. LE MAXILLAIRE se développe en hauteur et le palais s'élève en vue de l'apparition des dents.
7. L'ATLAS : l'arc postérieur s'unifie à trois ou cinq ans.

E. OSTÉOLOGIE À SIX ANS

La nature est maintenant prête pour l'union des parties. La base a sa taille complète. Toutes les sutures et les biseaux sont relativement développés, les dentelures sont plus profondes et les os approchent leur forme adulte.

1. Le sinus du SPHÉNOÏDE est bien développé.
2. L'OCCIPUT. Le foramen magnum a sa taille adulte et la jonction condylo-squameuse est complètement unie.
3. LE TEMPORAL présente une partie pétreuse de taille adulte, le processus mastoïde est bien développé et les surfaces jugulaires sont en formation.
4. Le sinus du FRONTAL grandit et la suture métopique est probablement fermée sauf dans le cas des 10 % qui restent ouverts. Les orbites sont grandes.
5. L'ATLAS présente une union de l'arc antérieur de la cinquième à la neuvième année.

F. OSTÉOLOGIE DE SEPT À NEUF ANS

La croissance est lente de sept ans au début de la puberté. Le biseautage des sutures est plus marqué que les arêtes d'attache musculaire comme la crête occipitale.

1. L'OCCIPUT effectue l'union de la partie basilaire avec les masses latérales, et ne forme donc plus qu'un os.
2. Le sinus du FRONTAL est visible. Les orbites ont presque atteint leur taille adulte.
3. L'ATLAS est complètement ossifié.

G. OSTÉOLOGIE DE DIX À DOUZE ANS

Au début de la puberté, la seconde période de croissance entraîne une augmentation dans toutes les directions, surtout au niveau du visage et de l'os frontal recouvrant le sinus. Les tables osseuses se sont développées au-dessus de la voûte, à l'intérieur et à l'extérieur de la membrane d'origine qui est devenue une couche spongieuse ou diploé.

1. LE TEMPORAL. La surface jugulaire est développée et le processus mastoïde bien grand.
2. LE PARIÉTAL présente des tables osseuses, des diploés, des sutures, des biseaux et des impressions arachnoïdiennes bien développées.
3. L'épine du FRONTAL apparaît à l'extrémité inférieure de la suture métopique.
4. LE MAXILLAIRE a atteint sa taille adulte au-dessus des processus alvéolaires et les sinus ont leur taille complète. Les orbites ont presque atteint leur taille maximale.

H. AUTRES CHANGEMENTS OSTÉOLOGIQUES

1. L'ETHMOÏDE s'ossifie à l'âge de seize ans.
2. LA SYMPHYSE SPHÉNO-BASILAIRE et le deuxième et troisième segments sacrés terminent leur ossification de la vingtième à la vingt-cinquième année.
3. LE MAXILLAIRE ET LA MANDIBULE présentent des changements pendant la vieillesse. La diminution de leur taille accompagne la perte des dents et l'absorption des processus alvéolaires. Cela réduit le diamètre vertical de la face.

II. Mécanismes de lésion et analyse raisonnée du traitement

A. LÉSIONS DE DÉVELOPPEMENT OU EMBRYOLOGIQUES

1. EXTRINSÈQUES

a. GÉNÉTIQUES. Les défauts congénitaux proviennent souvent de facteurs présents dans les cellules mâles ou femelles avant la fertilisation. Les enfants concernés présenteront bien souvent des déformations, surtout si la mère est âgée. Sans cause génétique, il y a environ une chance sur deux cents d'anomalie marquée.

b. ENVIRONNEMENTALES.

1) La maladie infectieuse de la mère. LA RUBÉOLE CONTRACTÉE AU COURS DES TROIS PREMIERS MOIS DE LA GROSSESSE mène souvent à la cataracte congénitale, aux maladies cardiaques ou même au mongolisme. Le cerveau est aussi plus exposé aux traumatismes de naissance en raison de la toxémie de l'infection.

2) Les autres facteurs maternels comme la déficience vitaminique, le facteur Rh ou l'irradiation pelvienne aux rayons x ou au radium après la conception.

3) Les changements chimiques ou thermiques, l'asphyxie due au sulfanilamide, l'hypo-prothrombinémie due aux barbituriques, etc.

2. INTRINSÈQUES

a. INTRA-UTÉRINES. L'asphyxie due au cordon autour du cou ou à la mauvaise insertion placentaire. L'anoxémie causée par la contraction utérine, avec retard de croissance. La pression d'un fibrome utérin, de la tête d'un jumeau ou de tout autre obstacle à la croissance et au développement normal.

b. EXTRA-UTÉRINES. La contraction du ligament large touchant la position de l'utérus. La contraction pelvienne et la pression de la tête contre le promontoire du sacrum, etc.

B. LÉSIONS NATALES

1. LE TRAVAIL NORMAL

87 % des bébés naissent avec un occiput antérieur droit ou gauche. La tête descend dans le diamètre oblique et la flexion de la nuque augmente. Le pariétal postérieur se loge sous le promontoire du sacrum et glisse sous le pariétal antérieur qui descend plus rapidement. Si nécessaire, l'occiput et les frontaux rentrent sous les pariétaux pour réduire le volume de la tête et il y a une transsudation de liquide céphalo-rachidien dans le même but. La rotation se produit ensuite en position antéro-postérieure et la tête apparaît avec la nuque en extension.

2. LE MODELAGE PHYSIOLOGIQUE À LA NAISSANCE

Cet entassement et ce chevauchement des sutures est modéré et se corrige facilement. La morphologie, la symétrie et la mobilité générales des os individuels sont conservées. À la première inspiration et par les pleurs vigoureux qui en résultent, la fluctuation du liquide céphalo-rachidien et la traction des membranes réalignent les os crâniens pour qu'ils « flottent » à nouveau normalement entre le péricrâne et la dure-mère. La restauration complète ou l'« expansion » doit avoir lieu quatre ou cinq jours plus tard.

3. LES TRAUMATISMES DE NAISSANCE

a. LES CAUSES DE MODELAGE GRAVE

1) BASSIN ANORMAL. Un bassin contracté peut causer un modelage extrême de la tête lorsqu'elle passe par la filière de naissance.

2) PRÉSENTATION ANORMALE. Un siège, surtout si le col ne se dilate pas librement, provoque une compression plus rapide et plus importante de la tête. Les présentations céphaliques anormales telles que l'occiput postérieur peuvent également entraîner des distorsions.

3) MOMENT ANORMAL. L'enfant prématuré est soumis aux mêmes forces mais dispose d'un développement moindre pour y faire face. Sa croissance est incomplète et les tissus du passage sont moins ramollis. Les prématurés, dont la tête est moins préparée à la naissance, sont plus susceptibles de subir un modelage important.

4) FORCES ANORMALES. Si la descente est trop rapide, avec ou sans ocytocine, la tête de l'enfant subira une compression excessive ou un modelage trop rapide, ce qui causera des contraintes membranaires voire des déchirures. Si la descente est trop lente, en raison de l'anesthésie ou d'une obstruction, un modelage excessif aura lieu lors du second stade du travail. Avec la rupture rapide des membranes et un « travail sec », la tête ne peut que souffrir.

5) ACCOUCHEMENT ANORMAL. L'utilisation correcte des forceps peut protéger la tête du fœtus mais leur utilisation incorrecte causera des distorsions. L'application à l'orbite à la mastoïde a des conséquences graves ; celle sur l'occiput est généralement fatale. L'utilisation d'une forte traction entraînera inévitablement des dégâts. La traction par un doigt dans la bouche du nouveau-né est à éviter à tout prix. La traction en cas de siège produit un étirement du tube dural qui entoure la moelle et donc une distorsion basilaire grave. La version podalique ou même la césarienne peut provoquer des lésions, de même que les tentatives de réanimation. Une des lésions natales les plus impardonnables se produit lorsqu'on maintient les jambes de la mère fermées pour retarder l'accouchement en attendant l'arrivée du praticien. La plupart des femmes pourraient accoucher normalement sans aide. Cette intervention est la pire de toutes puisqu'elle condamne inutilement l'enfant à un grave traumatisme crânien.

6) OXYGÉNATION ANORMALE. L'anoxémie ou l'asphyxie peuvent découler d'une mauvaise attache placentaire ou de l'anesthésie et l'analgésie effectuées au cours de l'accouchement. Le cerveau ne peut être privé d'oxygène que huit minutes sans subir de dommage grave ; le cervelet, treize minutes ; la moelle, vingt minutes.

b. LES EFFETS DU MODELAGE GRAVE

1) L'ŒDÈME. La pression intra-utérine varie de 0,88 à 5,20 kg/cm² dans un cycle rémittent qui compresse la tête en chassant le liquide céphalo-rachidien, puis permet aux vaisseaux de se relâcher et de s'engorger. La tête qui apparaît partiellement est soutenue sans contre-pression et subit ainsi une congestion et un œdème qui peuvent mener à des hémorragies pétéchiales.

2) LES LÉSIONS ARTICULO-MEMBRANAIRES. Les parties condylaires de l'occiput sont écartées d'un côté lorsqu'elles rencontrent la résistance du passage pelvien. Le pariétal opposé peut s'aplatir et la partie pétreuse du temporal faire une rotation anormale. Un rapport non physiologique de la voûte à la base, des lésions intra-osseuses des éléments, le chevauchement des sutures et n'importe quelle lésion articulaire peuvent se produire. Un accouchement prolongé tend à causer une base en flexion à laquelle s'ajoute parfois l'inclinaison latérale-rotation pour les dolichocéphales et la torsion pour les brachycéphales. Les présentations par la face ou le siège incitent l'extension de la base.

3) LES LÉSIONS DES TISSUS MOUS. Une lésion sphéno-basilaire suffisamment extrême pour provoquer l'obstruction de l'aqueduc cérébral a été observée à l'autopsie sur un cas d'hydrocéphalie. La pression sur le tronc cérébral et les nerfs crâniens est assez courante avec les lésions de la coupe crânienne. La petite aile obstrue parfois l'artère cérébrale moyenne ou fait pression sur le centre moteur du langage. Une tension excessive exercée sur la faux et la tente contribue à de nombreuses pathologies.

4) LA FRACTURE. Elle est rare sauf en cas d'utilisation de forceps ou d'ergot de seigle. L'atteinte occipitale est fatale. Les adhérences sont inévitables.

5) L'HÉMORRAGIE. C'est la cause la plus courante de mort chez le nouveau-né. La fièvre accompagnant l'hémorragie fait présager la mort. Les vomissements en fusée sont très suggestifs. Les hémorragies peuvent être multiples, massives ou modérées. Elles proviennent d'une tension ou d'une pression comme l'élongation excessive de la tête causant une rupture de la grande veine cérébrale à la jonction de la faux avec le bord libre de la tente ; le chevauchement des pariétaux suffisant pour déchirer les vaisseaux qui se vident dans le sinus sagittal ; etc. L'hémorragie est rare dans les présentations céphaliques et plus courante en cas de version. Le type extradural est rare mais généralement fatal. Le type sous-dural est plus courant et se résorbera si l'enfant survit au choc. Le type sous-arachnoïdien n'est généralement pas fatal si le bébé reste calme.

C. LES NOUVEAU-NÉS ET LES ENFANTS

1. LES LÉSIONS CHEZ LES ENFANTS DE MOINS DE SIX ANS

Au point de vue neurologique, le nouveau-né est très immature, de sorte que les lésions tardent à apparaître sauf dans les cas graves. Elles se manifestent sous la forme d'un arrêt de développement ou d'une anomalie de développement. Le retard survenant à un moment de croissance rapide est souvent permanent parce que la zone concernée n'arrivera jamais à rattraper son retard. Il peut se situer au niveau du système nerveux central, des os ou des glandes. Les dyscrasies pituitaires sont courantes.

L'enfant que l'on couche dans la même position trop longtemps, surtout sur un matelas dur, présentera vite un crâne aplati sur la zone concernée. Le bébé qui a des difficultés à relever la tête présente souvent une lésion comprenant la suture occipito-mastoïdienne et les muscles de la nuque qui s'insèrent dans cette région.
Pendant cette période, le diploé, les dentelures et les « engrenages » sont en cours de formation. Les sutures se chevauchent à cause du traumatisme au lieu de se bloquer. On peut observer un glissement marqué des composants comme les grandes ailes par rapport au corps du sphénoïde ou des parties de l'occiput entre eux. La compression et la distorsion de la symphyse sphéno-basilaire les transforment souvent en « rameaux courbés ». Il ne faut pas oublier le traumatisme de la région sacrée ou la fibrosite des sutures comme conséquence de fièvres infectieuses aiguës.

2. LES LÉSIONS CHEZ LES ENFANTS DE PLUS DE SIX ANS

Puisque les sutures sont bien développées, le traumatisme, qu'il soit direct sur la tête ou indirect par le sacrum, est similaire au traumatisme de l'adulte. La compression et le blocage constituent la règle.

3. LES GROUPES DE MALADIE SPÉCIFIQUES

a. LES ANOMALIES ET COURBURES SPINALES

L'interrelation entre les parties condylaires et le sacrum pendant cette période de croissance rapide doit faire l'objet d'une analyse détaillée. Il est presque certain que les anomalies à la base crânienne causées par un traumatisme de naissance constituent une source d'anomalies de développement telles une jambe plus courte que l'autre, les facettes anormales, la dissemblance des lames et des pédicules ainsi que les courbures.
Il semble très probable qu'une flexion excessive de la base crânienne tendra à inciter la réduction des courbes antério-postérieures de la colonne qui sont normales en position debout. L'extension excessive de la base, par contre, tend à favoriser l'exagération des courbes du type lordotique ou cyphotique.
Une recherche et des observations plus avancées doivent être menées à bien sur un grand nombre de cas avant d'arriver à des affirmations certaines quant à la relation entre la scoliose et la torsion ou l'inclinaison latérale du mécanisme de la base crânienne. Contentons-nous de dire que l'essence du problème qui influence les modèles de croissance est l'absence d'équilibre de symétrie dans le mécanisme cranio-sacré.

b. LES MALADIES INFECTIEUSES AIGUËS. La toxémie touche les tissus mous du mécanisme crânien tout comme ceux du mécanisme spinal. La pneumonie peut causer une tête rigide ou une poitrine rigide. Les états inflammatoires impliquant le cerveau lui-même comme l'encéphalite laissent parfois des adhérences dans les tissus plus profonds. La coqueluche peut provoquer des hémorragies pétéchiales. Les convulsions ou des températures fébriles excessives endommagent parfois le cerveau.

c. L'INFIRMITÉ MOTRICE CÉRÉBRALE. Elle touche environ 7 enfants sur 100 000. Il s'agit d'un désordre du potentiel de croissance ou de l'intégrité du tissu, généralement dû à un traumatisme crânien. Un traitement précoce est recommandé. Les types les plus courants sont les suivants :

1) Athétosique (40 %) caractérisée par un mouvement involontaire.
2) Spastique (30 %) caractérisée par un réflexe d'étirement.
3) Ataxique (15 %) à l'équilibre et au contrôle directionnel perturbés.
4) Rigide (10 %) à l'impression du tuyau de plomb omniprésente.
5) Tremblante (5 %) aux mouvements rythmiques involontaires.
6) Types mixtes comme ceux associant rigidité et tremblement.
7) Types à l'implication sensorielle comme les problèmes d'ouïe à une fréquence ou une hauteur tonale.

L'ostéopathie dans le champ crânien a beaucoup à offrir, sur une période de plusieurs mois ou années.

d. L'HYDROCÉPHALIE. À notre connaissance, il existe trois causes possibles, qui ont toutes des implications de lésions crâniennes.

1) Un rythme accru de la formation du liquide céphalo-rachidien dû à l'hypertrophie de la choroïde, probablement associé aux lésions de flexion de la base dans laquelle le plafond des ventricules est maintenu ouvert.
2) L'obstruction du passage du liquide. Paul Kimberly rapporte un post-mortem présentant une inclinaison latérale-rotation droite avec le foramen interventriculaire gauche fermé et l'aqueduc cérébral courbé.
3) L'interférence avec l'absorption dans les villosités arachnoïdiennes comme la contre-pression dans les sinus veineux. Les lésions impliquant le foramen jugulaire ou la suture sagittale sont suggestives.

Le traitement crânien peut s'avérer bénéfique dans les cas où l'atrophie de pression n'est pas trop forte. Il existe généralement une base en extension. Le bébé peut pleurer avec des inspirations très courtes tendant à exagérer la lésion d'expiration.

e. LE MONGOLISME. Ces cas présentent une synostose anormale des sutures, une microcéphalie et des désordres de la croissance hypophysaire. Le corps du sphénoïde est plus petit que la normale et sa position plus droite. Les maxillaires sont très petits. Les ouvertures orbitaires sont ainsi inclinées, ce qui n'est PAS le cas dans les races mongoliennes.

Une amélioration considérable peut être obtenue grâce à un traitement continu dans une grande majorité des cas, si les sutures peuvent être libérées.

f. LES DÉSORDRES DE LA PAROLE. Les causes possibles sont nombreuses et ont des conséquences lointaines. Consultez la neurologie pour plus de détails puis cherchez les causes possibles de lésion sur le crâne. L'aphasie motrice chez les individus droitiers est souvent due à la pression de la petite aile du sphénoïde du côté GAUCHE de la circonvolution frontale inférieure.

III. Diagnostic des lésions

A. L'HISTOIRE

1. L'ACCOUCHEMENT. Voir les mécanismes de lésion ci-dessus.
2. L'APPARENCE À LA NAISSANCE. Une cyanose intermittente suggère le blocage du

mécanisme crânien qui empêche l'enfant de respirer suffisamment d'oxygène. L'asphyxie blanche traduit presque toujours un traumatisme crânien. Les anomalies des yeux, en fibrillation, en saillie ou inclinés, sont très significatives. Observez l'asymétrie crânienne ou les fontanelles saillantes, etc.

3. LES ACTIONS DU NOUVEAU-NÉ

a. LES PLEURS. Si le bébé ne pleure pas, il y aura peu de modelage physiologique du crâne, ce qui est grave. Les pleurs à retardement sont une cause d'appréhension, les pleurs faibles ou irritables demandent une analyse plus détaillée et l'absence de pleurs nécessite une action immédiate. Le mécanisme est bloqué quelque part. L'enfant qui se ride et s'agite n'arrive pas à rapprocher les cordes vocales à cause d'une paralysie du motoneurone inférieur dans les branches pharyngiennes du nerf vague. Des pleurs continus suggèrent un désordre dans le noyau dorsal.

b. L'ALIMENTATION. Les vomissements ou l'incapacité à se nourrir sont significatifs. Les vomissements en fusée indiquent une hémorragie ou une autre source d'irritation cérébrale. Si l'enfant ne peut pas être nourri au sein et doit être alimenté à la pipette, recherchez une implication du motoneurone inférieur du nerf hypoglosse. Le fait de baver suggère une lésion concernant le plancher du quatrième ventricule. La régurgitation peut suivre la voie de moindre résistance et sortir par le nez en cas de problème le long du nerf vague. La suture occipito-mastoïdienne et le foramen jugulaire doivent être considérés comme significatifs avec des bébés qui vomissent facilement. La régurgitation n'est pas nécessairement un symptôme de sténose pylorique. De nombreux bébés ont été opérés alors que la correction de la lésion crânienne aurait constitué le traitement adéquat pour libérer la pression sur le ganglion inférieur du nerf vague.

c. L'ACTIVITÉ MUSCULAIRE. Les mouvements involontaires anormaux suggèrent la zone de lésion crânienne. Si elle se situe dans la moelle, on observera la spasticité ; dans le mésencéphale, l'athétose ; dans le cortex, les convulsions. Un sillon latéral entassé peut provoquer une plégie. Si elle bouge quand on la secoue, c'est un signe de commotion et d'œdème méningé. Le mouvement réciproque des jambes signifie la présence de voies motrices normales et la capacité future de l'enfant à marcher. Le bébé qui ne donne pas de coups de pieds sous les couvertures présente un degré de paralysie et devra probablement apprendre à marcher.

B. OBSERVATION. En plus des découvertes crâniennes mentionnées précédemment, recherchez les signes de développement anormal.

1. PROGRAMME NORMAL DE DÉVELOPPEMENT. Le comportement est le meilleur critère de développement d'un enfant. Toute déviation de ce modèle normal fournit un excellent indice de la quantité de lésion cérébrale de naissance en présence et de l'implication musculaire, l'instabilité émotionnelle, les défauts sensoriels spéciaux ou l'arriération mentale qui en résultent.

1ER JOUR. Pleurs, éternuements, frissons, bâillements, étirements, hoquets, succion vigoureuse, mouvements du tronc et des extrémités. Le mouvement isolé d'un membre est anormal. Les pleurs augmentent la rigidité apparente des extrémités. Absence de sourires ou de rires. Le nourrisson dort la plupart du temps.

1er MOIS. Le bébé porte la main à la bouche, reconnaît le visage de sa mère, produit des sons, lève la tête, rétracte les genoux et les bras sous le corps, etc.
2e MOIS. Il redresse la tête plus longtemps, se relève sur les bras, montre des mouvements faciaux appropriés aux pleurs, sourit parfois, tourne la tête et les yeux vers les sons, etc.
3e MOIS. Le bébé crie pour qu'on lui donne à manger, rit quand on le chatouille, tourne les jambes vers l'extérieur, etc.
4e MOIS. Il maintient la tête droite lorsqu'on le porte, n'aime pas le manque d'attention, relève la tête et la poitrine lorsqu'il est couché, cligne des yeux lorsqu'un objet approche ses yeux, etc. Les incisives centrales inférieures apparaissent.
5e MOIS. Lorsqu'il est couché sur le ventre, il relève la tête, les bras et les jambes pour ne plus reposer momentanément que sur l'abdomen et la poitrine.
6e MOIS. L'enfant s'assied sans support quand il est en position inclinée, il aime le bain, réagit à son nom, relève la tête et la poitrine du lit lorsqu'il est sur le ventre, roule de la position sur le dos à la position sur le ventre, ne reconnaît pas les personnes non familières et reconnaît les jouets, les sourires, il vocalise, commence à ramper, lève les bras pour être pris dans les bras, etc.
7e MOIS. Il détourne la tête pour indiquer le refus, montre l'étonnement en ouvrant les yeux et la bouche, lève les bras lorsqu'il est couché sur le ventre, redresse la tête lorsqu'il est sur le dos, tente de se tenir debout, fait des bonds et des sons vocaux polysyllabiques.
8e MOIS. L'enfant rampe et change de position, rend l'affection qu'on lui donne, cherche l'attention, pivote lorsqu'il est sur le ventre, s'assied seul, reste debout un instant, porte tout à la bouche, tend les bras vers les jouets, etc.
9e MOIS. Il fait signe au revoir et se retourne librement, etc.
10e MOIS. Le bébé se met debout seul, recule, etc.
12e MOIS. Il marche si on l'aide, coopère lorsqu'on l'habille, peut lancer une balle, rampe partout, assemble des mots, etc.
15e MOIS. L'enfant marche seul, et établit le contrôle de la vessie et des intestins.
18e MOIS. Il tient sur un pied, se mouche dans un mouchoir, boit à la tasse, essaie de se nourrir seul, utilise sa mémoire, etc.
24e MOIS. Il monte et descend d'une chaise, répète les mots et a un vocabulaire d'environ 300 mots, il court partout, se lève du sol comme un adulte, etc.
3e ANNÉE. L'enfant se brosse les dents, se lave le visage et les mains, boutonne et déboutonne ses vêtements, récite des histoires simples ou des comptines.
4e ANNÉE. Il connaît son adresse, commence à compter, peut rester sur un pied quelques secondes, etc.
5e ANNÉE. Il s'habille et se déshabille sans aide, commence à lire et à écrire, parle clairement, devient espiègle, etc.

2. DÉVELOPPEMENT ANORMAL

a. DÉSORDRES DE LA MOTILITÉ. Difficultés à écarter les jambes pour changer la couche, faiblesse, fatigue, raideur, maladresse, tremblements, atrophie musculaire, lenteur à marcher, à parler ou autres désordres du langage, perte du contrôle sphinctérien, etc.

b. PHÉNOMÈNES CONVULSIFS. Apnées, malaises, évanouissements, saccades musculaires, chutes, convulsions, énurésie, etc.

c. IMPLICATION NERVEUSE CRÂNIENNE. Défauts du goût ou de la vue, diplo-

pie, douleur ou engourdissement du visage, problèmes de langage, de déglutition, d'ouïe, d'équilibre, etc.
d. DÉSORDRES SENSORIELS ailleurs comme la douleur, l'engourdissement, les fourmillements, la sensibilité, la sensation de chaud et de froid, etc.
e. AUGMENTATION DE LA PRESSION INTRACRÂNIENNE. Maux de tête, vomissements, troubles de la vision ou proéminence des bulbes des yeux.
f. DYSFONCTION DU SYSTÉME NERVEUX AUTONOME comme la transpiration ou la salivation.
g. DYSCRASIE ENDOCRINE comme le mongolisme, les états hypopituitaires, etc.
h. LES RETARDS MENTAUX. Les déficiences réelles indiquent une lésion corticale, mais il faut préciser que de nombreux cas de soi-disant déficience ne sont que des retards puisque le développement mental s'effectue à la même vitesse que le développement physique. C'est spécialement le cas de l'infirmité motrice cérébrale où les désordres moteurs constituent un facteur déterminant. Gardez-vous de dire à une mère que son enfant est imbécile. Cela pourrait vous discréditer par la suite. Vérifiez le développement intellectuel de l'enfant, la reconnaissance des parents ou d'autres membres de sa famille, la capacité à parler, à apprendre, à accepter la responsabilité, la réaction à l'apprentissage, l'adaptation sociale, le comportement, les habitudes, les humeurs comme la dépression ou l'exaltation, l'irritabilité qui s'exprime par les pleurs ou les crises de colère, l'attention mentale et la compréhension, etc.

C. LA PALPATION DE POSITION

Elle comprend tous les points indiqués dans cette section ainsi que le chapitre suivant sur les lésions intra-osseuses de l'occiput.

D. LA PALPATION DE MOUVEMENT

Celle-ci doit s'exécuter de manière très délicate particulièrement sur le nouveau-né. Utilisez l'approche par la voûte, testez les positions de base de la sphéno-basilaire et ainsi de suite, en sentant soigneusement la réaction des membranes et, la plus informative, la fluctuation du liquide céphalo-rachidien.

IV. Correction des lésions

A. TECHNIQUE PAR GROUPE D'ÂGE

1. LE NOUVEAU-NÉ. Chaque crâne d'enfant devrait être normalisé immédiatement après l'accouchement. C'est un idéal que nous devrions tous nous efforcer d'atteindre puisque les possibilités d'empêcher la maladie, la souffrance, l'anxiété parentale et le chagrin sont sans limites. Utilisez le modelage et l'action directe (voir ci-dessous) avec la coopération sacrée pour la direction du liquide. La correction des lésions intra-osseuses de l'occiput est envisagée dans le chapitre suivant.
2. DE UN AN À SIX ANS. La même technique est valable, adaptée au développement de la

structure osseuse. Les os sont très fins et malléables. Les dentelures commencent à se former.

3. SIX ANS ET PLUS. Les sutures se sont formées et les problèmes ressemblent davantage à ceux que l'on retrouve chez l'adulte. L'exagération est donc la technique de choix même si les autres techniques sont également utilisées selon les indications (voir le chapitre IV).

B. TECHNIQUE PAR L'ÉTIOLOGIE

1. Dans les lésions de développement, comme lorsque le visage ne s'est pas « déployé » correctement, les distorsions se réalisent progressivement et le modelage compensatoire s'effectue pour la position des os. Le traitement consiste principalement en un modelage pour encourager un développement plus normal.

2. Dans les lésions traumatiques, avec une histoire typique, il y aura eu dérangement soudain des sutures accompagné d'un modelage d'accommodation des lésions. Le traitement consiste principalement en la libération des contraintes articulo-membranaires par l'action directe ou le désengagement suivie d'un modelage si nécessaire. La différenciation n'est pas toujours aisée.

C. LE MODELAGE POUR LE CHANGEMENT PLASTIQUE

1. Comme indiqué dans le chapitre IV, c'est une forme d'action directe utilisée pour normaliser la forme des os. S'il peut servir de traitement à tout âge, il est particulièrement recommandé chez les enfants pour résoudre les effets de « rameau courbé » qui accompagnent souvent cette période de la vie. Ce type de modelage comprend l'application d'une légère pression directionnelle, la détermination de l'action des membranes de tension réciproque et l'utilisation de cette limitation ainsi que de la puissance de la « marée » du liquide céphalo-rachidien pour parvenir au changement.

2. Il existe deux types principaux d'anomalies qui nécessitent le modelage.

   a. LES PROÉMINENCES à la convexité des os squameux peuvent devenir excessives. Les sutures périphériques sont comprimées par les annexes et la croissance osseuse continue n'est rendue possible que par la protrusion anormale au niveau du « dôme ». Les exemples les plus courants sont les centres d'ossification tels le pariétal et les éminences frontales (cornes) ou des zones en saillie comme l'inion. Ce dernier est spécialement significatif du point de vue des membranes de tension réciproque et de leur pôle d'attache postérieur.

   En plus de la correction des lésions de la voûte et de la base, le traitement est le suivant :

   1) Exercez une légère pression sur la convexité avec la paume de la main ou le bout des doigts comme illustré au chapitre VIII.

   2) Écartez les os voisins pour permettre l'extension périphérique.

   3) « Lisez » dans les membranes et déterminez la direction de traction à suivre.

   4) Dirigez le liquide vers la périphérie de l'os à modeler.

   b. LES ZONES APLATIES sont également accommodatrices du développement anormal comme une pression soutenue *in utero* ou sur un lit trop dur dans la même position pendant quelques semaines.

Corrigez la lésion autant que possible puis procédez comme suit :
1) Faites goder l'os vers le centre de la zone aplatie, délicatement.
2) Trouvez le point d'équilibre en harmonie avec les membranes.
3) Dirigez le liquide pour assister la formation du « dôme ».

D. LE DÉSENGAGEMENT

1. LA TENSION À DEUX ET À TROIS VOIES (voir chapitre VI). Cette technique générale est très utile pour augmenter la tension membranaire et séparer la sphéno-basilaire ainsi que bien d'autres sutures avant de tenter des corrections spécifiques. Elle peut se suffire à elle-même pour permettre le réalignement du mécanisme articulaire. En plus de l'opérateur qui sépare le frontal et l'occiput au moyen de l'index et des auriculaires en appliquant l'approche par la voûte ou le maintien fronto-occipital, un assistant peut exercer une tension sur les membranes spinales à travers le sacrum pour ajouter la traction de la troisième direction et obtenir une action corrective plus efficace. Cette approche peut s'utiliser seule, en maintenant le sacrum et en laissant l'enfant tourner, tirer et crier de toutes ses forces.
2. LA SÉPARATION DE LA BASE (Voir chapitre VI). Il s'agit d'une technique similaire qui influence principalement la région des parties condylaires, qui feront l'objet d'une étude plus détaillée dans le chapitre suivant. En soulevant les temporaux de l'occiput avec les index, les autres doigts peuvent guider l'occiput vers la position recherchée. Ici aussi, on utilise pleinement la traction des membranes de tension réciproque pour un réalignement général.

E. L'ACTION DIRECTE ET L'EXAGÉRATION

1. LES TECHNIQUES DES LÉSIONS SPHÉNO-BASILAIRES et des os individuels s'utilisent comme indiqué dans les chapitres précédents, en les adaptant à l'âge et à l'état du patient.
2. LES SUTURES EN CHEVAUCHEMENT. Corrigez les lésions de la base et de la voûte avant tout. Utilisez l'action directe pour séparer délicatement les os comprimés et procédez au modelage si nécessaire en trouvant le point d'équilibre et en dirigeant le liquide en vue de la correction.
3. PRÉ- ET POSTSPHÉNOÏDE. Ces parties s'unissent tard dans la vie intra-utérine. Pour traiter un prématuré ou modeler les parties chez un enfant né à terme, contrôlez le post-sphénoïde par le biais des ptérygoïdes et le pré-sphénoïde par le biais de la surface temporale du frontal pour vous approcher le plus possible des petites ailes. En raison de cette proximité, restez à l'écart des grandes ailes.
4. LA « CORNE » PARIÉTALE ET FRONTALE. En plus du modelage, utilisez la technique de séparation pariétale ou frontale.

F. LES URGENCES

1. LES CONVULSIONS ET LES VOMISSEMENTS. Cherchez une suture occipito-mastoïdienne comprimée, utilisez la séparation en V, dirigez le liquide du frontal opposé et demandez à un assistant d'incliner le sacrum en flexion.
2. L'ASPHYXIE BLANCHE après une blessure cérébrale. Libérez l'engorgement du

système nerveux central par l'effet de compression du quatrième ventricule via le sacrum (voir chapitre V) et un bain chaud.
3. LA COMMOTION CÉRÉBRALE accompagnée de tremblements lorsqu'on bouge la tête. Utilisez l'effet de compression ventriculaire via le sacrum, élevez la tête et appliquez de la glace.
4. LE TRAUMATISME AIGU peut être traité plus souvent qu'au cours de la séance hebdomadaire habituelle. Toutefois, ne « bricolez pas à la périphérie ». Ne pratiquez pas un examen de routine et n'en faites pas trop. Trouvez la lésion principale. Amenez le mécanisme au point d'équilibre et maintenez-le jusqu'à l'obtention de la correction même si cela prend du temps. Ensuite, laissez la tête tranquille et laissez le mécanisme respiratoire fonctionner un moment. Il y a beaucoup plus de risques de surtraitement que de sous-traitement. Si vous voulez utiliser un placebo, appliquez la technique de la « patte de chat ». Utilisez-la de toute façon lorsque la libération de la lésion ou toute autre cause aura accéléré la fluctuation du liquide. Avertissez le jeune patient et/ou ses parents de réactions possibles telles que l'insomnie, les maux de tête ou la nervosité. « Trouvez-le, corrigez-le et laissez-le tranquille. »

Chapitre XI

LES LÉSIONS INTRA-OSSEUSES DE L'OCCIPUT

« Lorsque l'on étudie les effets du système nerveux sur la fonction des tissus et que l'on visualise l'importance de cette commande, on réalise vite qu'un système nerveux central normal est nécessaire à la fonction normale du corps. L'homme constitue une unité fonctionnelle et tout désordre d'un de ses éléments influencera les autres éléments. »

Paul E. Kimberly, D.O.

Chapitre XI

LES LÉSIONS INTRA-OSSEUSES DE L'OCCIPUT

I. Anatomie appliquée

Les lésions intra-osseuses de l'occiput concernent principalement LA COMPRESSION DES PARTIES CONDYLAIRES de l'occiput lorsqu'elles sont entraînées dans les facettes de l'atlas, provoquant l'altération non seulement de leur position mais également de la partie basilaire et de l'écaille.

A. OSTÉOLOGIE

L'occiput se développe en quatre parties. Celles-ci se situent entre le péricrâne et la dure-mère qui maintient fermement les différents composants dans leurs relations relatives tout en permettant une certaine liberté de mouvement. Les parties sont unies par du cartilage à la naissance, mais aucune articulation n'est présente. Comme la voûte ne fournit aucun soutien puisqu'elle se développe à partir de membrane, cette enveloppe durale est très solide et tend à maintenir tous les éléments en alignement sauf si un traumatisme crânien entrave son action limitative.

Centres d'ossification

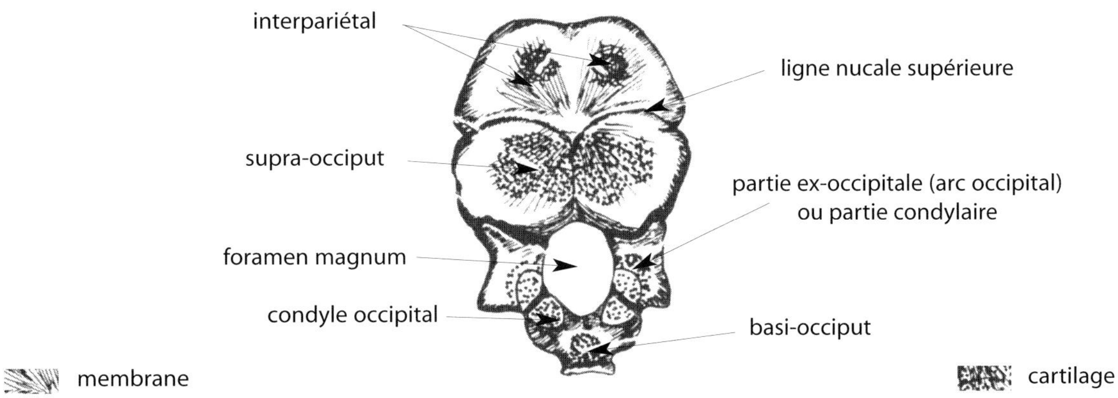

Fig. 63. Os occipital à la naissance.

1. L'ÉCAILLE réunit deux parties, l'occiput interpariétal d'origine membraneuse et le supra-occiput formé de cartilage. À la naissance, ils sont partiellement séparés par des fissures qui s'étendent en direction de l'inion. Le supra-occiput complète le bord postérieur du foramen magnum sur lequel se trouve le repère central de l'opisthion.
2. LES DEUX MASSES LATÉRALES OU PARTIES CONDYLAIRES sont d'origine cartilagineuse et se situent entre l'écaille et la partie basilaire, formant les limites latérales du foramen magnum. Elles comprennent au moins les deux tiers postérieurs des condyles articulaires, les incisures jugulaires et les processus jugulaires.
3. LA PARTIE BASILAIRE est d'origine cartilagineuse. Elle s'unit au corps du sphénoïde en une synchondrose et forme la limite antérieure du foramen magnum avec le repère central, le basion. Postéro-latéralement, elle soutient le tiers antérieur des condyles.

Il est intéressant de remarquer le développement homologue de l'occiput, de l'atlas et du sacrum. Les quatre parties de l'occiput, les trois parties de l'atlas et les deux segments sacrés supérieurs, qui ont tous une importance vitale pour le mécanisme cranio-sacré, terminent leur union osseuse vers l'âge de sept ou huit ans. Toutefois, le modèle des facettes de l'atlas est établi peu de temps après la naissance et comme nous l'expliquons ci-dessous, il peut influencer considérablement le crâne et donc la colonne et le bassin.

B. LES EFFETS SUR LES ANNEXES ET L'ANALYSE RAISONNÉE DU TRAITEMENT

La référence du Dr Still au « trou dans l'arbre » et à la queue de l'écureuil qui en sort pourrait bien s'appliquer au foramen magnum. Le Dr Sutherland a grandement contribué à l'ouverture des possibilités de diagnostic et de traitement ostéopathique dans ce domaine essentiel.

1. LES OS. Aucune partie du mécanisme n'y échappe. Les effets immédiats se manifestent au niveau du foramen magnum et de ses quatre éléments. Le canal condylaire et le canal du nerf hypoglosse peuvent être dérangés, de même que les relations articulaires du sphénoïde avec la symphyse, du temporal avec le pivot jugulaire, de l'atlas avec les condyles et de l'axis avec le processus odontoïde. Plus loin, la voûte doit fournir une accommodation extraordinaire et celle-ci comprend les grandes ailes du sphénoïde. Les profonds changements qui interviennent au niveau du foramen magnum se reflètent dans le « lien central » cranio-sacré. La configuration des parties condylaires est considérée comme un facteur important dans les anomalies de croissance ou les anomalies de la colonne ou du bassin. Imaginez dès lors l'importance de la correction du crâne de chaque fillette pendant l'enfance de sorte que plus tard, elle ne soit pas gênée pendant le travail ou ne cause pas de lésions crâniennes à ses propres enfants.
2. LES NERFS. Tous les nerfs crâniens du sixième au douzième peuvent être touchés, certains près de leur point d'émergence au niveau du tronc cérébral et d'autres à leur passage à travers les foramens, notamment le foramen jugulaire, le foramen magnum ou le foramen du nerf hypoglosse. Les centres nerveux du pont et de la moelle ou du plancher de l'aqueduc et du quatrième ventricule sont très vulnérables. L'empiètement des parties condylaires sur la moelle est une cause d'infirmité motrice cérébrale. Les lésions de naissance dans cette région ont un effet considérable sur le système nerveux central.
3. LES VEINES. 95 % du drainage veineux du crâne passe par le foramen jugulaire. La relation proche de l'occiput et des membranes de tension réciproque avec les grands sinus

qui mènent à la sortie est évidente. Le chemin du plexus basilaire au plexus vertébral antérieur doit être mentionné. L'attache de la dure-mère est particulièrement solide autour des foramens, exagérant ainsi les contraintes tissulaires. Cela peut être mis en évidence à la jonction de la faux avec le bord libre de la tente, par la compression ou le déchirement de la grande veine cérébrale.

4. LES MEMBRANES DE TENSION RÉCIPROQUE. Etant donné la proximité de la région condylaire avec les éléments fondamentaux du mécanisme respiratoire primaire, les désordres de cette zone de l'occiput et donc du pôle postérieur d'attache des membranes peuvent avoir des répercussions importantes sur la fluctuation du liquide céphalo-rachidien et sur l'action des membranes. La faux du cerveau et la faux du cervelet peuvent être comparées à une structure fonctionnant sur la ligne médiane. La tente du cervelet doit être envisagée comme deux moitiés distinctes. Ces trois parties ou faucilles lient leur structure et leur fonction au fulcrum de Sutherland le long du sinus droit. Une contrainte ou une distorsion au pôle postérieur d'attache touchera donc toutes les parties du mécanisme articulo-membranaire puisque le déplacement d'un pôle entraîne le déplacement des autres pôles. Les influences réciproques sur toutes les attaches périphériques au mécanisme articulaire s'équilibrent fonctionnellement au fulcrum de Sutherland, le point d'appui d'une unité tridimensionnelle de structure. C'est par cet agencement que la mobilité de la base cartilagineuse est interreliée à la mobilité et à la compensation membranaire de la voûte. Si l'on ajoute un pôle d'attache inférieur au sacrum, lui aussi grandement influencé, l'importance de la compression des parties condylaires se révèle complètement.

5. LE TRONC CÉRÉBRAL. La moelle et le pont recouvrent la partie basilaire de l'occiput et la symphyse sphéno-basilaire. La pression ou l'entassement de cette région qui influence les voies pyramidales est une cause courante de spasticité dans les cas d'infirmité motrice cérébrale. Le cervelet est logé dans la fosse crânienne postérieure formée par l'occiput et la tente. Les désordres dans cette région ou dans le lobe occipital qui se trouve au-dessus peuvent avoir des conséquences graves.

II. Mécanismes de lésion

A. LE TRAUMATISME *IN UTERO*

Il consiste en une pression exercée par une partie du bassin, un jumeau, une tumeur, etc., produisant une pathologie typique.

B. LE TRAUMATISME NATAL

La naissance est le moment où la plupart des pathologies apparaissent. La tête est soumise à de nombreuses pressions lorsqu'elle passe par la filière de naissance. La nature prévoit une accommodation normale par le chevauchement des os crâniens et la transsudation du liquide céphalo-rachidien. Toutefois, la résistance de la gouttière anale ou d'un col trop rigide peut se voir aggravée par un travail précipité ou par l'usage de médication comme l'ocytocine et causer des dégâts. C'est particulièrement le cas des présentations par le siège.

1. LES FORCES PROVOQUANT LA PATHOLOGIE. La contraction de l'utérus

comprime la tête du fœtus contre la colonne, ou vice versa, poussant les condyles occipitaux dans les facettes de l'atlas. Ces facettes convergent antérieurement et inférieurement. Quelquechose doit céder. La fracture est heureusement rare mais souvent fatale. Le ligament transverse de l'atlas est très solide et ancre les masses articulaires de l'atlas ensemble. C'est ainsi que les condyles de l'occiput s'éloignent et se rapprochent selon la direction de la force. Lorsqu'ils se rejoignent, la partie basilaire doit s'écarter et l'écaille est déplacée.

a. Si la tête du fœtus est en flexion de sorte que la compression de la voûte se fait d'une direction postérieure, les condyles de l'occiput sont entraînés antérieurement dans les facettes articulaires de l'atlas et contre son arc antérieur.

b. Si la tête du fœtus est droite et que la compression provient du vertex, les condyles de l'occiput sont entraînés inféro-médianement dans les facettes articulaires de l'atlas.

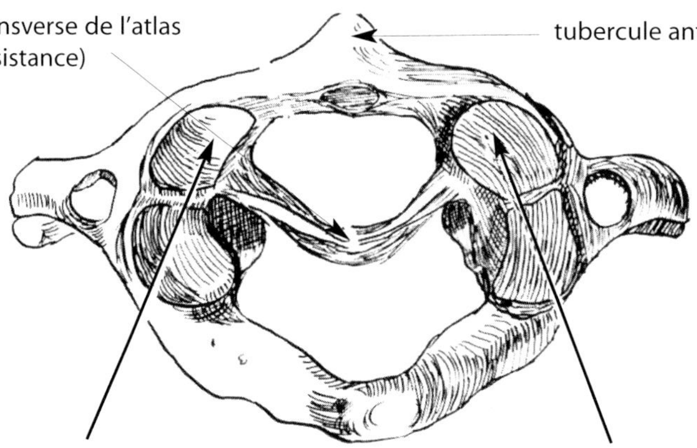

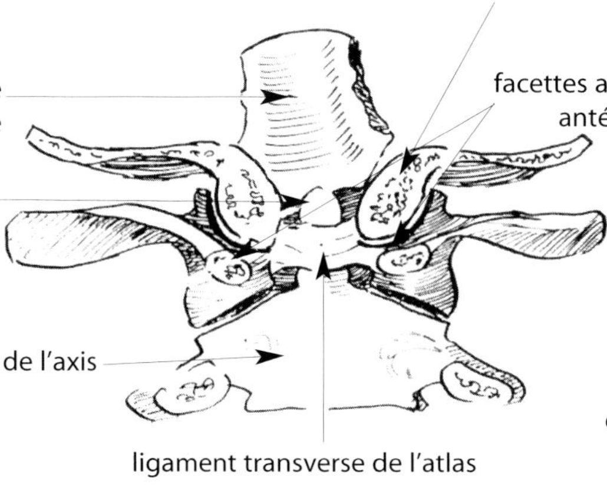

Fig. 64. Condyles de l'os occipital et facettes de l'atlas.

c. Si la force est latérale à la ligne médiane, il y aura une asymétrie de position et une compression.

d. Si la force est exercée principalement sur l'écaille de l'occiput *in utero*, à la naissance ou en raison d'une pression juste après la naissance, l'écaille effectuera une rotation et prendra une position et une forme anormales.

2. LA PATHOLOGIE PRODUITE. Il est clair que la distorsion est bien plus importante pour la tête d'un nouveau-né ou d'un enfant si elle apparaît avant que l'ossification se soit produite, bien qu'une compression et une pathologie considérables soient possibles plus tard. Les effets sont décrits séparément même s'ils apparaissent simultanément.

a. LES MASSES LATÉRALES OU PARTIES CONDYLAIRES. On peut les considérer comme des « callipers » qui sont serrés l'un contre l'autre lorsque les condyles sont poussés dans les fosses de l'atlas et qui coincent l'extrémité postérieure de la partie basilaire. On trouve différentes directions d'entassement. Les extrémités antérieures sont toujours rapprochées. Les extrémités postérieures peuvent se déplacer médianement ou latéralement. Il peut y avoir une compression des masses latérales des deux côtés dans une direction antéro-postérieure ou une seule masse peut être serrée dans cette direction tandis que l'autre est comprimée médio-latéralement.

b. LA PARTIE BASILAIRE. L'extrémité postérieure glisse assez librement hors d'atteinte des masses latérales au niveau de cette jonction cartilagineuse dans l'enveloppe durale, un peu comme un haricot de Lima qui glisse entre les mains. Les positions qui en résultent, en ce qui concerne l'extrémité antérieure, passent par toute la gamme des positions de lésions de la sphéno-basilaire.

1) Si l'extrémité postérieure glisse vers le bas, l'extrémité antérieure montera, provoquant la flexion de la sphéno-basilaire.

2) Si l'extrémité postérieure glisse vers le haut, l'extrémité antérieure descendra, provoquant l'extension de la sphéno-basilaire.

3) Si l'extrémité postérieure s'incline de sorte qu'un côté se trouve au-dessus et l'autre en dessous des masses latérales, il y aura torsion de la sphéno-basilaire.

4) Si un coin postéro-latéral glisse vers l'avant et vers le haut, il sera sur la concavité de l'inclinaison latérale-rotation.

5) Si l'extrémité postérieure est poussée d'un côté dans le même plan que les masses latérales, l'extrémité antérieure sera impliquée dans une contrainte latérale ou déplacement.

6) Si l'extrémité postérieure est poussée vers le haut ou vers le bas de sorte que l'extrémité antérieure fait le contraire, provoquant une cassure dans la continuité, il y aura contrainte verticale ou déplacement.

7) Si l'extrémité postérieure est entraînée vers l'avant de sorte que l'extrémité antérieure s'approche du basi-sphénoïde, il y aura compression de la sphéno-basilaire. Cela peut être combiné à n'importe quelle autre position.

c. L'ÉCAILLE. Elle peut être en rotation, aplatie ou en angulation. Les effets qui en découlent sur les jonctions squamo-condylaires et les articulations occipito-mastoïdiennes causent des distorsions de la base du crâne. Les altérations de position des articulations pariéto-occipitales distordent la voûte, ce qui perturbe la relation des pôles d'attache des membranes de tension réciproque.

On trouve TROIS AXES DE ROTATION ou des combinaisons de ceux-ci lorsque l'écaille est comprimée.

I. VUE POSTÉRIEURE

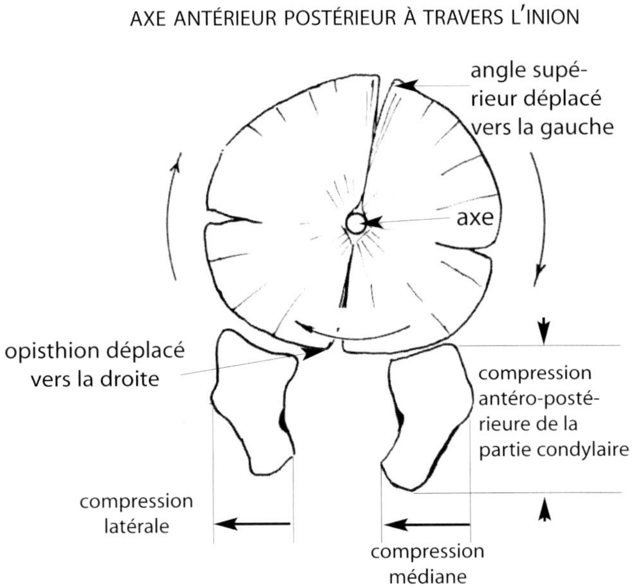

1) LA COMPRESSION BILATÉRALE exerce une circumduction des parties condylaires de l'occiput vers l'avant dans les fosses de l'atlas, en effectuant une rotation de l'occiput sur son AXE TRANSVERSE en position de flexion et une circumduction de l'écaille antérieurement (II.).

2) LA COMPRESSION UNILATÉRALE

a) La rotation peut se faire sur un AXE ANTÉRO-POSTÉRIEUR par l'inion de sorte que les repères du lambda, de l'opisthion et des angles latéraux se déplacent dans le sens dextrogyre ou lévogyre lorsqu'on regarde la tête de l'arrière ou de l'extérieur. Cette rotation peut être induite par une force appliquée directement sur l'écaille ou par le contact des masses latérales. Ce sont des concavités peu profondes sur le bord de l'écaille qui engagent légèrement les extrémités postérieures convexes des masses latérales (I.).

II. VUE LATÉRALE

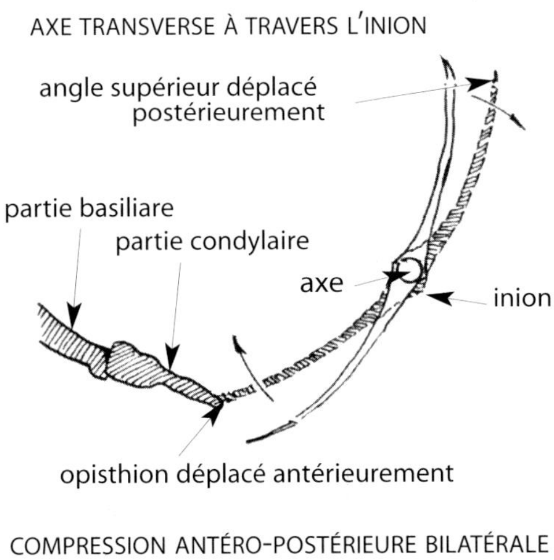

III. VUE SUPÉRIEURE

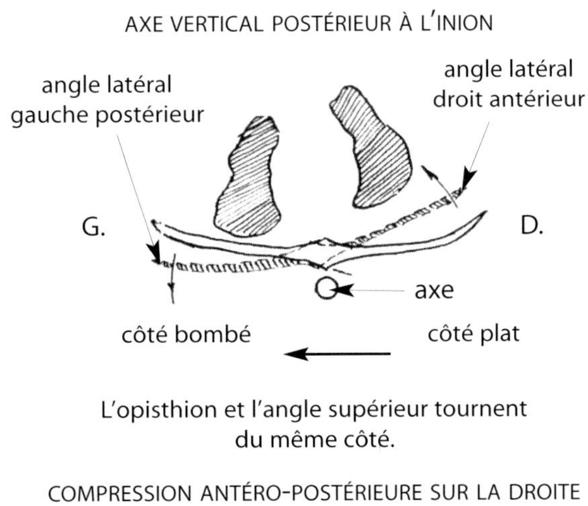

Fig. 65. Axes de rotation de l'écaille occipitale.

b) La rotation peut se faire sur un AXE VERTICAL postérieur à l'opisthion de sorte que les repères du lambda et de l'opisthion effectuent une rotation du côté où l'angle latéral est postérieur. La rotation sur cet angle est induite par une pression directe ou par la position des masses latérales vers l'avant d'un côté et vers l'arrière de l'autre côté (III.).

3. LES CHANGEMENTS D'ACCOMMODATION

a. LA COMPRESSION BILATÉRALE. L'entassement antéro-postérieur des deux côtés implique tous les composants. Les masses latérales ne sont pas seulement comprimées mais également modelées par les facettes articulaires de l'atlas. La réaction au niveau de la sphéno-basilaire peut être très variée comme indiqué ci-dessus. L'écaille peut fléchir à la jonction membrano-cartilagineuse ou squamo-condylaire et former un angle.

b. LA COMPRESSION UNILATÉRALE. Dans ce cas, il y a un entassement antéro-postérieur d'un seul côté mais le côté opposé sera coincé contre le temporal médio-latéralement.

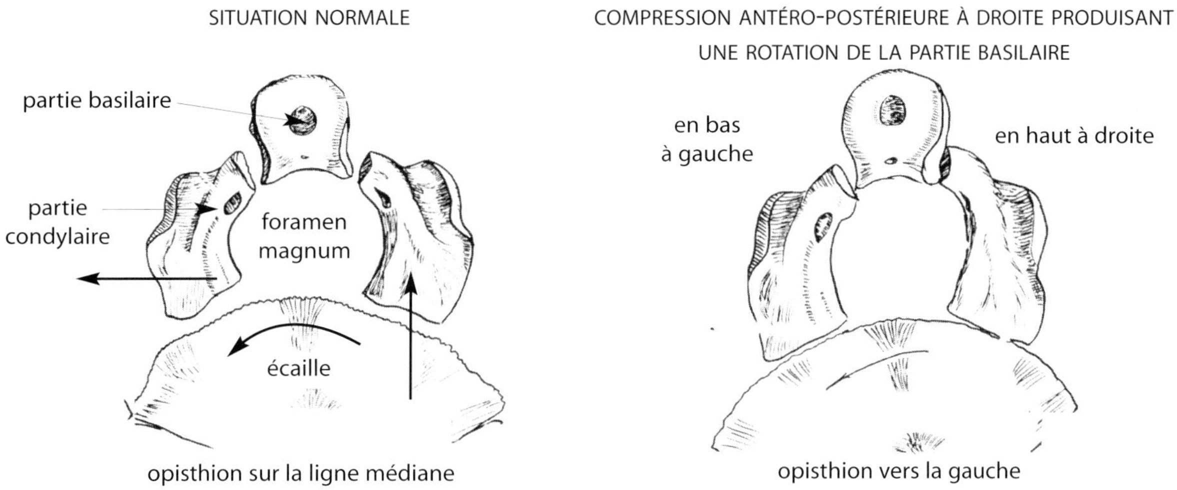

Fig. 66. Parties condylaires de l'occiput à la naissance.

1) DU CÔTÉ DE LA COMPRESSION ANTÉRO-POSTÉRIEURE où la masse latérale est antérieure dans les facettes de l'atlas et appuie médianement sur l'arc de l'atlas, les changements suivants peuvent être observés : les deux tiers postérieurs du condyle (sur la masse latérale) et un tiers de la partie basilaire peuvent se chevaucher ; la fosse condylaire peut s'approfondir ; le canal du nerf hypoglosse fera face plus antérieurement ; le foramen jugulaire fléchira ; la distance du condyle à la sphéno-basilaire sera moindre ; l'écaille fera une rotation vers l'avant de ce côté et sera aplatie ou en dépression ; les sutures occipito-mastoïdienne et lambdoïde peuvent se rapprocher ; le sillon entre la ligne nucale supérieure et inférieure s'approfondit ; etc. Dans l'illustration ci-dessus, la compression unilatérale antéro-postérieure est causée par l'écaille qui a fait une rotation du côté opposé. Si l'écaille se déplace sur un axe vertical, le bord condylaire droit se déplace antérieurement ; si l'écaille se déplace sur un axe antéro-postérieur, le bord condylaire se déplace médianement (du côté opposé). La circumduction ou une rotation sur un axe transverse causera la compression bilatérale. La pathologie généralement observée est la compression via l'écaille avec rotation sur des axes combinés.

2) DU CÔTÉ DE LA COMPRESSION MÉDIO-LATÉRALE où la masse latérale est relativement postérieure et plus longue et étroite, le foramen jugulaire sera rétréci et distordu ; la partie mastoïdienne du temporal sera comprimée ; la jonction condylo-squameuse peut être séparée ; l'écaille sera postérieure de ce côté, emportant avec elle l'opisthion, et sera bombée ou pleine ; les muscles cervicaux seront tendus et sensibles, etc.

c. LE FORAMEN MAGNUM

1) AVEC LA COMPRESSION BILATÉRALE, l'ouverture sera rétrécie antérieurement parce que les côtés sont entraînés médianement par la convergence antérieure des fosses de l'atlas.

2) AVEC LA COMPRESSION UNILATÉRALE, l'ouverture sera asymétrique et le diamètre oblique plus long que le diamètre antéro-postérieur.

FACTEURS STRUCTURAUX ET MÉCANIQUES ENTRANT DANS LA FORMATION DE LA BASE ET DE LA VOÛTE (DIAGRAMME)

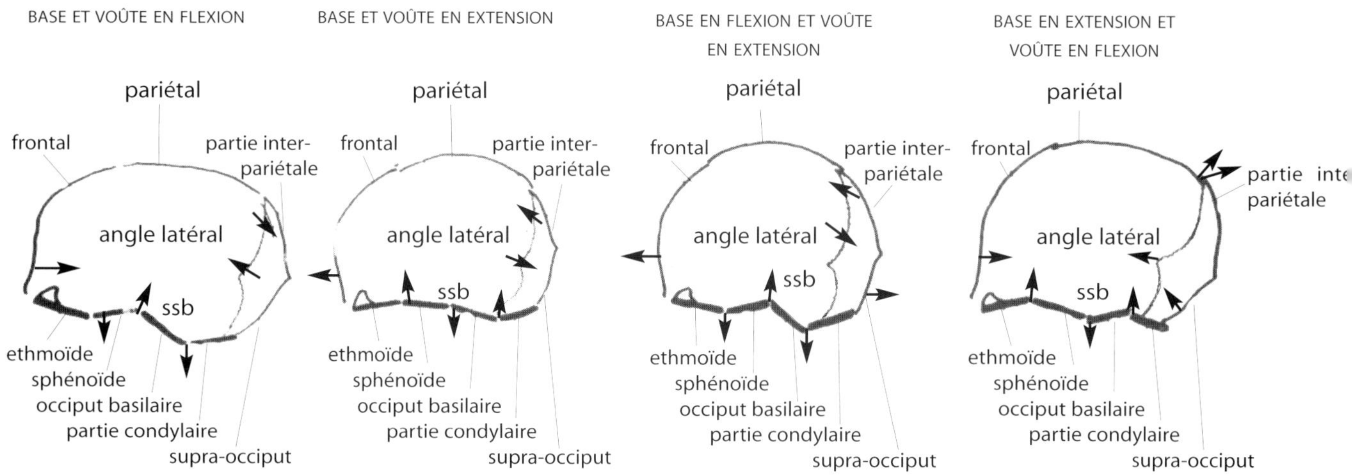

Fig. 67. Mécanismes de la base et de la voûte dans la compression des parties condylaires.

d. LA VOÛTE. La voûte peut ou non se conformer physiologiquement à la base, par sa fonction accommodatrice. On s'attendrait à trouver une voûte en flexion associée à une base en flexion. Toutefois, on peut observer la combinaison non physiologique d'une base en flexion avec une voûte en extension ou vice versa. La position de la base dépend de la manière dont la partie basilaire de l'occiput a glissé de l'entassement des masses latérales. La position qu'adopte la voûte dépend beaucoup de ce qui se passe le long de la suture lambdoïde. La plus grande partie du gauchissement a généralement lieu ici, qu'elle soit causée par la force directe sur l'écaille ou par l'influence des masses latérales.

1) Une pression étrangère peut abaisser le lambda, l'extrémité postérieure de la suture sagittale et l'angle supérieur de l'occiput. L'écaille subira parfois une circumduction antérieure avec compression bilatérale extrême des parties condylaires.

Les angles latéraux de l'occiput tendent à se déplacer antéro-latéralement, entraînant les angles mastoïdiens des pariétaux. Tout cela entraîne un vertex bas et une voûte en flexion.
Dans le cas opposé (voûte en extension), la convexité postérieure de l'occiput interpariétal a tendance à se réduire avec une ligne plus droite entre l'opisthion et le lambda. Le résultat est une élévation du lambda et des annexes. En outre, les angles latéraux de l'occiput tendent à se déplacer postéro-médianement, entraînant les angles mastoïdiens des pariétaux médianement pour augmenter la position d'extension de la voûte. Toutefois, la position relative des angles latéraux par rapport à l'angle supérieur ne peut déterminer le type de voûte indépendamment du gauchissement de la symphyse sphéno-basilaire et des parties condylaires.
2) Il faut se souvenir toutefois que les os du nouveau-né sont mous et malléables, avec des jonctions membranaires, pas d'« engrenages » et généralement une multitude de complications traumatiques qui rendent hasardeuse toute tentative de définition osseuse distincte. LE FACTEUR DÉTERMINANT EST LE FACTEUR MEMBRANAIRE. Le modèle de la voûte est grandement déterminé par les membranes de tension réciproque agissant du fulcrum de Sutherland.
Représentez-vous un mécanisme en tripode. Une jambe (ou faucille) s'étend vers l'angle supérieur de l'occiput et au-delà. Les deux autres s'étendent vers les deux angles latéraux et au-delà. Leur point de rencontre, le point d'appui, se déplace en fonction des demandes qu'il reçoit. Des pressions excessives de l'extérieur provoqueront un changement de la relation voûte-écaille, largement influencée par les tensions membranaires, de la même manière que la position de la partie basilaire dépend de sa compression entre les masses latérales. Chaque cas a ses propres lois et doit donc être étudié selon celles-ci. Si les pressions exercées *in utero* et dans la filière de naissance provoquent un déplacement du point d'appui vers la position de flexion, les « faucilles » entraîneront l'angle supérieur de l'occiput vers le bas et les angles latéraux antéro-latéralement. Un déplacement vers la position d'extension aura l'effet inverse. Il peut ou non y avoir une discordance voûte-base puisque le processus basilaire de l'occiput n'est pas immédiatement contrôlé par les membranes de tension réciproque et ne doit donc pas se conformer, mais peut se déplacer dans n'importe quelle direction lorsque les masses latérales se compriment.
3) Dans certains cas, la compression antéro-postérieure et l'écaille occipitale aplatie d'un côté s'accompagnent d'une grande aile antérieure, probablement induite par la même force. En résumé, tout le côté de la tête est tordu antérieurement et est en contraste avec l'autre côté où la grande aile est postérieure et il y a une compression médio-latérale des parties condylaires avec une position postérieure relative et une écaille bombée. Ce phénomène est connu sous le nom de DÉFORMATION EN PARALLÉLOGRAMME ou en quadrilatère.

C. LES TRAUMATISMES DE L'ENFANCE

Toutes les pathologies décrites dans les traumatismes de naissance peuvent se produire pendant l'enfance, mais dans une moindre mesure puisque l'ossification est plus avancée, même si les os sont encore très malléables et se compriment aisément. Un traumatisme à l'arrière de la tête peut emporter l'atlas vers l'avant avec l'occiput et rétrécir le canal vertébral, causant des perturbations de la moelle, des membranes cranio-sacrées et de tout le mécanisme.

D. LES TRAUMATISMES CHEZ L'ADULTE

La force peut s'appliquer directement sur la tête ou venir du bas par exemple en cas de chute sur les pieds ou les ischions. Plus l'ossification est avancée, moins les déformations osseuses réelles se produiront par contrainte tissulaire, particulièrement à la jonction des parties condylaires avec le processus basilaire et la partie pétreuse du temporal. L'altération des tensions membranaires provoque des symptômes graves.

III. Diagnostic des lésions

A. L'HISTOIRE

1. *IN UTERO*. Les jumeaux, les tumeurs, un bassin contracté, etc.
2. LA NAISSANCE. Présentation, type de travail, apparence et activité du bébé, etc. (voir chapitre X).
3. L'ENFANCE ET L'ÂGE ADULTE. Direction des forces, points de contact, etc.

B. LES SYMPTÔMES

Ils peuvent apparaître quelque temps après la naissance. Le rapprochement des parties condylaires peut approfondir le sillon de la partie basilaire et serrer la moelle qui y repose. La pathologie basilaire peut se manifester par l'engourdissement des extrémités, le blocage de la voie pyramidale, le désordre des centres physiologiques dans le plancher du quatrième ventricule, les lésions sphéno-basilaires exagérées, les anomalies du système nerveux autonome et endocrinien, l'implication du VIIIe au XIIe nerf crânien, les acouphènes, la surdité, les nausées, etc. En général, le mécanisme respiratoire primaire est bloqué, les membranes subissent une contrainte, la fluctuation du liquide céphalo-rachidien est altérée, le drainage veineux est retardé dans le passage des foramens jugulaires et il y a une grave discordance dans la formation crânienne.

C. OBSERVATION

1. LES CONTOURS. La compression accompagnée d'une flexion ou d'une extension marquée, la déformation en parallélogramme, la base en flexion et la voûte en extension ou inversement et les « rameaux courbés » qui ne font partie d'aucune classification.
2. LA POSITION TEMPORALE. La partie pétreuse accompagne toujours la partie basilaire de l'occiput. Si ce dernier est incliné d'un côté, le temporal sera en rotation interne et vice versa. On peut trouver des exceptions dans les traumatismes graves ou les lésions intra-osseuses lorsque l'écaille s'est ajustée à la position de la voûte par accommodation à la suture pétro-squameuse.

3. L'ÉCAILLE OCCIPITALE. Observez les zones aplaties ou arrondies et les angles à la jonction membrano-cartilagineuse et à la jonction condylo-squameuse.
4. LA VOÛTE. Observez le modelage comme les « cornes » pariétales et le modèle d'accommodation.

D. LA PALPATION DE POSITION

1. Vérifiez les découvertes d'observation.
2. La zone lambdoïdale et l'écaille occipitale seront plates et antérieures du côté de la compression antéro-postérieure.
3. L'opisthion se trouvera du côté de la compression médio-latérale.
4. Il y aura une tension des muscles cervicaux de ce côté.
5. La zone lambdoïdale et l'écaille occipitale seront pleines du côté de la compression médio-latérale si l'écaille fait une rotation sur son axe vertical. Si elle tourne sur son axe par l'inion, l'entassement contre le temporal se ressentira de ce côté.

E. LA PALPATION DE MOUVEMENT

1. La rigidité des parties condylaires résistant à toutes les tentatives d'expansion.
2. Pas de sensations référées au niveau du zygoma. Lorsque les condyles s'expansent librement avec le ressaut des parties condylaires, une sensation réflexe sera généralement perçue par le patient dans la peau qui recouvre le zygoma. Recherchez cette réaction sensorielle : sa présence ou son absence est généralement diacritique.
3. La répercussion marquée du liquide lorsqu'on le dirige vers la région lésée.
4. La position et la mobilité des temporaux qui sont particulièrement révélateurs pour l'évaluation de l'état de la sphéno-basilaire.

IV. Correction des lésions

Dans tout traitement, ÉVITEZ L'APPLICATION D'« UNE SÉRIE DE PROCÉDURES ». Le traitement doit consister essentiellement en l'expansion des condyles par la traction sur les membranes spinales à partir du sacrum pour stabiliser la partie basilaire, permettant la fluctuation du liquide et la traction des membranes crâniennes pour obtenir la correction.
LE TRAITEMENT DOIT SE FAIRE CORRECTEMENT pour éviter les réactions dues à la proximité des parties vitales comme les centres médullaires, les nerfs vagues et le fulcrum de Sutherland avec son influence sur la fluctuation du liquide. Le traitement incorrect peu provoquer la nervosité, les nausées, les acouphènes, les perturbations de l'équilibre ou des maux de tête, etc. Evitez toute application qui pourrait provoquer une traction soudaine sur les membranes. Restez en dessous du seuil de tolérance du patient. Laissez le liquide et les membranes faire le travail.
N'ESSAYEZ JAMAIS D'ATTEINDRE LA COMPRESSION CONDYLAIRE PAR LE NASO-PHARYNX. Une tension excessive des membranes de tension réciproque peut rompre la grande veine cérébrale.

A. LE NOUVEAU-NÉ ET L'ENFANT

Le rétablissement du mouvement libre des composants occipitaux dans leur enveloppe durale nécessite le toucher le plus délicat pour guider les parties en position de correction par les forces que la nature a placées là pour faire le travail : les membranes et le liquide. La coopération respiratoire induite par les pleurs aidera certainement le mouvement, mais le toucher sera si léger qu'il ne provoquera pas les pleurs. Les résultats seront plus lents si l'ossification des parties est en cours. Adaptez la technique au stade de développement.

1. LA DÉCOMPRESSION DES PARTIES CONDYLAIRES ou des masses latérales.

a. Placez l'index et le majeur d'une main en contact avec les extrémités postérieures des parties condylaires. Appliquez une légère séparation en V, dirigée vers la jonction condylaire avec le processus basilaire tout en les maintenant dans une direction postérieure pour garder la tension des membranes de la base. Le pouce et l'annulaire de la même main dirigent l'écaille vers la position normale.

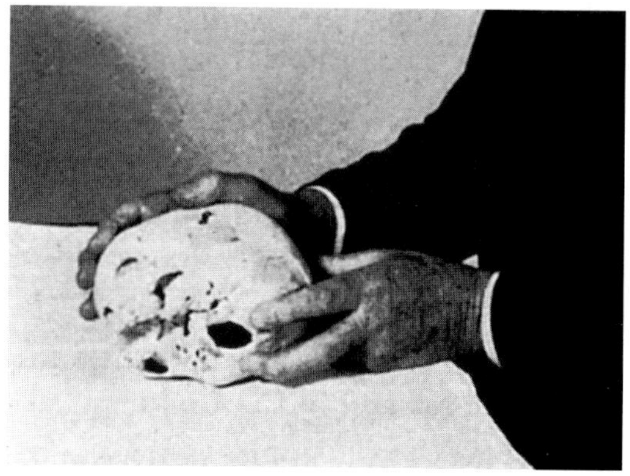

Fig. 68. Décompression des parties condylaires sur le crâne.

b. Placez le majeur de l'autre main le long de la suture métopique pour appliquer une circumduction aux attaches antérieures de la faux vers l'avant et vers le haut, additionnant ce mouvement à la tension membranaire de la base.

c. Dirigez le liquide vers la jonction condylo-basilaire avec la paume ou vers une jonction condylo-temporale si nécessaire. Un assistant maintiendra le sacrum pour stabiliser la partie basilaire.

d. Si le cas est rebelle ou trop grave, utilisez le premier ou le second traitement pour maintenir simplement le sacrum au point d'équilibre et laissez le bébé se tortiller, pleurer et tirer pour initier la correction. La libération de la résistance des parties indique un progrès.

2. LA ROTATION DE L'ÉCAILLE DE L'OCCIPUT.

La dérotation et le remodelage s'accomplissent aisément dans la plupart des cas durant la petite enfance.

a. CHEZ LE BÉBÉ, placez les index et les majeurs des deux mains en contact avec les pariétaux et les annulaires et auriculaires sur l'écaille occipitale. Les pouces sont entrecroisés et se chargent du délicat contrôle directionnel. Une séparation en V entre les pariétaux et l'occiput accroît la tension membranaire. L'écaille est tournée vers la position normale quelle qu'elle soit et l'opisthion est entraîné en arrière vers la ligne médiane. Un toucher très léger est impératif. Le liquide est dirigé par les index et par l'assistant à partir du sacrum.

b. CHEZ L'ENFANT, la procédure est essentiellement pareille. Dans l'illustration page suivante (Fig. 69), la suture lambdoïde se trouve entre l'index et le majeur. Les troisième, quatrième et cinquième doigts effectuent une rotation et un modelage de l'écaille. Le liquide est dirigé par les pouces et par un assistant à partir du sacrum vers la jonction condylo-squameuse.

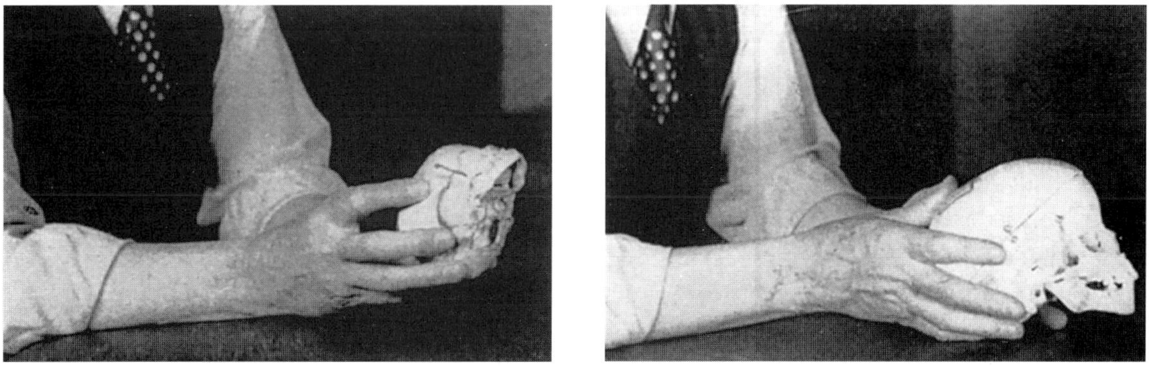

Fig. 69. Rotation de l'écaille occipitale chez le nouveau-né et l'enfant.

3. LE MODELAGE ET LA DÉCOMPRESSION DE L'ÉCAILLE OCCIPITALE

L'écaille s'ossifie à partir de quatre centres, deux dans l'interpariétal et deux dans le supra-occiput. Il y a un espace membranaire entre ces deux parties au stade de formation qui s'étend le long de la ligne médiane verticalement du lambda à l'opisthion et latéralement des angles latéraux à l'inion, qui persiste un moment sous la forme de deux fissures. Si des lésions intra-osseuses sont présentes dans cette région, modelez les parties vers la position d'équilibre et dirigez le liquide le long de l'espace membranaire concerné.

4. LE MODELAGE DU FORAMEN MAGNUM

Stabilisez la zone basilaire en demandant à un assistant de maintenir le sacrum pour tendre les membranes. Cela peut être accru par la séparation fronto-occipitale (tension à trois voies). Appliquez une séparation en V sur l'articulation condylo-temporale d'un côté. Détournez l'écaille occipitale, en entraînant l'opisthion vers la ligne médiane. Dirigez le liquide vers la région qui en a besoin : condylo-basilaire, condylo-temporale ou condylo-squameuse. Répétez la procédure de l'autre côté.

5. LE MODELAGE DANS LES CAS DE CRÂNE PLATYBASIQUE

Lorsque les parties condylaires sont poussées vers le haut dans le crâne en raison d'un travail précipité ou de l'utilisation d'ocytocine, la base est très aplatie (« base plate »). La tension à trois voies constitue le traitement idéal. On peut également opter pour la technique suivante, combinée à la coopération sacrée pour tendre le « lien central ».

6. L'EXPANSION DE LA BASE

Les index soulèvent délicatement les temporaux des processus jugulaires. Les majeurs guident les parties condylaires postéro-latéralement sauf contre-indication indiquée par la tension membranaire. La pulpe d'un auriculaire est placée sur l'autre sous l'inion pour soutenir la tête et modeler l'inion vers la glabelle. Les annulaires touchent l'écaille près de l'opisthion et effectuent une rotation dans n'importe quelle direction indiquée par la tension membranaire. Un assistant peut maintenir les frontaux légèrement en rotation interne ou le sacrum en flexion respiratoire.

B. L'ADULTE

1. LA DÉCOMPRESSION DES PARTIES CONDYLAIRES OU DES MASSES LATÉRALES

a. Posez l'arrière de la tête dans la paume de la main de l'opérateur et inclinez-la vers l'avant. Ce mouvement amène les parties condylaires à l'arrière dans une position plus accessible et fait rouler les condyles vers l'arrière de sorte que l'espace entre ceux-ci et les facettes articulaires de l'atlas s'agrandit.

b. L'index et le majeur de la même main suivent l'écaille de l'occiput vers l'avant et vers le centre de la ligne nucale inférieure juste à côté de la partie la plus épaisse des muscles occipitaux. Les doigts approchent l'arc postérieur de l'atlas et touchent les extrémités postérieures des parties condylaires. Ensuite, « en pensant » aux extrémités antérieures, appliquez une séparation en V pour séparer celles-ci en direction latérale à partir de la partie basilaire.

c. L'autre main dirige le liquide d'un point situé entre l'éminence frontale et une courte distance latérale au vertex. Maintenez la position pour permettre la correction par le liquide et les membranes. Après que la lésion a réagi au liquide, libérez lentement la séparation en V et corrigez l'occipito-atloïdienne (voir ci-dessous).

d. UNE MÉTHODE ALTERNATIVE à la séparation en V est l'utilisation de la pulpe des majeurs sur les extrémités postérieures des parties condylaires, en commençant les poignets bien écartés pour les rapprocher ensuite de sorte que les extrémités antérieures des parties condylaires se séparent. Pour visualiser cette action, placez deux règles de 15 cm sur la table devant vous, les extrémités distales ensemble et les extrémités proximales séparées. Appliquez la pulpe des majeurs, les poignets et les coudes bien séparés comme indiqué ci-dessus. Puis rapprochez-les et observez comment les extrémités distales des règles se séparent. Le reste de la technique est semblable.

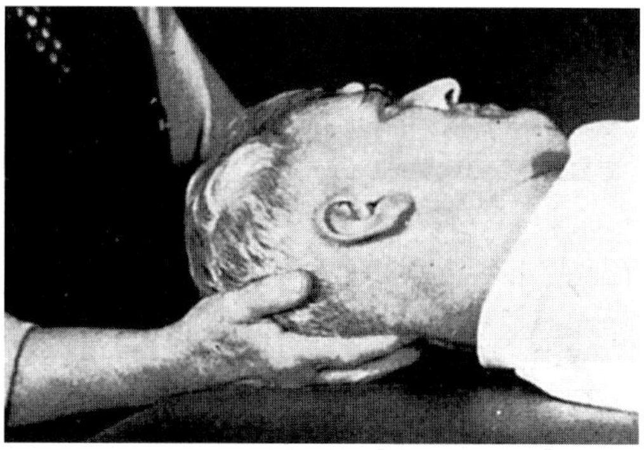

Fig. 70. Décompression des parties condylaires sur la tête.

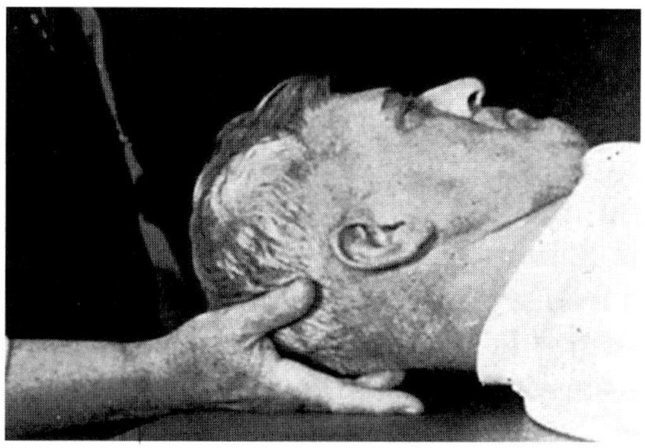

Fig. 71. Technique occipito-atloïdienne.

2. LA TECHNIQUE OCCIPITO-ATLOÏDIENNE

L'objectif de cette technique est de séparer les facettes de l'atlas des parties condylaires pour que ces dernières conservent la position correcte.

a. LE DIAGNOSTIC. Glissez la main sous l'arrière de la tête pour que le bout du majeur se trouve sur le tubercule postérieur de l'atlas. Maintenez-le vers l'avant

pendant que le patient incline la tête, faisant reculer les condyles et tendant les ligaments vers le point d'équilibre.
b. LA CORRECTION. Maintenez la position décrite ci-dessus. La flexion de la tête sur la nuque (et non la flexion de la nuque) entraîne les condyles en position de plus grande liberté dans les fossettes articulaires de l'atlas. Dirigez le liquide du vertex opposé ou utilisez la coopération respiratoire en demandant au patient d'inspirer profondément et de retenir sa respiration au maximum.
c. LES LÉSIONS OCCIPITO-ATLOÏDIENNES RÉCURRENTES peuvent être provoquées par la rotation de l'occiput avec le processus basilaire relevé d'un côté et abaissé de l'autre, les facettes de l'atlas étant emportées avec les condyles. La correction de la position de l'occiput ou des parties condylaires empêchera généralement la récurrence des lésions de l'atlas.

V. Les résultats marqués des lésions – Le « rameau courbé »

A. CHEZ LE NOUVEAU-NÉ

Lorsque la nature accommode la contrainte anormale provoquée par un traumatisme de naissance sur les membranes intracrâniennes et les éléments osseux du crâne, les distorsions sont inévitables. Le bébé normal les élimine en les « rejetant » par deux ou trois jours de pleurs. Dans de nombreux cas toutefois, les membranes de soutien sont contraintes ou affaiblies et les éléments osseux se bloquent sans laisser à la nature l'occasion de se rétablir.
Souvenez-vous que le sac dural et ses processus, comme la faux et la tente, fournissent le soutien principal des précurseurs cartilagineux et membranaires des os qui contiennent le cerveau de l'enfant. La faux et la tente servent de tendeur pour maintenir la tension et la relation normale parmi les éléments osseux. Si une fixation ou une contrainte est présente, la compensation doit se faire immanquablement. Si elle se fait tardivement, la tête du bébé semble normale au début, mais se déforme au cours des mois.
De plus, lorsque le sac dural est plié ou tendu au niveau des articulations, certains résultats sont inévitables et se reflètent dans le comportement de l'enfant, comme l'insomnie, l'irritabilité et des problèmes de croissance. La physiologie anormale est la suite logique de la structure anormale. Remarquez le développement chaotique de nombreux enfants, leur tendance à la maladie, leur incompatibilité sociale et physique et l'enchaînement des maladies qu'ils présentent au niveau des yeux, des oreilles, du nez et de la gorge ainsi que de tous les viscères alimentés par le cerveau. Les tendances allergiques, les syndromes vagaux et de nombreuses maladies chroniques sont attribuables à un mauvais départ.
La figure 72 montre l'écaille de l'os occipital qui s'est déplacée vers la gauche et a subi un modelage considérable. Une partie du déplacement vient de l'extrémité postérieure de la partie condylaire droite qui provoque une rotation de l'écaille de l'occiput sur un axe vertical. En se déplaçant de cette manière, l'écaille occipitale chevauche le pariétal gauche. L'opisthion et l'inion se trouvent à gauche et l'angle latéral de l'occiput est postérieur de ce côté. Le pariétal droit est aplati. La compression antéro-postérieure est à droite et la pression médio-latérale contre le temporal est à gauche. Le long axe du foramen magnum est oblique. Les ailes du vomer sont visibles à gauche de la ligne médiane. En vue interne de la même tête, la figure 73 indique les contours de la même base en indiquant le foramen magnum et

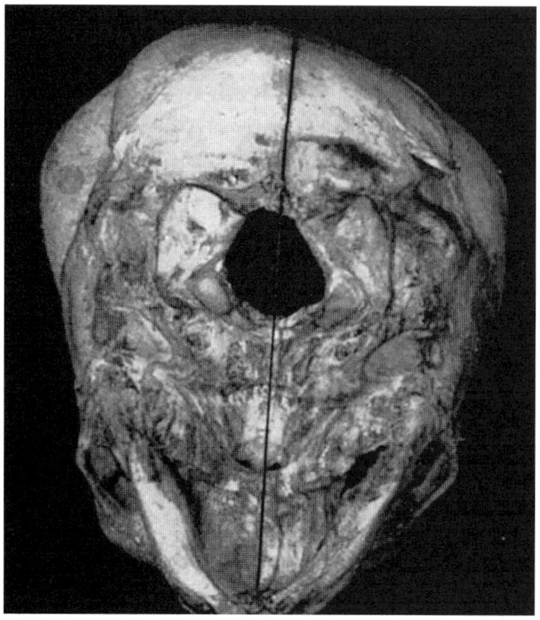

Fig. 72. Base crânienne d'un « rameau courbé ».

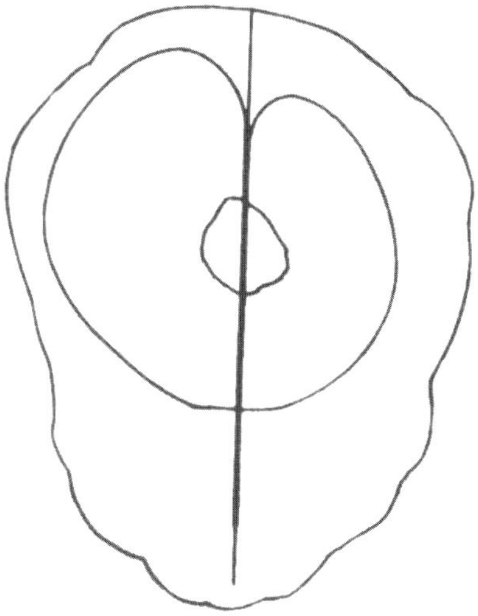

Fig. 73. Distorsion des membranes.

la ligne médiane. La position de la faux est parallèle à la ligne médiane, comme l'indique la ligne plus épaisse. De cette ligne partent les bords libres des deux « faucilles » de la tente des deux côtés, pour se rejoindre à l'avant aux pôles d'attache inférieurs antérieurs. Observez en particulier la distorsion de ces « faucilles » par rapport au contour général de la tête et à la position de l'occiput. La visualisation de ces rapports est essentielle pour déterminer les mesures correctives à appliquer et pour les mener à bien.

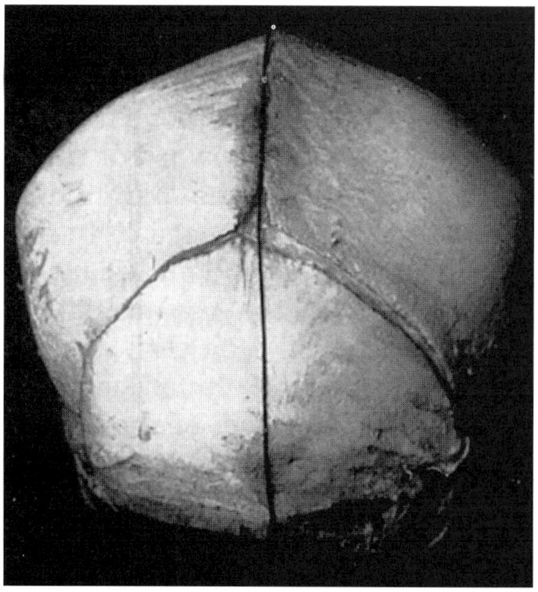

Fig. 74. Vue postérieure d'un « rameau courbé ».

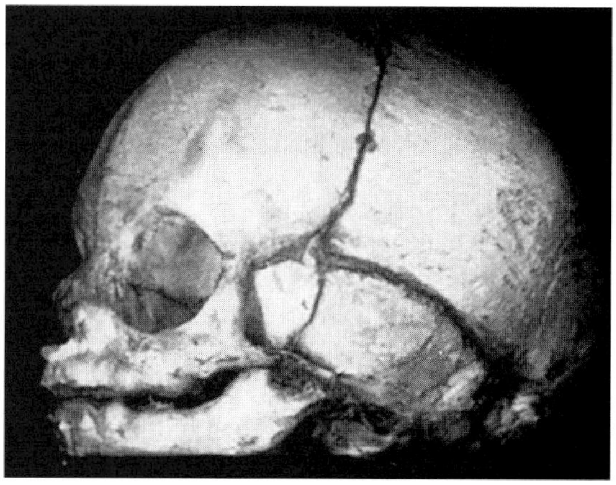

Fig. 75. Vue latérale gauche de la même tête.

En vue postérieure, observez la séparation de la suture lambdoïde à droite et le chevauchement à gauche. Le lambda et l'inion sont déplacés vers la gauche. Le supra-occiput est bas à droite. Le pariétal droit chevauche le gauche le long de la suture sagittale et l'écaille du temporal gauche chevauche le pariétal gauche, ce qui explique la tendance vers une formation de « corne » à gauche avec une forte restriction de la périphérie du pariétal.

En vue latérale gauche, observez encore le chevauchement de l'écaille du temporal et du frontal sur le pariétal. La relation normale au ptérion est absente puisque l'ordre des os de l'intérieur vers l'extérieur est le pariétal, le temporal, le sphénoïde et le frontal. La voûte est en extension.

En ce qui concerne l'aspect antérieur, l'écaille du temporal gauche et le pariétal droit chevauchent le pariétal gauche. Le diamètre vertical est moindre à gauche. La grande aile est haute de ce côté. Notez la suture métopique, le septum dévié, le tubercule mentonnier à gauche et la rotation extérieur gauche du zygoma.

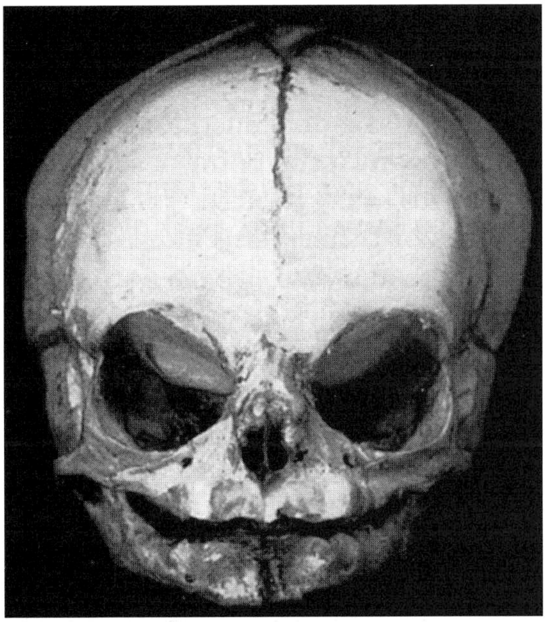

Fig. 76. Vue antérieure.

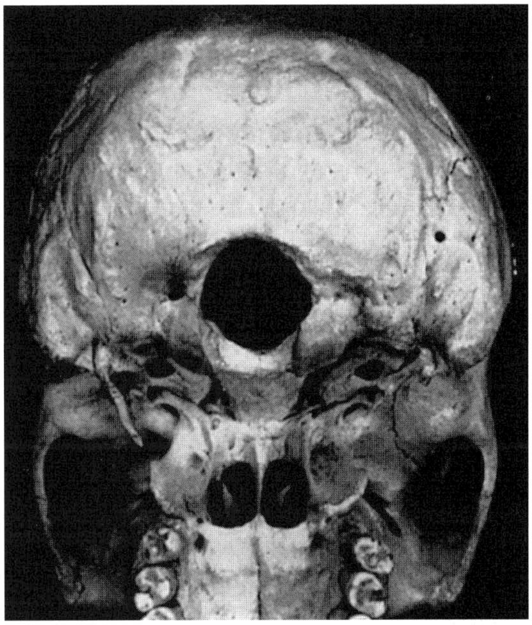

Fig. 77. Base crânienne de l'adulte montrant une distorsion similaire.

B. CHEZ L'ADULTE

On observe le même type de déformation, mais à un degré moins avancé. Notez le lambdoïde droit aplati, la saillie de l'éminence pariétale gauche et l'axe oblique du foramen magnum. Le vomer est également à gauche. Tout cela dépend de la relation des composants et de leur type de mouvement lors de la croissance, quand les surfaces articulaires se développent. Une accommodation considérable peut avoir lieu comme l'indiquent les sutures larges d'un côté (comme la pariéto-squameuse) et étroites de l'autre. Si on pousse le phénomène à l'extrême, on peut même observer une inversion des biseaux.

ANNEXES

« L'ostéopathie crânienne n'est pas un remède miracle mais une autre méthode ostéopathique découverte par le Dr Sutherland et développée par une école qui a toujours placé l'accent sur la normalisation des structures corporelles en vue de restaurer et de maintenir la santé. »

Reginald Platt, D.O.

LECTURE COLLATÉRALE

SUTHERLAND — *The Cranial Bowl* (Réimprimé par l'Osteopathic Cranial Association). Le traité original d'ostéopathie crânienne.
Philosophy of Osteopathy and its Application by the Cranial Concept. (Impression privée par le Dr Sutherland). Transcription d'un cours.

LIPPINCOTT — *A Manual of Cranial Technique* (Imprimé par l'Academy of Applied Osteopathy). Le premier manuel destiné à l'enseignement.
Compression of the Condylar Parts of the Occiput (Impression privée par le Dr Sutherland). Une autre aide à l'enseignement traitant des lésions intracrâniennes de l'occiput.

KIMBERLY — *Outline of the Cranial Concept* (Impression privée en plusieurs éditions par le Dr Kimberly). Un manuel d'enseignement à l'usage du licencié ou de l'étudiant au Des Moines Still College of Osteopathy and Surgery.
Cranial Osteopathy and Its Application (Impression privée par le Dr Kimberly). Transcription d'un cours.

NOMBREUX AUTEURS — *Journal of the Osteopathic Cranial Association* (Imprimé pour les membres). Premiers exemplaires 1948-1949.
Journal of the American Osteopathic Association (Imprimé à l'usage des membres). Articles sur l'ostéopathie crânienne.

BROCK — *Injuries of Skull, Brain and Spinal Cord* (Williams and Wilkins). Le chapitre concernant les lésions cérébrales de naissance par Alpers couvre la classification, l'étiologie, la pathologie, les séquelles, etc. avec un accent particulier sur les hémorragies.

BRUNNER — *Intracranial Complications of Eye, Ear, Nose and Throat Infections* (*Year Book*). De nombreux détails sur la dure-mère.

BENDA — *Mongolism and Cretinism* (Grune and Stratton). Une discussion complète des manifestations cliniques et de la pathologie générale.

DAVIDOFF — *The Normal Encephalogram* (Lea and Febiger). L'anatomie du cerveau vivant et de ses enveloppes. Diagnostic des maladies.

STRAUSS — *The Brain-Injured Child* (Grune and Stratton). Des informations précieuses sur les aberrations intellectuelles et personnelles dues au traumatisme.

PHELPS — *Cerebral Palsy* (Cerebral Palsy Society of the New York City). Transcription d'un cours.

MERRITT — *The Cerebrospinal Fluid* (Saunders). Une étude complète d'un sujet controversé.

FORD — *Diseases of the Nervous System in Infancy, Childhood and Adolescence* (Chas. C. Thomas).
Neurological Problems of Infants and Childrens (Chas. C. Thomas).
Des ouvrages excellents pour une étude détaillée.

JOHNSON — *Speech Problems of Children* (Grune and Stratton). Un ouvrage pratique pour les parents, professeurs et médecins.

KRUSEN *Physical Medicine and Rehabilitation* (*Year Book*). Comprend le traitement de l'infirmité motrice cérébrale.

SMITH *The Physiology of the New Born Infant* (Chas. C. Thomas). Excellent pour la distinction du normal et de l'anormal.

GRATKE *Help Them Help Themselves* (Texas Society for Crippled Children). L'histoire vraie d'une mère ; une aide réelle.

GESELL *Developmental Diagnosis* (Harper). Discussion du normal et de l'anormal.

MCDONALD *Correlative Neuroanatomy* (University Medical Publishers). Un manuel concis rempli d'informations utiles.

Bulletin of the National Society for Crippled Children and Adults (11 So. LaSalle St., Chicago). Informations, annonces, conventions, etc.

The Crippled Child. Magazine officiel de la National Society for Crippled Children and Adults (Même éditeur). Services et techniques utiles.

FICHE DE RAPPORT
Formulaire de diagnostic conseillé

Patient ....
Examinateur ....
Date ....

I. OBSERVATION

Indiquez « D », « G » ou cochez la position (✓)

Frontaux
- Rot. Ext. ....
- Rot. Int. ....

Orbites
- Larges ....
- Etroites ....

Bulbes des yeux
- Proéminents .
- En retrait ......

Zygomas
- Rot. Ext. ....
- Rot. Int. ....

Maxillaires
- Rot. Ext. ....
- Rot. Int. ....

→ Sphénoïde
- Flexion ....
- Extension ....
- Haut ....
- Bas ....
- à D ....
- à G ....

Temporaux
- Rot. Ext. ....
- Rot. Int. ....

→ Occiput
- Flexion ....
- Extension ....
- Haut ....
- Bas ....

→ Symphyse sphéno-basilaire
- Flexion ....
- Extension ....
- Torsion ....
  - G.A. haute D ....
  - G.A. haute G ....
- Inclinaison lat.-rot. ....
  - Convexité D ....
  - Convexité G ....
- Contrainte verticale ......
  - Sphénoïde haut ....
  - Sphénoïde bas ....
- Contrainte latérale ....
  - Sphénoïde D ....
  - Sphénoïde G ....

Zones de traumatisme ....

II. PALPATION

Fluctuation du liquide céphalo-rachidien

Vitesse ....

Direction ....

Frontaux
- Rot. Ext. ....
- Rot. Int. ....

Orbites
- Larges ....
- Etroites ....

Bulbes des yeux
- Proéminents ..
- En retrait ....

Zygomas
- Rot. Ext. ....
- Rot. Int. ....

Maxillaires
- Rot. Ext. ....
- Rot. Int. ....

Temporaux
- Rot. Ext. ....
- Rot. Int. ....

Sphénoïde
- Flexion ....
- Extension ....
- Haut ....
- Bas ....
- à D ....
- à G ....

Voûte
- Flexion ....
- Extension ....

Contours Latéraux
- Concave ....
- Convexe ....
- Egal ....

Occiput
- Flexion ....
- Extension ....
- Haut ....
- Bas ....

Symphyse sphéno-basilaire
- Flexion ....
- Extension ....
- Torsion ....
  - G. A. haute D ....
  - G. A. haute G ....
- Inclinaison lat.-rot. ....
  - Convexité D ....
  - Convexité G ....
- Contrainte verticale ......
  - Sphénoïde haut ....
  - Sphénoïde bas ....
- Contrainte latérale ....
  - Sphénoïde D ....
  - Sphénoïde G ....

Parties condylaires

Suture lambdoïde
- Proéminente ....
- Plate ....

Opisthion
- à D ....
- à G ....

Angle squamo-condylaire
- Augmenté ....
- Réduit ....

Compression
- Antéro-postérieure ....
- Médio-latérale ....

Angle latéral
- Antérieur ....
- Postérieur ....

Zones de traumatisme ....

III. MOUVEMENT

Cochez les positions ou enregistrez les degrés de mouvement comme suit :
Moins (-) Pas de mouvement ou fixation.
Un plus (+) Mouvement limité.
Deux plus (++) Mouvement modérément libre.
Trois plus (+++) Mouvement libre ou normal.

Symphyse sphéno-basilaire
- Flexion .... Extension ....
- Torsion avec la grande aile haute à D .... à G ....
- Inclinaison latérale-rotation avec convexité à D .... à G ....
- Contrainte verticale avec le sphénoïde haut .... bas ....
- Contrainte latérale avec le sphénoïde à D .... à G ....
- Compression avec peu ou pas de mouvement ....

Occiput
- Angle squamo-condylaire
  - Augmenté ....
  - Réduit ....
- Compression des parties condylaires
  - Antéro-postérieure sur ....
  - Médio-latérale sur ....
- Opisthion
  - à D ....
  - à G ....
- Angles latéraux
  - Ant. sur ....
  - Post. sur ....

Temporal
- Rotation externe D .... G ....
- Rotation interne D .... G ....
- Pétro-basilaire D .... G ....
- Pétro-jugulaire D .... G ....
- Occipito-mastoïdienne D .... G ....
- Pariéto-mastoïdienne D .... G ....
- Pariéto-squameuse D .... G ....
- Sphéno-squameuse D .... G ....

Pariétal
- Rotation externe D .... G ....
- Rotation interne D .... G ....
- Pariéto-sphénoïdale D .... G ....
- Coronale D .... G ....
- Sagittale D .... G ....
- Lambdoïdale D .... G ....

Frontal
- Rotation externe D .... G ....
- Rotation interne D .... G ....
- Fronto-sphénoïdale D .... G ....
- Petite aile D .... G ....
- Incisure ethmoïdale D .... G ....
- Fronto-maxillaire D .... G ....

Zygoma
- Rotation externe D .... G ....
- Rotation interne D .... G ....
- Zygomatico-frontale D .... G ....
- Zygomatico-maxillaire D .... G ....
- Zygomatico-sphénoïdale D .... G ....
- Zygomatico-temporale D .... G ....

Maxillaire Rotation externe D .... G .... Rotation interne D .... G ....

Palatin Rotation externe D .... G .... Rotation interne D .... G ....
Ptérygo-palatinne D .... G .... Maxillo-palatinne D .... G ....

Vomer Flexion .... Extension .... Voméro-sphénoïdale .... Voméro-maxillaire ....

Autres découvertes, synthèse du diagnostic, programme de traitement.

RAPPORT D'EXAMEN CONSEILLÉ
Enfants et nouveau-nés

Nom .... Date .... N° de dossier ....
Adresse .... Age .... Sexe ....

Nom de la mère .... Référé par : ....
Age .... Race .... Maladies ....
Nombre et types de grossesses ....
Fausses couches .... Mortinatalité .... Vivant .... Mort ....
Maladies et complications de cette grossesse ....
Histoire de ce travail ....

Enfant : Poids à la naissance .... Poids actuel ....
Apparence et actions à la naissance ....
Pleurs anormaux .... Asphyxie ....
Alimentation anormale, vomissements, etc. ....
Activité musculaire anormale ....

Plaintes principales, histoire du problème, durée, développements ultérieurs, etc.

Croissance et développement, respect du programme normal de croissance (voir chapitre X), alimentation, élimination, comportement, tonus musculaire, mentalité.

Maladies, opérations, traumatismes.

Examen crânien. Type .... Contours ....
Mesures : Circonférence ....
Inion-glabelle ....
Opisthion-bregma ....
Fontanelles : Antérieures .... Postérieures ....
Sphénoïdales D .... G ....
Mastoïdiennes D .... G ....

Lignes de suture :
- Libres ou modelées ....
- Sagittale ....
- Métopique ....
- Coronale ....
- Lambdoïde ....
- Squameuse ....
- Autres ....

Occiput :
- Ecaille ....
- Processus basilaire ....
- Parties condylaires ....
  - D ....
  - G ....
- Condylo-atloïdienne ....

Sphéno-basilaire ....
- Corps du sphénoïde et petites ailes ....
- Grande aile
  - D ....
  - G ....

Temporaux :
- Partie pétreuse
  - D ....
  - G ....
- Ecaille
  - D ....
  - G ....

Pariétaux :
- D ....
- G ....

Frontaux :
- D ....
- G ....

Ethmoïde :

Zygomas :
- D ....
- G ....

Maxillaires :
- D ....
- G ....

Palatins :
- D ....
- G ....

Orbites : .... Nez : ....

Colonne et sacrum :

Système appendiculaire :

Viscères :

Remarques, synthèse, ébauche de traitement, progrès.

RAPPORT D'EXAMEN CONSEILLÉ
Adultes

Nom .... Date .... N° de dossier ....
Adresse .... Age .... Sexe ....
Poids .... Taille .... Référé par : ....

Plaintes principales, histoire du problème, durée, développements ultérieurs, etc.

Histoire significative, prénatale, natale, enfance, maladies, opérations, traumatismes, traitement, etc.

Examen crânien. Type .... Contours ....
Observation et palpation
Sphéno-basilaire : Flexion .... extension ....
Torsion avec G A haute à D .... G ....
ILR avec convexité à D .... G ....
Contrainte verticale, sphénoïde haut .... bas ....
Contrainte latérale, sphénoïde à D .... G ....
Compression ....
Positions non physiologiques ....
Vitesse de fluctuation du liquide céphalo-rachidien .... direction ....
Mouvement :
sphéno-basilaire : Flexion .... extension ....
Torsion avec G A haute à D .... G ....
ILR avec convexité à D .... G ....
Contrainte verticale, sphénoïde haut .... bas ....
Contrainte latérale, sphénoïde à D .... G ....
Compression ....
Occiput ....
Sphénoïde ....
Temporaux ....
Pariétaux ....
Frontaux ....
Zygomas ....
Maxillaires ....
Palatins ....
Ethmoïde ....
Vomer ....
Mandibule ....
Autres ....

Colonne et sacrum, système appendiculaire, viscères, etc.

Remarques, synthèse, ébauche de traitement, progrès, etc.

GROUPES D'ÉTUDE CRÂNIENNE

Tous les praticiens ostéopathes qui ont suivi des cours d'ostéopathie crânienne peuvent former un groupe local d'étude à deux ou plus, élire un président, nommer des comités et tenir des réunions pour approfondir leurs connaissances du concept crânien. Les réunions doivent se tenir au moins une fois par mois et un rapport de chacune sera envoyé au président du Groupe d'étude de l'Osteopathic Cranial Association.

Tous les nouveaux certifiés d'un *post graduate* en ostéopathie sont invités à s'y joindre. Organisez un plan d'études de sorte que chaque membre du groupe puisse faire progresser ses connaissances. Chaque réunion doit comprendre des exercices techniques et un cours ou un questionnaire. Différents membres peuvent préparer les exposés qui seront suivis de discussions.

Les praticiens qui n'ont pas suivi de cours dans le domaine pourront être invités une seule fois en vue de les encourager à entamer des cours de *post graduate*.

Les sujets à aborder dans le groupe d'étude s'imposeront d'eux-mêmes. Ils peuvent comprendre les principaux thèmes de cet ouvrage ou les divergences des champs de connaissance suggérées en annexe dans les Lectures collatérales. Ils devraient comprendre la liste suggérée par le Dr T. F. Schooley, président du Groupe d'étude en 1949-1950 : l'anatomie et l'embryologie des os crâniens et du système nerveux central ; les mécanismes cranio-sacrés ; les techniques d'évaluation de la mobilité crânienne et de correction des lésions crâniennes ; le liquide céphalo-rachidien dans toutes ses phases ; les maladies du système nerveux central ; les ganglions ptérygo-palatin et trigéminé ainsi que les yeux, les oreilles, le nez et la gorge, etc.

Même si l'utilisation de la technique respiratoire sur d'autres parties du corps peut être étudiée dans le même groupe, il est conseillé si possible de former une organisation séparée comme une branche locale de l'Academy of Applied Osteopathy à cet effet.

Ce n'est que par une application intense et une étude continue que l'individu pourra espérer atteindre le sens nécessaire à la réussite de l'application des principes établis par le Dr Sutherland. Citons encore : « Une connaissance limitée est dangereuse. Immergez-vous... »

RADIODIAGNOSTIC

I. UN DIAGNOSTIC RADIOGRAPHIQUE EST ESSENTIEL DANS TOUS LES CAS DE TRAUMATISME GRAVE, tant d'un point de vue diagnostic que médico-légal. Tant que le contraire n'est pas prouvé, une blessure crânienne doit être considérée comme grave. Les fractures surviennent généralement au niveau des foramens, des sutures ou des fines lames osseuses sur le plancher des fosses crâniennes, notamment la lame orbitaire du frontal, les petites ailes, la zone sphéno-squameuse et le supra-occiput.

II. LES TUMEURS apparaissent dans les régions suivantes, par ordre de fréquence : la selle turcique, les parties pétreuses, le canal optique de la petite aile, le foramen épineux de la grande aile, le foramen ovale, le foramen rond.

III. POUR OBTENIR DE BONNES IMAGES, LES SPÉCIFICATIONS comprennent un kilovoltage suffisamment élevé pour pénétrer toutes les structures ; un diaphragme mobile (*Potter-Bucki*), au rapport de grille le plus élevé possible ; un tube dont le point focal est le plus petit possible ; un écran au grain minimum ; une distance de film anode raisonnablement longue ; un milliampérage élevé et une exposition courte ; le patient de préférence en position assise, mais maintenu en immobilisation complète par des bandes. Si l'on n'a pas la garantie que la tête soit remise exactement dans la même position pour l'exposition suivante visant à démontrer la correction crânienne, les conclusions seront discutables à juste titre.

IV. PROJECTIONS ET TECHNIQUE

A. JUSQU'À L'ÂGE DE CINQ ANS

1. SOUS-MENTAL-VERTEX. Cette technique montre assez clairement la base crânienne. Elle se prend à 15° de la verticale.
Distance : 1 m.
100 milliampères.
Une demi-seconde.
Le tube incliné à un angle de 20° vers la tête.
64 kilovolts.

2. LATÉRALE pour le plan de la base. Prise à travers l'éminence articulaire du temporal. Une projection supéro-latérale droite et gauche peut s'avérer nécessaire pour l'étude stéréoradiographique.
Distance : 1 m.
100 milliampères.
Une demi-seconde.
52 kilovolts.

B. APRÈS CINQ ANS

1. Le stéréogramme ANTÉRO-POSTÉRIEUR, centré à 2,5 cm sous le nasion.
Distance : 1 m.
100 milliampères.
2 secondes.
64 kilovolts.

2. LATÉRAL.
Distance : 1 m.
100 milliampères.
2 secondes.
52 kilovolts.

V. INTERPRÉTATION DES FILMS

A. SOUS-MENTAL-VERTEX. Observez les régions suivantes à la base crânienne :

1. LA SYMPHYSE SPHÉNO-BASILAIRE. Notez la continuité, ou son absence, dans la ligne antéro-postérieure qui coupe le septum nasal en deux, le rostrum du sphénoïde, la ligne médiane du processus basilaire (basion), le foramen magnum et le supra-occiput.
2. LA PÉTRO-BASILAIRE, en comparant les deux côtés.
3. LE FORAMEN JUGULAIRE, en observant la déviation de l'axe, etc.
4. LES PARTIES CONDYLAIRES. Notez la jonction du processus basilaire avec les masses latérales. Une ombre plus large signifie une séparation. Cherchez le déplacement des condyles antérieurement, latéralement ou postérieurement. Considérez la position de l'inion, du basion et de l'opisthion. Différenciez l'arc de l'atlas à partir du bord postérieur du foramen magnum sauf si celui-ci semble rétréci.
5. Comparez les angles des TEMPORAUX.
6. Cherchez le déplacement éventuel des FRONTAUX.
7. Observez le CONTOUR général du crâne pour la déformation en parallélogramme, etc.

B. Les vues LATÉRALES peuvent révéler :

1. La position du SPHÉNOÏDE comme indiquée par la selle turcique. Une perpendiculaire érigée dans la fosse hypophysaire se projettera vers le bregma chez l'adulte normal et vers le lambda chez le nouveau-né normal. Au cours de l'enfance, elle se trouve entre les deux, devenant verticale à 12 ou 15 mois. Lorsqu'elle est pathologique, elle s'accompagnera de signes cliniques graves.
2. Les désordres de la SYMPHYSE SPHÉNO-BASILAIRE comme la flexion ou l'extension, etc. Ils se distinguent difficilement chez l'adulte à cause du chevauchement de l'apex pétreux et des fosses mandibulaires.
3. Les lésions du processus BASILAIRE de l'occiput. La protubérance occipitale interne peut être retirée vers l'intérieur par une tension excessive sur la tente (notez le sillon au point d'insertion). Les angles du processus basilaire avec les masses latérales ou des masses latérales avec l'écaille (la « charnière ») peuvent être altérés. Notez l'aplatissement ou les angles des deux parties de l'écaille de l'occiput.
4. Les sutures et les fontanelles de la VOÛTE qui peuvent présenter une anomalie.

C. Le stéréogramme ANTÉRO-POSTÉRIEUR révélera :

1. Le bord inférieur de L'OCCIPUT.
2. La relation de la pointe mastoïdienne à la mandibule, indiquant une rotation interne ou externe du TEMPORAL.
3. Le bord supérieur de l'APEX PÉTREUX qui s'abaissera en rotation externe.
4. L'ETHMOÏDE ET LA PETITE AILE du sphénoïde qui s'inclinent en torsion ou en inclinaison latérale-rotation.
5. La position des GRANDES AILES.
6. La taille relative des FISSURES SPHÉNOÏDALES.
7. Le niveau des processus orbitaires du FRONTAL.
8. Les SINUS du frontal et de l'ethmoïde.
9. Les contours des ORBITES.
10. Les contours de la VOÛTE, en notant les cornes pariétales, etc.

PHOTOGRAPHIES DE DISSECTION

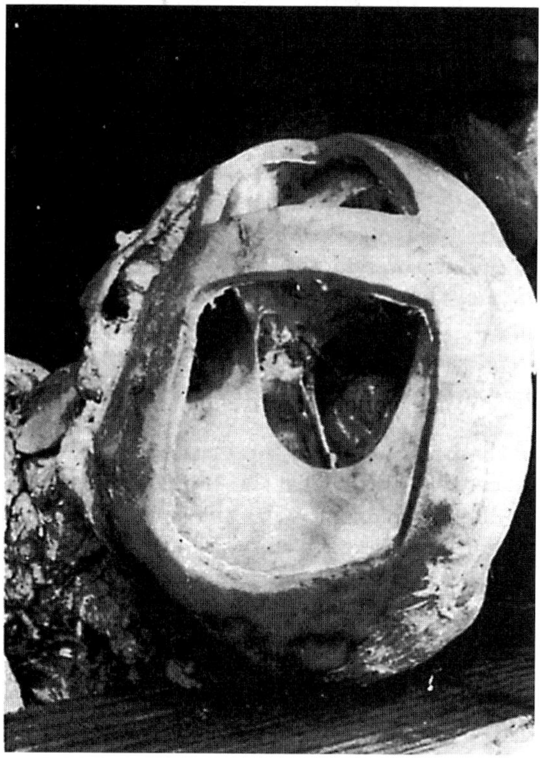

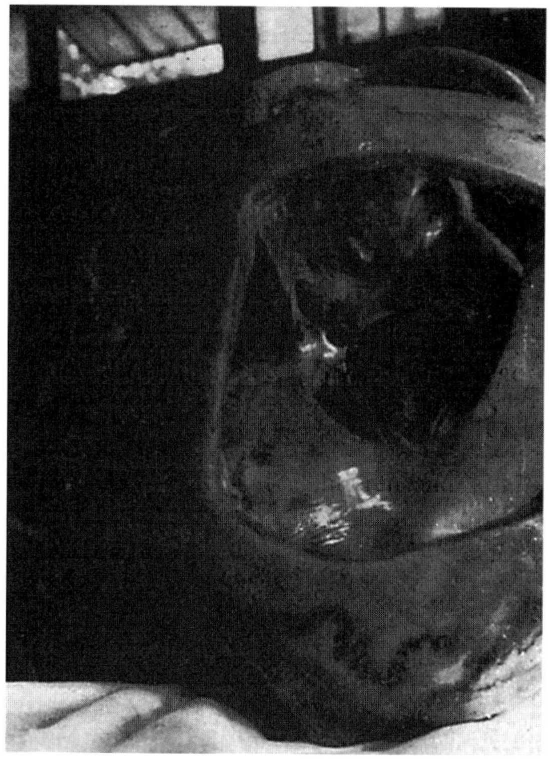

Fig. 78-79. Membranes crâniennes. Incisure de la tente. Bords libres et attachés de la tente. Jonction de la faux et de la tente au fulcrum de Sutherland. Bord libre de la faux. Notez l'attache des prolongements antérieurs de la tente aux petites ailes du sphénoïde de chaque côté de la selle turcique.

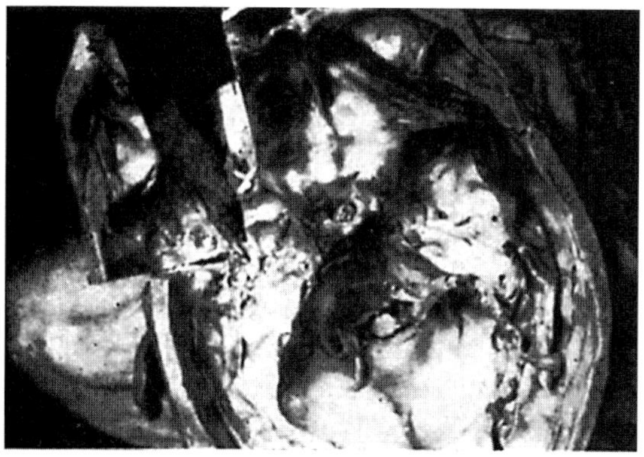

Fig. 80. Hypophyse cérébrale *in situ* (selle turcique). Le diaphragme de la selle a été enlevé. Notez le pôle d'attache antérieur supérieur (faux) sur la crista galli et postérieurement le long de la médiane de la lame criblée.

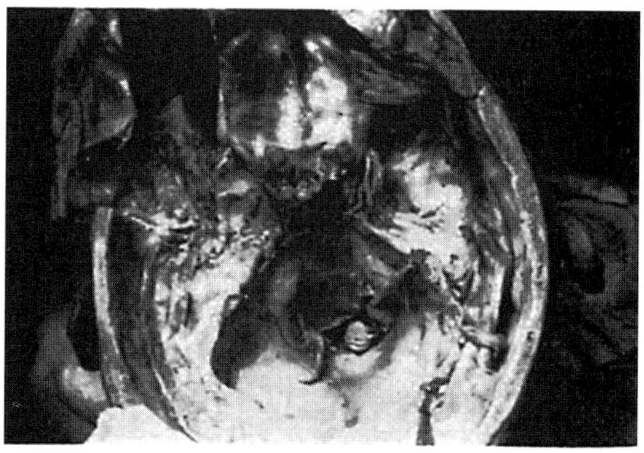

Fig. 81. Même vue, la dure-mère recouvrant le sinus caverneux droit que l'on a retiré pour montrer l'artère carotide et le IIIe, IVe et VIe nerfs crâniens qui se prolongent à travers le corps du sinus.

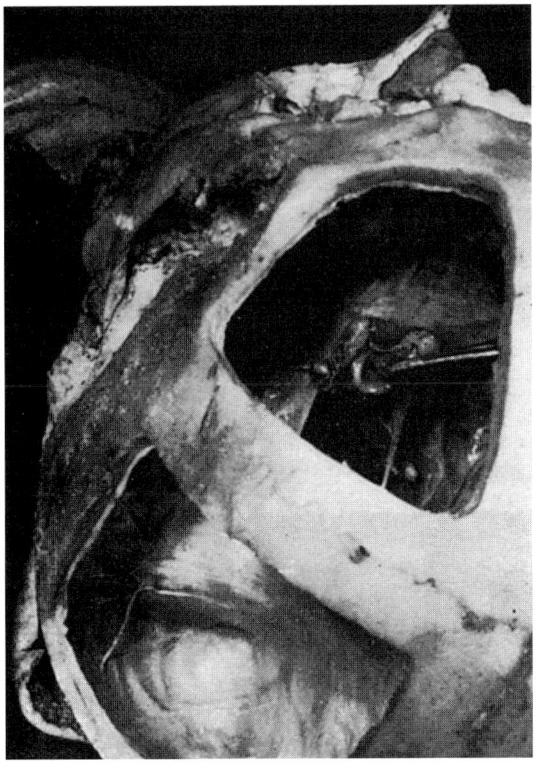

Fig. 82. Une pince hémostatique maintient l'infundibulum au-dessus de la selle turcique et du diaphragme de la selle. Notez le chiasme optique antérieurement, les bords libres et les prolongements antérieurs de la tente de chaque côté.

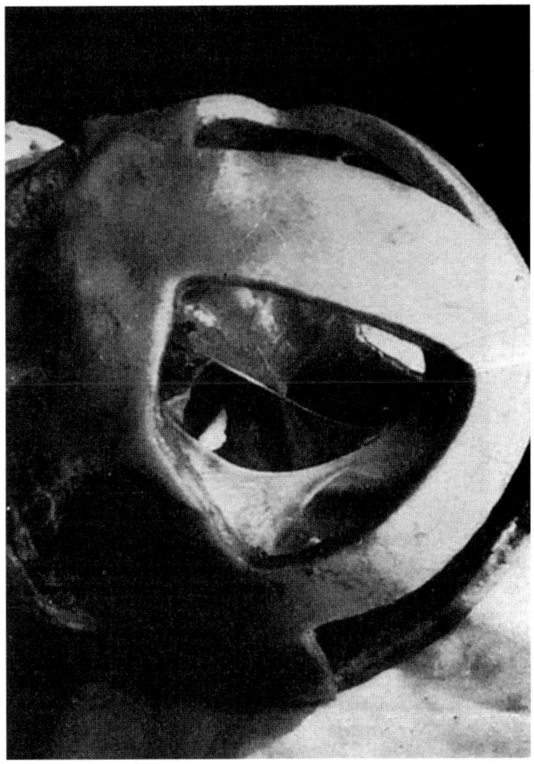

Fig. 83. Vue antéro-latérale de la faux et de la tente qui se rejoignent au fulcrum de Sutherland. La grande veine cérébrale entre dans le sinus droit. Notez le bord libre de la faux supérieurement.

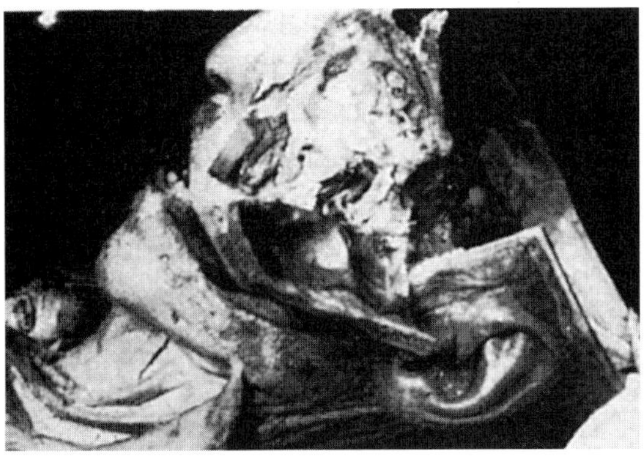

Fig. 84. Fosse ptérygo-palatine traversée par la seconde division (maxillaire) du Ve nerf crânien auquel est suspendu le ganglion ptérygo-palatin.

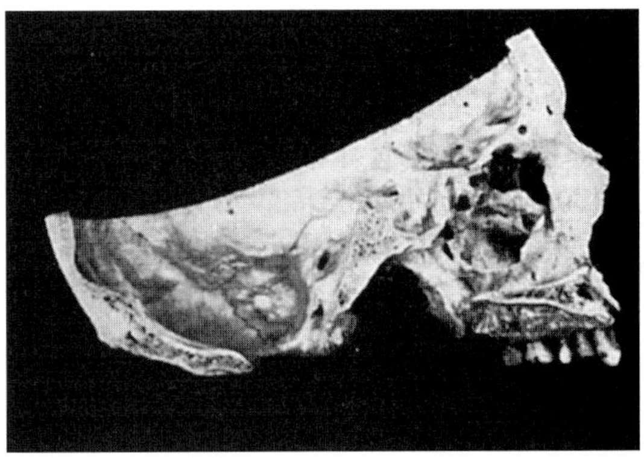

Fig. 85. Section sagittale de la base crânienne. Notez l'inclinaison de la synchondrose sphéno-basilaire. Le plan de la symphyse serait approximativement à angle droit avec sa surface supérieure (clivus).

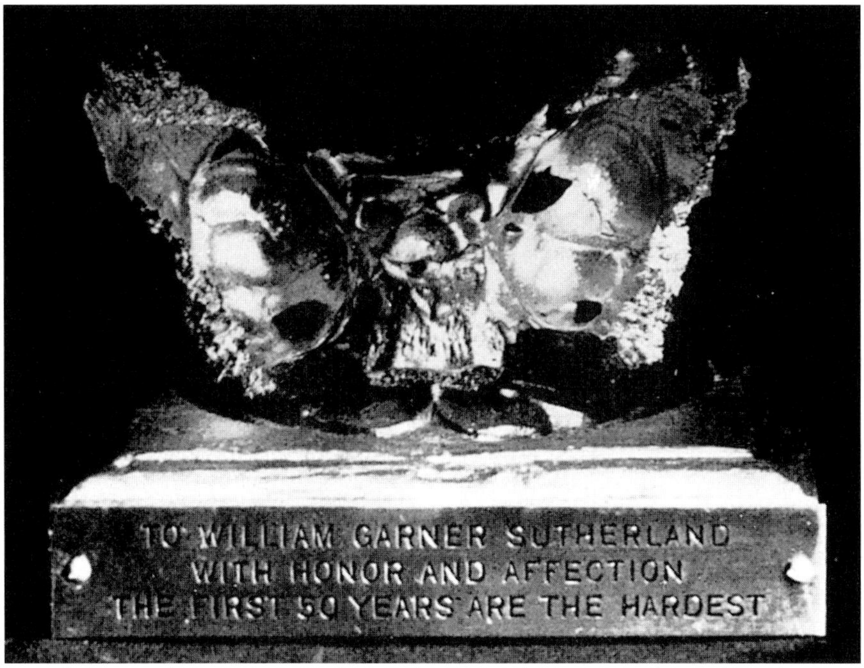

Fig. 86. L'« arche de l'engagement » crânien. Médaillon de bois de North Hall à Kirksville, Missouri (voir préface). Os sphénoïde « biseauté comme les ouïes d'un poisson et indiquant la mobilité articulaire nécessaire au mécanisme respiratoire ». Présenté à la Convention de l'« Osteopathic Cranial Association » le 5 juillet 1950.

L'esprit humain ne comprendra jamais complètement les possibilités du concept ostéopathique. Le Dr Still s'est rendu compte qu'il avait laissé beaucoup de travail à accomplir. Son défi de « continuer à creuser » n'a été relevé que par quelques-uns. La plupart d'entre nous se sont contentés de suivre. Lorsque le dernier grand tableau sera peint, on réalisera clairement qu'une contribution monumentale dans le développement de la pensée de l'école ostéopathique et l'amélioration des maladies et des souffrances humaines a été permise grâce à William Garner Sutherland à travers son exploration et sa découverte du champ crânien en ostéopathie. Comme l'a dit Bancroft, chaque génération rassemble les descendants impérissables du passé et y ajoute de nouveaux enfants de lumière, rayonnant eux aussi d'immortalité.

Telle est la destinée du Dr Sutherland.

Harold Ives Magoun

Lexique

Français/anglais

Base plate	flatbase
Cable coaxial	coaxial cable
Champs désséchés	withering fields
Charnière	hinge
Chirurgie digitale	fingers surgery
Continuez à creuser	dig on
Contrainte	strain
Contrainte articulo-ligamentaire	ligamentous articular strain
Contrainte articulo-membranaire	membranous articular strain
Corne de bélier	ram's horn
Cornes	horns
Coupe crânienne	cranial bowl
Coupe pelvienne	pelvic bowl
Dents de lapin	buck teeth
Déployé	unfolded
Dériver	to float
Désengagement	disengagement
Engrenages	gears
Entassement	crowding
Entrave	drag
Faucilles	sickles
Fluide dans un fluide	fluid within a fluid
Inclinaison latérale	sidebending
Inclinaison latérale-rotation	sidebending rotation
L'arche de l'engagement	ark of the covenant
La lumière liquide	the liquid light
Le jus dans la batterie électrique	the "juice" in the electric battery
Le plus grand élément connu	the highest known element
Le rideau lumineux émergeant du nuage	the sheet lightning in the cloud
Lésion articulo-ligamentaire	ligamentous articular lesion
Lésion articulo-membranaire	membranous articular lesion
Lésions crâniennes articulo-membranaires	membranous articular cranial lesion
Lien central	core link
Ligamentaire	ligamentous
Lire	to read
Lits d'eau	water beds
Maman chat	mother puss
Marée	tide
Modèle	pattern

Mystérieuse étincelle	mysterious sparkling
Palonnier	whiffletree
Patte de chat	pussy foot
Père tom	father tom
Point d'appui	fulcrum
Point d'appui pivot	pivot fulcrum
Point haut	high point
Pôle d'attache	pole of attachment
Puissance infaillible	unnering potency
Queue de l'écureuil	squirrel tail
Rails et glissières	tracks and runners
Ralenti	idling
Rameau courbé	bent twig
Séparation de la base	base spread
Séparation des deux parties du frontal	frontal spread
Séparation en v	v spread
Souffle de vie	breath of life
Soulèvement du frontal	frontal lift
Technique du crochet de bûcheron	cant hook technique
Technique du timon de chariot	wagon tongue technique
Trou dans l'arbre	hole in the three
Vague	wave

Anglais/français

Ark of the covenant	l'arche de l'engagement
Base spread	séparation de la base
Bent twig	rameau courbé
Breath of life	souffle de vie
Buck teeth	dents de lapin
Cant hook technique	technique du crochet de bûcheron
Coaxial cable	cable coaxial
Core link	lien central
Cranial bowl	coupe crânienne
Crowding	entassement
Dig on	continuez à creuser
Disengagement	désengagement
Drag	entrave
Father tom	père Tom
Fingers surgery	chirurgie digitale
Flatbase	base plate
Fluid within a fluid	fluide dans un fluide

Frontal lift	soulèvement du frontal
Frontal spread	séparation des deux parties du frontal
Fulcrum	point d'appui
Gears	engrenages
High point	point haut
Hinge	charnière
Hole in the three	trou dans l'arbre
Horns	cornes
Idling	ralenti
Ligamentous articular lesion	lésion articulo-ligamentaire
Ligamentous articular strain	contrainte articulo-ligamentaire
Ligamentous	ligamentaire
Maman chat	mother puss
Membranous articular cranial lesion	lésions crâniennes articulo-membranaires
Membranous articular lesion	lésion articulo-membranaire
Membranous articular strain	contrainte articulo-membranaire
Mysterious sparkling	mystérieuse étincelle
Pattern	modèle
Pelvic bowl	coupe pelvienne
Pivot fulcrum	point d'appui pivot
Pole of attachment	pôle d'attache
Pussy foot	patte de chat
Ram's horn	corne de bélier
Sickles	faucilles
Sidebending rotation	inclinaison latérale-rotation
Sidebending	inclinaison latérale
Squirrel tail	queue de l'écureuil
Strain	contrainte
The « juice » in the electric battery	le jus dans la batterie électrique
The highest known element	le plus grand élément connu
The liquid light	la lumière liquide
The sheet lightning in the cloud	le rideau lumineux émergeant du nuage
Tide	marée
To float	dériver
To read	lire
Tracks and runners	rails et glissières
Unfolded	déployé
Unnering potency	puissance infaillible
V spread	séparation en V
Wagon tongue technique	technique du timon de chariot
Water beds	lits d'eau
Wave	vague
Whiffletree	palonnier
Withering fields	champs désséchés

INDEX

« Les miracles ne sont pas réalisés. La guérison n'est pas garantie. La seule garantie est l'habileté professionnelle poussée au maximum de nos compétences. »

William G. Sutherland, D.O., D.Sc. (Hon.)

INDEX

Abréviations :

ant.	antérieur
l.c.r.	liquide céphalo-rachidien
pts. cond.	parties condylaires
diag.	diagnostic
extn.	extension
flex.	flexion
inf.	inférieur
int.	interne
post.	postérieur
m.r.p.	mécanisme respiratoire primaire
m.t.r.	membranes de tension réciproque
i.l.r.	inclinaison latérale-rotation
s.s.b.	symphyse sphéno-basilaire
sup.	supérieur
tor.	torsion
tr.	traitement

– A –

– B –

– G –

– H –

– I –

– M –

– N –

– O –

– R–

– S –

– T –

– U –

– V –

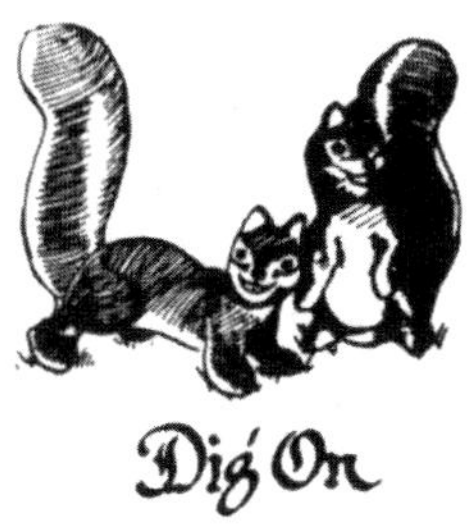
Dig On

PRÉSENTATION DE L'AUTEUR

Le rédacteur, le Dr Harold I. Magoun, Sr (1898-1981), reçut son A.B. à l'université de Harvard et son D.O. au Andrew Taylor Still College of Osteopathy and Surgery en 1924. Il passa deux ans dans le personnel médical du corps expéditionnaire américain lors de la Première Guerre mondiale, fut décoré pour soins rendus aux blessés pendant la bataille et s'est également vu décerner la Purple Heart Medal.

Il fut reconnu dans les milieux professionnels et écrivit de nombreux articles dans la littérature spécialisée. Il passa beaucoup de temps à étudier et à enseigner dans le cadre des cours du troisième cycle pendant ses années d'exercice. En 1940, il reçut le titre honoraire de Maître en Science ostéopathique, devint membre de l'American Academy of Osteopathy en 1962 et obtint la médaille d'honneur A.T. Still en 1967.

Le Dr Magoun fut membre du Conseil d'université du Kirksville College of Osteopathic Medicine durant de longues années, président de la Cranial Academy pendant trois ans et co-fonda la Sutherland Cranial Teaching Foundation, y exerçant la fonction de vice-président de 1953 à 1973.

PRÉSENTATION DU TRADUCTEUR

Henri Olivier Louwette, D.O., né en 1948 en Belgique, est diplômé en kinésithérapie à Liège (1972) et gradué en thérapie manuelle à Paris (1979). Il obtient son D.O. en ostéopathie à Maidstone, en 1987, et est certifié par la Sutherland Cranial Teaching Foundation (1989).

Membre de l'American Cranial Academy, il est également membre fondateur de la Sutherland Cranial Academy of Belgium dont il fut président.

Après vingt années de pratique à Bruxelles, il consulte actuellement en France et en Italie.

Son attachement à l'histoire et à la rigueur scientifique le conduit à approfondir la lecture de textes fondamentaux et à séjourner régulièrement aux Etats-Unis. Il travaille avec Alan R. Becker, D.O., V. M. Frymann, D.O., James Jealous, D.O., et Anne Wales, D.O., qui lui transmettent l'enseignement de William G. Sutherland, D.O.

Professeur au Collège belge d'ostéopathie pendant dix ans, il enseigne aujourd'hui dans différentes structures académiques européennes.

Collabore à la revue *Thinking* depuis sa création et a traduit *Clinical Cranial Osteopathy* publié aux éditions Frison-Roche, Paris, 2000, sous le titre : *Clinique ostéopathique dans le champ crânien – Les grands textes fondateurs.*

AUX ÉDITIONS SULLY

Alain Bienvenu, *Le corps et les lois de la vie.*
Marc Dovero, *La relaxation énergétique.*
Marc Dovero, *Vaincre l'anxiété aux examens.*
Chéreau Jean-Pierre, *La colonne d'harmonie.*
Colette Gourgues-Lerisson, *Mieux-vivre grâce à l'énergétique chinoise.*
Colette Gourgues-Lerisson, *Les douze portes de la conscience.*
Dr Gérard Guasch, *Quand le corps parle, Introduction à l'analyse reichienne.*
René Haussin, *Guide pratique des compléments alimentaires et des remèdes naturels.*
Daniel Kieffer, *Cures anti-stress et santé globale.*
Dr John R. Lee, *Équilibre hormonal et progestérone naturelle.*
Dr John R. Lee, *Tout savoir sur la préménopause.*
Ronald Mary, Philippe Menechi, *Guide familial des élixirs floraux.*
Serge Paoletti, *Les Fascias.*
Jean-Paul Saby, *Bien Naître par l'ostéopathie.*
Jean-Luc Sagniez, *Rééducation des vertiges d'origine périphérique.*
Roger Santini, *Notre santé face aux champs électriques et magnétiques.*
Andrew Taylor Still, *Autobiographie.* (momentanément épuisé)
Andrew Taylor Still, *Philosophie de l'ostéopathie.*
Carol Trowbridge, *Naissance de l'ostéopathie, Vie et œuvre d'A.T. Still.*

Les Éditions Sully publient la revue trimestrielle ***Énergie Santé***, qui traite régulièrement, et de façon appronfondie, des approches alternatives de la santé : nutrition, énergétique, thérapie manuelle, phytonutrition, psychosomatique, etc.
Vente par abonnement (Index des anciens numéros sur simple demande).

Éditions Sully – BP 171 – 56005, Vannes Cédex, France.
Tél. : 02 97 40 41 85 - Fax : 02 97 40 41 88
E-mail : editions.sully@wanadoo.fr

Achevé d'imprimer en décembre 2000
sur les presses de la Nouvelle Imprimerie Laballery
58500 Clamecy
Dépôt légal : décembre 2000
Numéro d'impression : 012030

Imprimé en France